完善中医药事业
发展策略与机制研究

熊巨洋　著

本书得到国家自然科学基金面上项目（基于离散选择实验的我国慢性病患者中医药服务利用效用及供给策略研究，项目编号：71673095）、国家中医药管理局项目（完善中医药事业发展政策与机制研究，项目编号：A-003）联合资助

U0345039

科 学 出 版 社

北 京

内 容 简 介

　　本书共分五篇，开篇对医学模式转变过程、中医药发展理论与现实背景进行详细介绍；第二、第三篇介绍我国现有的中医药服务现状、中药事业发展现状、中医药发展支撑体系，总结我国中医药事业发展存在的问题，提出策略建议；第四、第五篇介绍国外传统与补充医学、我国中医药综合改革试点工作，归纳总结国内外传统医学实践经验。本书的特色在于从医学模式与中医药发展的理论研究出发，探析我国中医药发展现状与问题，归纳国内外传统医学的实践经验，将直接经验与理论相结合，进一步指导现实工作。

　　本书的目标读者为卫生事业管理、中医药院校公共事业管理专业的本科生、硕士研究生，中医药事业相关的政策官员、管理者和研究人员也能从本书中受益。

图书在版编目（CIP）数据

完善中医药事业发展策略与机制研究 / 熊巨洋著. —北京：科学出版社，2020.6

ISBN 978-7-03-065477-9

Ⅰ. ①完…　Ⅱ. ①熊…　Ⅲ. ①中国医药学－医疗保健事业－研究－中国　Ⅳ. ①R2

中国版本图书馆 CIP 数据核字（2020）第 099159 号

责任编辑：徐　倩 / 责任校对：贾娜娜
责任印制：张　伟 / 封面设计：无极书装

科 学 出 版 社 出版
北京东黄城根北街 16 号
邮政编码：100717
http://www.sciencep.com

北京虎彩文化传播有限公司 印刷
科学出版社发行　各地新华书店经销

*

2020 年 6 月第　一　版　开本：720 × 1000　1/16
2020 年 6 月第一次印刷　印张：16 1/2
字数：330 000

定价：150.00 元
（如有印装质量问题，我社负责调换）

目　录

第一篇　医学模式转变与中医药发展

第二篇　中医药事业发展现状与问题剖析

第三篇　中医药发展策略建议

第四篇　国外中医药、传统与补充医学的发展

第一篇　医学模式转变与中医药发展

第一章　人类医学模式演变的历史回顾

　　模式是指在某个领域中能够科学指导人们获取知识、解决问题的假设、概念和原则。医学模式是人类在与疾病抗争和认识自身生命过程的实践中得出的对健康观与疾病观等重要医学观念的本质概括。作为医学理论研究和实践操作的指导思想，医学模式对于保护和促进人类健康、预防和控制疾病起着重要作用。

　　医学模式的形成和演变是一个螺旋式上升的历史过程。它不仅同医学自身发展密切相关，也与当时社会的政治、经济、文化、科技等因素密切相关。在人类历史长河中，随着医学科学的发展、人类健康需求的改变和认知能力的提高、社会经济等各方面水平的进步，医学模式也经过多次转变。历史上具有阶段代表性的五个医学模式为：①远古时代的神灵主义医学模式；②古代的自然哲学医学模式；③机械论医学模式；④近代的生物医学模式；⑤20世纪50年代以后逐步形成的生物-心理-社会医学模式。

第一节　神灵主义医学模式

　　由于远古时代的社会生产力水平较低，人类的认识和实践能力有限，人们对医学相关科学技术等知识的认知非常贫乏；对生命活动、人体结构、疾病现象的认识较为表浅，以致无法解释疾病、死亡等生理现象。因此，原始医学与原始宗教结缘，人们根据梦境、想象等将生理现象归结于统治神的意志，认为疾病是鬼神作祟，或者是神对犯错的人所做的惩罚。史前文化表明，在医学的最原始阶段，人类祖先将疾病的现象归因于体外邪魔入体。因此，在远古时代人们对健康的保护和疾病的防治便主要依赖于求神问卜和驱除瘟神疫鬼。远古时代，人们认为世间的一切是由超自然的神灵主宰，认为疾病是神灵对人类的惩罚，所以把生病称为"得"病，这种把人的健康与疾病、生与死都归之于无所不在的神灵就是人类早期的健康观与疾病观，即神灵主义医学模式。

　　远古时代的神灵主义医学模式将人体疾病等生理现象寄希望于神灵的帮助是不现实甚至荒谬的，但它一定程度上体现了人类对疾病的探索与抗争精神，能够通过不同的方法寻找祛除疾病、恢复健康的方法。神灵主义医学模式仍然指引了当时的人们从不同角度探求人体生命活动与疾病发生的知识，也为患者提供了心理安慰与寄托。

第二节　自然哲学医学模式

人类对自然的认识能力随着生产力的发展不断提高，并具有了一定的自我意识和理论抽象能力，因此对健康与疾病的认识也随之发生改变。古代医学家基于医疗实践经验的总结和思辨过程，不断寻求对人体生命、健康、疾病等更合理的解释与干预方法，不再将疾病等现象简单归因于超自然现象，也不再通过简单的祈祷等方式对疾病进行干预。医学逐渐从巫术的形式中摆脱并独立出来，受自然哲学的影响形成了自然哲学医学模式。自然哲学医学模式是指把健康、疾病与人类生活的自然环境、社会环境联系起来观察和思考的朴素、整体、辩证的医学观念，往往与地区兴盛的哲学思想相一致。

大约在 2500 年前，受名医同时是自然哲学家的阿尔克迈翁（Alcmaeon）和恩培多克勒（Empedocles）的影响，西方医学之父希波克拉底（Hippocrates）和他的追随者开医学之先，挑战了几千年来在医学界占主导地位的神道医学。他们认为疾病是由人体自身存在的，且可以探知的自然原因所导致的。希波克拉底在其著作《希波克拉底文集》中提出，万物之源的水、火、土、气与人体的黏液、血液、黑胆汁和黄胆汁相对应，健康就是这四种物质在浓度和数量上都处于合适的比例并且相互融合的一种状态[1]。人类所患的疾病都是由胆汁和黏液产生的。当食品、饮料、疲劳、外伤、冷热等因素引起胆汁或黏液的变化后，四种物质的平衡可能会被打破，疾病随之而生。这一切现象都和自然现象相关而非神鬼的影响，因此推论医生的职责是恢复人的机体平衡从而维持人的健康。

无独有偶，在与疾病斗争的长期实践中，中国的医家也从神道医学阶段进入经验医学阶段。两千多年前《黄帝内经》的出现对中医学理论体系（阴阳五行、五运六气、藏象经络、病因病机、治则治法，预防养生及在上述理论指导下的辨证论治）的构建产生了重要而深远的影响。《黄帝内经》认为，阴阳平衡应体现在人体正常的生命活动过程中，反之疾病就是由内因和外因破坏了人体的阴阳平衡所致。受自然界的影响人体会相应产生生理上的适应和病理上的反应，中医认为，正气存内，邪不可干，治疗疾病必须"治病求本"、"调整阴阳"、"急则治其标、缓则治其本"、"治未病"和"扶正祛邪"等[2]。

比较建立在经验基础上的东西方医学模式和医学理论体系，我们可以发现，中医学的整体观念与古希腊医学的整体医学观有着相似之处，两者都关注人体自身和人体与自然环境之间的平衡状态。例如，中医学"治病求本"、"调整阴阳"和"扶正祛邪"的治则治法与古希腊医学"通过改变饮食和环境来控制引起体液失衡的原因而达到恢复健康"的治疗原则；《黄帝内经》中的阴阳平衡学说与《希波克拉底文集》中的体液平衡学说[1]。两者都将自然与人体构造归因于简单的物质，如自《尚书·洪范》开始形成的五行学说（水、火、木、金、土五元素）[3]与古希腊哲学家恩培多克勒的四元素学说（水、火、土、气）。

无论是东方还是西方，建立在实践基础上的经验医学对疾病的理解都比较笼统，医生只是根据自己对患者的观察和分析，结合自己或他人的经验，采用笼统的"调整阴阳""扶正祛邪""控制引起体液失衡的原因"来治疗患者。通过提供饮食调理、按摩等健康生活方式或简单的健康促进等途径来维护健康是当时最主要的医学实践之一，但是缺乏立竿见影的诊断和治疗手段，也不能通过特效药物或手术等先进手段根除病症。因此，建立在临床经验之上的西方体液平衡学说或东方阴阳平衡学说均对生育所导致的母婴死亡率高的问题与控制传染病流行的问题无计可施。有学者研究医学史后发现，西方是在19世纪现代微生物和免疫学出现之后才实现了对传染病的有效控制，中国则是在20世纪下半叶才真正实现了对传染病的有效控制。

从东西方医学的共同点可以看出，中医学和古希腊医学都深受自然哲学思想的影响，它们的医学思想是朴素唯物主义，方法论是直接观察和思辨的整体论。自然哲学医学模式脱离了宗教的束缚，体现了对自然力的征服，并逐渐探索病因将其明朗化，促进了人类医学朝正确的方向迈进了一大步。与此同时，自然哲学医学模式不仅把人体看作一个有机整体，而且把人体与自然、社会视为一体，把疾病看作心理、社会、环境等诸多致病因素作用于机体后的整体反应。系统论的思想不仅对指导当时的医疗实践和医学研究具有积极意义，对医学社会化的今天也有着启发作用。然而，自然哲学医学模式所提供的整体观念受社会生产力的限制，只是人类认识疾病与健康的初级阶段的产物，具有自发性、笼统性和模糊性的特点，对人体结构和功能、健康和疾病的许多细节认识不清，出现了许多错误，因此在突破宗教束缚的同时为宗教神学留下了可乘之机[4]，如在中世纪的欧洲，医学便被宗教神学歪曲利用，在一定程度上也限制了医学的深入发展。

第三节　机械论医学模式

经验医学统治医学界两千多年后的19世纪，随着资本主义萌芽的不断成长，文艺复兴运动和宗教改革运动大大冲击了中世纪的封建神学意识形态，开始倡导人权、突出理性、强调关注人生和现实。大批科学家突破神学理念，倡导用实验、归纳和数学方法对自然进行研究，有力推动了科学技术的进步，形成了实验医学思想。英国著名自然科学家、哲学家弗朗西斯·培根（Francis Bacon）认为只有观察和实验才是真正的科学方法，倡导医生研究解剖学和病理解剖学[5]。法国杰出哲学家勒内·笛卡儿（Rene Descartes）提出宇宙是一个大机械，人体也是一种精密的机器。这种观点对当时的医学产生了巨大的影响[6]。法国启蒙思想家和哲学家朱利安·奥弗鲁瓦·德·拉·梅特里（Julien Offroy De La Mettrie）撰写了机械论医学模式代表作《人是机器》。他认为，人体"是一架会自己发动自己的机器……它和钟表的摆动一样，不能永远作用下去。当它松弛下去的时候，就应当使它重新振作起来"[7]，即疾病是机器某部分的故障失灵，需要医生修补完善。他将机体甚至思维活动等一切复杂运动简单归纳为物理或化学变化。

在机械论的自然观和机械唯物主义哲学思想的影响下，在注重实践、实验科学方法流行的基础上，医学有了很大进步。1543 年安德烈亚斯·维萨留斯（Andreas Vesalius）的《人体的构造》一书发表，建立了真正的人体解剖学。书中纠正了盖伦解剖学中的 200 余处错误，以插图等形式将骨、韧带、肌肉、血管、神经、呼吸道器官等做出详细的描述，对后来医学发展产生重大影响。英国医生威廉·哈维（William Harvey）通过已有的解剖学经验和数学方法清楚描绘了"静脉→右心室→肺循环→左心室→动脉→全身→静脉"的血液循环路线，这宣告了科学的人体血液循环理论正式诞生。1761 年意大利医学家乔瓦尼·巴蒂斯塔·莫尔加尼（Giovanni Battista Morgagni）出版《疾病的部位和原因》一书，记载了 640 具尸体的解剖报告，对病例中器官的状况进行了翔实的描写，同时清楚地记录了病例的生活史、病史、致死疾病和死亡情节，成为病理解剖学的起源之作。莫尔加尼认为疾病是局部的损害，每个器官有其独立性，因此每种疾病均有其对应的器官损害。19 世纪中叶的德国病理学家鲁道夫·菲尔绍（Rudolf Virchow）确认了疾病的细微物质基础，倡导细胞病理学，进而开辟了病理学的新阶段。

在医学思想不断发展，医学实践不断推进的基础上，机械论医学模式逐渐形成。综合而言，机械论医学模式是基于机械唯物主义观点，以机械运动解释一切生命现象的医学观和方法论，它的特点是将一切生命现象归结为机械活动和物理规律，要求医学重视观察和实验，寻求生命活动的物理、化学根据，因此医学科学的各门类得到极大发展，人体的器官结构及疾病原因等得到科学描述。它批判了神灵主义医学模式的唯心主义生命观，又以完备的理论、严密的逻辑弥补了自然哲学医学模式过于笼统的缺陷，把医学引向新时代。然而，机械论医学模式极大忽略了自然哲学医学模式中的整体论和系统性思想，也在实践过程中忽视了生物复杂性和社会复杂性，简单将疾病归结于局部器官失灵，强调关注疾病结果而忽视其起因与发展过程。因此，机械论医学模式具有片面性和静态性，是生物医学模式的初级阶段。

第四节　生物医学模式

科学思想方面，17 世纪以后，自然科学的三大发现揭示了自然界固有的辩证法，使辩证的系统观最终确立。查尔斯·罗伯特·达尔文（Charles Robert Darwin）的进化论认为生物是一个变化的系统，是在外界自然条件的影响、选择下，相应地改变本身的内部结构的系统。达尔文的思想冲击了机械的整体观念，是辩证的整体思维方式的先声。19世纪早期，在政治和社会变革及文化思潮的影响下，辩证唯物的系统思想为机械医学模式向生物医学模式的转变奠定了基础。历史现实方面，18世纪下半叶到19世纪初，资产阶级工业革命的浪潮一方面实现了城市化；另一方面也带来了传染病在城市里的蔓延。霍乱、伤寒大流行等现实问题启示人们，健康与疾病的问题必须用生理学和生物化学的实验结果来回答，重要的医学问题需要在微生物学中求得解决。因此，细菌学和特异性病因学说、免疫学和预防医学、诊疗技术与护理学等新医学成就开始出现，新的理性医学概念和生物医学模式随之发展。

为应对传染病的流行，法国化学家路易斯·巴斯德（Louis Pasteur）确定了细菌对传染和发酵的作用，奠定了细菌学或微生物学的基础。巴斯德认为，脓的形成、伤口感染和某些发热病是环境中的细菌所致，这些认知和证据为消毒防腐法提供了科学根据。19世纪后半叶，罗伯特·科赫（Robert Koch）、北里柴三郎等科学家相继发现了结核分歧杆菌、霍乱弧菌、鼠疫耶尔森菌等多种病原菌[8]，使得巴斯德的细菌学病因推论成为科学理论，从更深刻的意义上揭示了病原菌和病症之间的因果联系，表明机械论医学模式已无法适应复杂生命系统的研究。对微生物的研究让免疫学、诊疗技术与护理学等医学门类得到了极大发展。爱德华·詹纳（Edward Jenner）的牛痘接种法的发明为近代免疫学奠定了基础。随后的时间里，埃米尔·阿道夫·冯·贝林（Emil Adolf von Behring）、保罗·埃尔利希（Paul Ehrlich）、埃黎耶·埃黎赫·梅契尼可夫（Илья Ильич Мечников）等相继发展了体液免疫学派和细胞免疫学派，发现人体内存在强有力的抵抗细菌入侵的防御机制，为预防医学的发展奠定了基础。诊疗技术上，克劳福德·威廉森·朗（Crawford Williamson Long）等成功利用乙醚进行麻醉，伊格纳茨·塞麦尔维斯（Ignaz Semmelweis）等完善了消毒防腐法，防治了伤口感染，提高了手术效率与成功性。弗洛伦斯·南丁格尔（Florence Nightingale）等将护理理论化，认为通过精心护理可降低患者死亡率。

随着生物学、细菌学、病理学、免疫学等生物科学的进步，人们对生命、健康和疾病有了新的认识，进而产生了生物医学模式。生物医学模式突破了只看到局部病因的机械论医学模式的思维限制，从生物学角度考虑生态平衡，发现微生物、动物与人、自然环境之间的整体联系。生物医学模式是从生物学角度认识健康和疾病、反映病因、宿主和自然环境三者内在联系的医学观和方法论，开始主导西方医学并使得医学发展进入崭新的历史时期。生物医学模式鼓励理化检测手段和高新技术的运用，使得医学技术化并推动医学向更高水准发展。在生物医学模式的指引下，人们在对抗传染病和主动预防某些疾病方面取得重大成果，传染病的发病率与死亡率得到明显控制，遗传性疾病、生育问题等研究也富有成效，治疗手段取得跨越式进步。在生物医学模式萌生以来的 400 多年里，医学已经成为拥有多门学科和数百门分支的庞大科学体系。人类平均期望寿命显著延长，新生儿死亡率显著下降，健康状况得到极大改善，生物医学模式对人类历史的发展与进步起到了重要作用。

然而，生物医学模式也具有一定局限性。生物医学模式都从生物学角度理解人体的健康及疾病，病因是生物病因，宿主仅从生理病理学角度考虑，环境只局限于自然环境改变，分析问题常用微观分析方法。总而言之，建立在近代自然科学基础上的生物医学模式把理性片面发展为"工具理性"，虽然用"观察、假设、求证、结论"的逻辑对生命过程进行越来越细致的分析，却使得健康-疾病的过程被理解为一系列精密的机械和化学步骤的静态总和。然而，人并不是单纯的生物人，人的社会属性决定了人的健康和疾病状态绝不会仅由生物属性所决定，而更多的是由其社会属性所决定，如国际和国内旅游、生物恐怖、医院感染、移民和城市化等非生物学因素是传染病发生和流行的重要因素。自 20 世纪下半叶开始，随着人类文明的发展和现代化进程的推进，影响健康的非生物医学因素越来越多，其在健康-疾病的动态平衡关系中的作用越来越显著。生物医学模式下现代医学分科化和局部化的弊端开始越来越明显。另外，生物医学模式也使医生形成了片面的医疗态度与信念。医生从学生年代开始便专注于医学实验和提升诊疗技术，将"临床医学"塑造为"实验室医学"，并未通过与患者的充分沟通来确定疾病如何治疗，并未通过给予患者鼓励或安慰促进其康复与好转。1948 年《世界卫生组织宪章》明确提出新的健康概念，即健康是一种个体在躯体上、精神上和社会上的安宁状态，而不仅仅是没有疾病与不虚弱。然而，生物医学模式过分关注疾病本身和治疗手段，忽略了对服务对象和医学的整体把握，淡化了医患沟通、心理安慰等医学职能，因此生理医学模式逐渐难以适应人类的健康需要。

第五节　生物-心理-社会医学模式

20 世纪 50 年代后，发达国家基本上控制了传染性疾病的扩散。由于不断提高的生活水平、层出不穷的高新技术与产品、大工业带来的环境污染等复杂因素，人类生活方式发生极大改变，生活节奏加快，心脑血管疾病和恶性肿瘤等慢性非传染性疾病开始威胁人类的健康。细菌或病毒等微生物学和营养素缺乏等原因不能很好地解释这些疾病的来源与发展，单因单病的生物医学模式对慢性病防治指导的弊端开始凸显。在此背景下，科学家开始总结经验并研究新问题。始于 19 世纪 40 年代的以弗兰明汉心脏研究（Framingham heart study）为代表的心血管疾病研究等表明慢性非传染性疾病与人的生活行为方式、心理因素乃至经济生活条件都有关系。同时，人们的健康需求也日益多样化，已不再仅仅满足于疾病的治疗，而是积极要求提高健康生活的品质，这就要求卫生服务全面满足人们的生理、心理等健康需求。另外，城市化的发展促进了生产和生活消费行为的进一步社会化，随之而来的公共卫生和社会保健问题也日益突出，人们越来越认识到医学是社会性事业，需要突破生物医学模式的局限，形成全人类参与的社会健康工程，实现人类健康改善与社会进步的双向促进。

疾病谱和死因谱的转变、人类健康意识的提高和医学的社会化使人们将健康与疾病问题的视角从生物学领域向心理学和社会学领域延伸拓展。美国精神病学教授乔治·恩格尔（George Engel）在研究精神病患者病因中发现，生物医学模式的运用在对精神病性疾病的研究上遇到了重大挑战，于是1977年他提出生物医学模式应该向生物-心理-社会医学模式演变。生物-心理-社会医学模式的理念认为，生物学原因并非唯一致病的因素，人的心理、所处社会和环境等因素也会对疾病的发生与发展产生很大影响。在这种理念指导下，国民健康的维护与促进，最重要的将不仅是医疗，还包括改变自然和社会环境及调动人们维护自身健康的积极性，改变其不健康的行为与习惯。在这种观念的指导下，西方从决策者、医护人员到媒体和普通老百姓都积极维护自己的健康，并取得了很大成效，如通过预防和控制心血管疾病，从1972年到2004年，美国心血管病的死亡率下降了58%。

生物-心理-社会医学模式对医学实践起到了重要作用。在医学目的上，生物医学模式只注重通过生物治疗手段达到治愈疾病的目的，但未考虑到患者的生命质量及社会成本与健康公平。生物-心理-社会医学模式则将医学放入社会可持续发展的大环境中去思考，认为医学应该是有节制的、社会可承受的、经济上可支撑的、公正公平的、人们能够有价值和有尊严生活的医学。因此，医学的优先战略应调整为：预防疾病和促进健康；减少疼痛和疾苦；对疾病的治疗和对不治之症的照护；预防早死和提倡舒缓医疗。在卫生服务上，随着医学目的的变化，卫生服务从治疗服务扩大到预防保健服务，从生理服务扩大到心理服务，从院内服务扩大到院外服务，从技术服务扩大到社会服务。在预防工作上，卫生部门树立"大健康理念"，连同社会多部门进行合作，改变了预防工作只重视自然环境因素而无视社会因素的误区，使预防工作关口前移，预防效果提升。在临床工作上，临床医师不再是"实验室医师"，更加注重从患者的社会背景和心理状态出发，对疾病做出全面分析，以提高治疗效果。在医学教育上，医学教育开始从关注"疾病本身"到关注"人本身"，建立起了人文科学与医学交融的开放式医学教育体系。综上所述，生物-心理-社会医学模式更加符合当前人类健康需求，能通过加强预防保健工作，将有限的医疗卫生资源合理调配，创造更大的社会效益。

纵观历史上的五大代表性医学模式，神灵主义医学模式反映了远古时代人们对神灵的盲目信仰；自然哲学医学模式产生了对医学的整体的、模糊的认知，但无法从科学的角度探究疾病发生的原因；机械论医学模式和生物医学模式通过科学研究方法剖析疾病病因、治疗疾病，但忽视了器官与人体、人体和社会等部分与整体的联系；生物-心理-社会医学模式将自然环境与社会环境和医学紧密相连，从整体观念出发看待疾病。医学模式的不断演变总体上反映了人们对医学认知的螺旋式上升的演进过程。由于历史的原因，中国医学在 20 世纪上半叶并没有很好地与世界医学接轨，生物医学模式对我国医疗实践影响非常有限。随着我国医学科学的发展和对疾病认识不断深入，国家和医疗界大力倡导生物-心理-社会医学模式。中华人民共和国成立后，在不断学习先进医疗技术的背景下，生物医学模式在我国不断发展，但由于起步较晚，对疾病的心理性和社会性问题重视度仍然不够。因此，当前我国医学发展亟须由生物医学模式的观念转变为生物-心理-社会医学模式的观念。

第二章　中国医学模式演变及历史回顾

在中国的医学史上，医学模式的演变大致可以分为四类，即远古时代的神灵主义医学模式、古代的自然哲学医学模式、中国近代以来的生物医学模式及 21世纪来大力提倡的生物-心理-社会医学模式。

第一节　中国远古时代的神灵主义医学模式

世界各地的医学起源类似，中国医学同样发端于原始人的本能和自救行为。原始时期，人们出于求食的本能，逐渐在寻找食物时发现了某些有药用特性的动植物，日积月累获得了经验，也有了中医学"药食同源"一说。人类在本能性自救经验的长期积累中逐渐获得了一定的医疗保健经验，甚至有了运用工具治疗疾病、愈合伤口的方法。考古资料发现，中国早在旧石器时代就有了进行医疗活动的用具。根据早期典籍的说法，新石器时代开始我国祖先就有了自觉的医药活动。《淮南子》称"时多疾病毒伤之害。于是神农……尝百草之滋味"[9]。《帝王世纪》载"伏羲……乃尝味百药而制九针"[10]。由于当时认知水平较低，人们对于生命现象等无法做出科学解释，认为人出现疾病是因为以下四个方面：①天帝、祖先所降；②鬼神祟祸；③妖邪之蛊；④气候变化。于是人们希望巫师运用咒语、祭祀、祈祷等活动来影响主宰自然界的神灵，从而得到神灵的保护以化解疾病，维护健康。在经验积累下，巫师掌握了部分药物知识和医疗方法，对人们的早期医药行为做出了最早的总结。西周之前，巫与医是不分开的，如巫彭、巫妨、巫咸、苗父等。这一时期就是中国传统医学时期的神灵主义医学模式时期。

第二节　中国古代的自然哲学医学模式

到了西周时期，巫与医已经正式分开。具有朴素唯物主义因素的阴阳学说和五行学说开始酝酿。周幽王时，伯阳甫提出了阴、阳二气上下对流而生成万物；史伯提出了金木水火土是百物构成的法则。这种朴素唯物主义因素对医学观的发展起到了一定的促进作用，成了自然哲学医学模式最初的理论来源。受朴素唯物主义思想的影响与启发，神灵主义医学模式下的鬼神致病说逐渐难以令人信服，众多学家开始提出新的疾病病因论，如郑国的子产认为疾病是"饮食哀乐"所致等。公元前 541 年，秦国人医和提出了"六气致病说"，把自然界存在的六气失调看作六类疾病产生的原因。《黄帝内经》将"六气致病说"扩展为"六淫致病说"，是综合了当时医家根据自然哲学和经验而逐渐形成的经验医学成果，形成了中国医学理论的最早体系，成为战国时期医学成果的集大成者。它把人体类比宇宙或自然界，认为"天人相通"，不仅对于生命价值有了较全面认识，而且对死亡给予了界定。另外，它表达了丰富的预防思想，并重视患者心理及医患双方配合在疾病治疗中的作用。

西汉时期的董仲舒对自然哲学观做出了集中总结。其表述见于其著《春秋繁露》："是故人之身，首妢而员，象天容也；发，象星辰也；耳目炅炅，象日月也；鼻口呼吸，象风气也；胸中达知，象神明也；腹胞实虚，象百物也……"[11]通过对天人相通、天人相类的论述，以及对阴阳、五行的深入阐释，董仲舒创立了较为完备的自然哲学理论体系，为自然哲学医学模式的形成奠定了理论基础，促进了现代意义上的中医学理论的形成。

随后，通过千余年来各民族医者的钻研，中国传统医学已发展成为一门独具特色的医学科学，为中华民族的发展做出了独特的贡献。但是，中国传统医学在进入自然哲学医学模式之后，其理论形态一直未发生过质的变化，即使在经济不断发展、生产力和科学技术水平不断提高，甚至技术革新发生之后，中国传统医学仍然建构于自然哲学思想的基础之上，这也是后来中医在民众心中的信任度下降甚至出现废除争议的原因之一。

第三节　　中国近代以来的生物医学模式

近代以来中国的生物医学模式是随着西方医学的引入而逐渐形成的。民国时期，我国在政治上内忧外患，科技文化发展迟缓，以总结经验为主，少有创新。在外来的各种思潮的冲击下，本土主流思想广遭人们质疑，中国自然哲学医学模式下的中医学也举步维艰。鸦片战争以后，生物医学模式下的西方医学开始迅速进入中国，以解剖学等自然科学为基础的西医学强烈冲击了人们的思想观念，并以其严密推理和实验科学等更为直观、证据更为充分的优势得到了多数中国人的认可。与此同时，在"西学东渐"的影响下，人们在民主进步人士"启蒙""理性""科学"的社会语境下对找不到物质存在基础、事实依据不充分的中医学产生强烈质疑。至 20 世纪初，全国已有 20 个省份建立了 426 所教会医院，这使得人们日渐接受西医。北京协和医学堂（1906 年）、成都华西协合大学医学院（1910 年）等西医学校也纷纷建立并采用西医教学模式对学生进行培养。1905 年，清政府于巡警部警保司内设卫生科，引入西方卫生行政体制。民国时期，近代医疗卫生体制得以建立，西医在中国获得了正统地位，取代中医成为当时中国医学的主流[12]。中国的生物医学模式因对西方医学的学习和西方医学各学科的引进而开始逐渐发展。在此基础上，中医在边缘化一段时期后，中医学家也开始逐渐探讨中医学在新的历史条件下的存亡兴衰，如中医学上的"中体西用"，然而收效甚微。中华人民共和国成立以来，中医的发展有了全新的条件。中华人民共和国成立初期，第二届全国卫生会议形成了"面向工农兵、预防为主、团结中西医、卫生工作与群众运动相结合"的卫生工作方针[13]，开始大力提倡中西医共同发展。在此基础上，中医学家提出了"中医科学化"和"中医现代化"等方法，实现中医理论、实践、指导思想、教育科研等的现代化，如通过生物科学研究中药成分的作用机制；利用现代科学理论和技术手段来指导中医实践；把中药学的传统理论建立在现代科学技术的基础上，实现中药生产、炮制、提取等工序的现代化等。总而言之，虽然生物医学模式在中医学研究中较为广泛使用，但中医学的理念等主要内容在今天仍然处于自然哲学医学模式状态。

第四节　中国现今的生物-心理-社会医学模式

由于中国生物医学模式的开始时间较晚，且基本按照西方生物医学模式构建与发展，目前仍未实现由生物医学模式向生物-心理-社会医学模式的完全转变。然而生物医学模式的弊端在我国逐渐显现。首先，生物医学模式忽视了人类社会环境对身体健康的影响，在当前社会融合、交流不断频繁的趋势下难以更好地满足人们的健康需求。由于人们生活习惯、心理、所处社会环境等的变化，慢性非传染性疾病的患病率在生物医学模式下仍不断升高。2008 年我国传染性、营养不良性及母婴疾病病死率比 1993 年下降了 34.7%，但慢性非传染性疾病死亡率却比 20 世纪 70 年代中期增加了 83.1%，比 20 世纪 90 年代初期增加了 22.5%，2007～2016 年以来全国居民慢性非传染性疾病死亡率由 467.84/10 万升至 578.04/10 万[14]。这些慢性非传染性疾病仅仅依赖先进的医疗技术难以得到很好的治疗。其次，由于生物医学模式过分强调和依赖医疗技术，忽视了医疗服务的非技术性的服务质量，医患矛盾等问题开始显现。我国 21 世纪以来医患关系日益紧张，"伤医"等事件发生频繁，大多源于医患之间的沟通缺失或医生的态度不佳。最后，一味依赖新技术、新药物来解决医学问题，也给个人、家庭和社会带来沉重的经济负担，从长期来看生物医学模式下医疗卫生服务体系不具备可持续性。综上所述，以治疗疾病为主要目的，以医疗技术为主要手段的生物医学模式亟待纠正。1980 年，我国学者黎风首次翻译了 1977 年恩格尔提出的生物-心理-社会医学模式，医学界逐渐开始思考中国生物-心理-社会医学模式的发展[15]。该模式逐渐运用到精神科、妇产科等各临床科室的诊治过程中，医院更加强调患者满意度、非技术服务质量等评价指标。

　　2016 年，我国发布《"健康中国 2030"规划纲要》，强调"健康优先。把健康摆在优先发展的战略地位，立足国情，将促进健康的理念融入公共政策制定实施的全过程，加快形成有利于健康的生活方式、生态环境和经济社会发展模式，实现健康与经济社会良性协调发展"；全国卫生与健康大会首次从国家发展的战略和全局高度确立了"健康入万策"的理念；另外，随着"医防融合""医养结合"等政策的出台，表明我国卫生工作方针开始从"治疗疾病为中心"向"维护居民健康为中心"转变。这一系列政策可以说是生物-心理-社会医学模式在国家意志和卫生制度层面上的深刻体现。在我国向生物-心理-社会医学模式转变的过程中，人们发现，中医药作为我国独具特色的卫生资源，其理论体系及基本特征符合生物-心理-社会医学模式的构架。一方面，中医学深受"天人合一"的整体观念的影响，不仅重视疾病本身，还重视心理、社会等诸多因素对人体正常生理和病理变化的影响；另一方面，中医的"因时制宜""因人而异""辨证论治"等原则方法，能够从"治未病"出发，了解居民精神、社会等潜在或深层次健康风险因素，为居民提供个性化的健康服务。因此，在当今时期发展中医药学，对实现由生物医学模式向生物-心理-社会医学模式转变，促进中西医学共同进步，具有重要的社会意义和实践价值。另外，中医药具有临床疗效确切、预防保健作用独特、治疗方式灵活多样、费用相对低廉的优势，具有广泛的群众基础，符合我国卫生改革的基本方向和广大居民的消费要求。因此，需要深度剖析中医学理论体系和基本特征，以促进和指导我国特色生物-心理-社会医学模式的可持续发展，最终提高人民群众的健康水平，促进国家经济发展与社会和谐。

　　总而言之，和世界各地的医学发展一样，我国远古时代的医学模式都由经验医学和神灵信仰发展而来。从自然哲学医学模式开始，中国便逐渐形成了独具特色和优势的中医学，并作为主导发展了两千多年，为中国医学的进步做出了不可磨灭的贡献。鸦片战争以来，西方医学进入中国，西方医疗技术等大放光彩的同时中医学渐渐销声匿迹，生物医学模式开始在中国生根。中医学中的"整体观念""辨证论治"等合理观念也被人摒弃，医学走入机械化、技术为主的误区。随着生物-心理-社会医学模式被我国医学界关注，中医学理论也更加为人们所重视，以期能够汲取经验、正确利用，从而使得我国医学模式朝着正确方向前进，更好地维护人民健康。

第三章　中医学理论体系的发展与特点

第一节　中医学理论的形成与发展

在中国，西医和传统医学在医疗保健体系各个层面相互并行。中医药在治疗疾病方面有独特的理论和实践方法，并已延续了数千年。中医学，作为一门研究人体生理、病理及疾病的诊断与防治的独特的和完整的医学理论体系及学科，在中国的医疗卫生史上发挥了重要作用[16]。

中医学理论体系是以气一元论和阴阳、五行学说为哲学思辨模式，以整体观念为指导思想，以脏腑、经络和精气血津液等的生理和病理为基础，以辨证论治为诊疗特点，是包括理、法、方、药在内的医学理论体系。

中医学理论体系形成于战国至两汉时期。生产力提高、社会阶级变革、学术上百家争鸣、自然科学发展和日常生活经验的积累为中医学理论体系的形成奠定了坚实的社会文化和科学技术基础。中医学理论体系的形成以《黄帝内经》、《难经》、《伤寒杂病论》和《神农本草经》四部经典著作的问世为标志。《黄帝内经》通过构建"天地人三才"一体的整体医学模式来指导与维护人体健康；构建藏象学说，建立以五脏为中心的功能系统；创立经络学说，阐述精、气、血、津液维系和调节脏腑生理功能的作用，奠定了藏象经络理论的基础；提出"治未病"的观点，对病因、发病、病机和疾病诊断、治疗等进行了系统的阐述。《黄帝内经》构建了中医理论的基本框架，是中医学形成的基础和发展源泉。

《黄帝内经》问世之后，《难经》、《伤寒杂病论》和《神农本草经》的成书，为确立中医学独特的理论体系奠定了基础[17]。《难经》进一步发展了中医学理论体系，对生理、诊断和治疗等各方面的基础理论均有涉及，尤其对脉学的论述更为详细系统，为指导后世的临床实践起到了重要作用。东汉张仲景所著的《伤寒杂病论》是中医学中第一部论述辨证论治的专著，它将中医学的基本理论与临床实践密切结合，创立了对外感、内伤疾病的辨证纲领和治疗方剂，为中国古代临床医学的发展奠定了坚实的基础，因此也被后人尊称为"方书之祖"[18]。同样成书于东汉的《神农本草经》是现存的最早的中药学专著[18]，全书记载了365种药物，并将药物按养生、治病和药物毒性分为上、中、下三品。书中明确了"疗寒以热药、疗热以寒药"的用药原则，还提出"七情和合"的药物配伍理论，即中药饮片之间会产生一定的相互作用，有的作用能够增长疗效，有的则对身体有害，中药配制一定要讲究药物之间相互作用对药效产生的影响，这为中药组方提供了重要理论依据，也使中医学理论体系更加充实。战国至两汉时期问世的四部著作，构建了中医学理论体系的框架，形成了中医学集理、法、方、药于一体的独特医学理论体系。

中医学理论体系的建立促进了我国古代医学在理论和实践上的发展，同时中医学理论随着社会的进步在原来的体系构架上不断创新，中医临床治疗技术不断提高。两汉之后，中医学进入了全面发展时期。魏晋南北朝、隋唐五代是中国医学发展史上承前启后的重要时期。中医学学科分化日趋成熟，众多医学名著推动了中医学理论体系的发展与进步。《脉经》是我国中医学史上现存最早的一部脉学专著[19]，《针灸甲乙经》是现存最早的针灸学专著[20]，它们分别对人体脉象与病症，针灸脉络与病症、操作方法进行了详细论述和总结。成书于隋朝的《诸病源候论》是中医学最早的病因病机证候学专著[19]，全书分述了内、外、妇、儿、五官、皮肤等各科病症的病因、病机和症状，对疾病的诊断与辨证论治起到了重要的指导作用。唐朝医学名家孙思邈所著的《备急千金要方》与《千金翼方》被合誉为中国临床医学百科全书[19]。两书的内容丰富翔实，反映了盛唐时期的医学水平。值得一提的是，孙思邈在《备急千金要方》中提出了著名的"大医精诚"的思想："凡大医治病，必当安神定志，无欲无求，先发大慈恻隐之心，誓愿普救含灵之苦……"[21]，为医者树立了道德准则，提升了思想境界，开创了中国医学伦理学之先河。宋金元时期是中国医学迅速发展、流派众多且极具建树的时期，对后世医学发展有极大影响。这一时期的中药学、方剂学和针灸学等临床医学迅速发展，国家也开始组织专门人员对中医药学经验等进行总结编撰，实现中医药理论的规范化。明清时期则是中医学理论的融会贯通和深入发展的时期，其标志性的成果是命门理论的发展、温病理论的创新及大量医学全书的编撰，它们总结和丰富了中医学的理论。张介宾、赵献可等医家创新了对命门概念及其功能的认识，对中医学理论和临床各科的发展产生较大影响。吴有性、叶桂等发展了温病理论并对该理论如何运用在实践中有所创新。明清时期的医药学家更多的是在整理已有医药学成就和临床经验的基础上，撰写医学全书及对经典医籍注释，如由明代李时珍编撰的《本草纲目》，清代吴谦等所著并成为太医院中医学教科书的《医宗金鉴》等。

到了近现代，随着社会制度的变更和西方科技文化的传入，中医学理论的发展呈现出新旧并存的趋势。近代一部分中医医者延续明清时期的医学思路，继续整理和汇总前人的学术成果，如曹炳章主编的《中国医学大成》，成为集古今中医学大成的巨著；另一部分中医医者则主张中西结合，实现医学上的"中体西用"，提出既要坚持中医学所长，亦要学习西医学的先进之处，如唐宗海所著的《中西汇通医经精义》等。现代以后，中医学在继承与发扬中医药优势特色的基础上，充分利用现代科学技术，以《中医药创新发展规划纲要（2006—2020年）》（国科发社字〔2007〕77号）[22]规定的"继承与创新并重，中医中药协调发展，现代化与国际化相互促进，多学科结合"为基本原则，实现中西医结合，优势互补。

第二节　中医学理论体系的主要特点

一、整体观念

整体观念是中医学认识人体自身及人与环境之间联系性和统一性的学术思想，是中医学理论体系的指导思想。

首先，整体观念认为人是一个有机的整体。在整体观念的指导下中医学形成了五脏一体观、精气神一体观和形神一体观。五脏一体观是指人体以心、肝、脾、肺、肾五脏为中心，配合六腑、五体、五官、九窍、四肢、百骸等，通过经络系统的联系及精、气、血、津液的作用，构成心、肝、脾、肺、肾五个生理系统。五个生理系统之间具有结构的联系性和功能的统一性，任何局部都是整体的一个组成部分，共同维系生命活动的正常运行。精气神一体观是指分布运行于全身、组成各脏腑器官并维持其完成统一功能活动的基本物质是同一的，即精、气、血、津液。形神一体观是指形体与精神是相辅相成的，两者共同构成人整体的生命活动。形神之间相互依存又相互制约，形成一个统一的整体。因此，强调"形与神俱""形神合一"，强调生理和心理需要有机协调与融合以维持人的正常生命活动。中医学认为疾病的病理变化机制具有整体性，因此中医学在分析局部病变的时候，不会仅从局部问题进行分析和治疗，而是认为局部病变是人整体生理功能失调在局部的反映。因此，疾病的诊断防治需要具有整体性。值得一提的是，整体观念是对患者生理和心理的同时考量，因此诊断时需要考虑生理病变对心理的影响，也要考虑心理活动对生理的反作用，在治疗疾病时，强调从整体出发进行调治。中医学在养生康复上也注重对整体性的考虑，中医养生主张形神共养以维护健康，形神共调以康复疾病，即从生理的整体状况、生理和心理的整体协调上来促进疾病的康复，达到身心平衡以维持健康。

其次，人与自然环境具有统一性。"天人一体观"的整体思想一直指导着中医学分析病因和治疗疾病的实践过程。自然环境能够通过季节气候、昼夜时辰和地域环境对人体产生直接或间接的影响。第一，人体顺应着季节（春生、夏长、秋收、冬藏）的规律性变化而需要生理性适应过程，因此季节的特征和变化会给人们带来阶段性的多发病与流行病，如夏天的中暑，冬天的冻疮、咳疾等。第二，气候被解释为自然界阴阳二气的消长变化产生的春温、夏热、秋凉、冬寒的阶段性天气征象，气候的交替会导致慢性病的恢复受到影响，如在阴雨天气关节病会加重，因此应根据不同季节与不同气候的特点来考虑如何对疾病预防与治疗用药，以达到因时制宜的良好效果。第三，一日之内的昼夜变化也会对人体产生不同的影响。古代医家便根据"朝则为春，日中为夏，日入为秋，夜半为冬"类似四季的昼夜节律性变化在疾病防治上创立了子午流注法，按日按时取穴针灸，以期能够更加有效地调理气血，协调阴阳以防治疾病。第四，地理环境的差异，包括地势、人文地理等的不同皆会在人们的生理和心理活动中得到体现，如北方多燥寒，因此居民多寒实之体；而南方多湿热，故居民多虚热之质；而当长期居住某地的居民突然迁居，便会在开始时出现"水土不服"的现象，而后逐渐与当地的地理环境相适应。不同的地理环境也会引起地方性疾病，因此疾病防治需要因地制宜，如西北少用寒凉之药而东南慎用辛热之品。

最后，人与社会环境具有统一性。中医学家常说的"境遇"因素多指社会环境。社会环境与自然环境相对应，是由人为因素造成的，具有社会性，包括生活在其间的人群的态度、观念、信仰系统、认知环境等。人所处的社会环境与社会背景不同，受到相应社会因素的影响也会不同，因此造成了人的身心功能与体质差异，如《医宗必读》中所说："大抵富贵之人多劳心，贫贱之人多劳力。"[23]骤然变化的社会环境也会对人体生理和心理造成较大影响，从而损害人的身心健康。如《黄帝内经》中说："故贵脱势，虽不中邪，精神内伤，身必败亡。"[24]鉴于上述认识，医者治病必须考虑人文社会因素，一方面尽可能创造有利于患者康复的社会环境，另一方面通过对患者的心理安慰与帮助提高其对社会环境的适应能力，达到维持身心健康、促进疾病好转的目的。

《黄帝内经》多次强调习医者要"上知天文，下知地理，中知人事"[24]，这实际上是说明中医学理论体系讲究以人为本，在维护身体健康和防治疾病的过程中，要注重形体内部、形体和精神，人与自然，人与社会的整体性联系。

二、恒动观念

恒动观念是指在分析和研究生命、健康和疾病等医学问题时，应持运动的、变化的、发展的观点，而不是拘泥于一成不变的、静止的、僵化的观点。

中医学认为，"动而不息"是自然界的根本规律。中医理论中的阴阳五行学说用阴阳来概括自然界相互关联的事物和现象的对立双方，以五行来论述事物的起源与特性，阐述了自然事物的联系与动力模型。阴阳之间存在对立、转化和制约关系，体现着两者之间此消彼长、不断运动的状态。五行中存在相生相克的关系，在运动中保持稳定。在阴阳五行论的核心思想下，朱丹溪提出"人有此生，亦恒于动"[25]。人维持自身生命活动也依赖于运动。构成人体的"气"就始终处于运动的状态，时刻激发和推动着人体内的各种生理活动，"气"的运行若出现失常，人便处于病理状态。

在自然界的恒动与人体恒动的观念下，中医学认识到了人在生理和病理过程中有三种恒动类型：第一种是各脏腑器官生理或病理上的运动变化；第二种是在自然因素的影响下，生理和病理方面出现的规律性运动；第三种是存在于人的全生命周期，或者以某病的全过程为周期的发展与变化。

在恒动观念的指导下，中医学也更加强调用运动变化的视角关注患者的疾病发展过程及同一阶段病症所发生的细微或者显著的变化，随时根据新的变化进行察看病情，而不因拘泥于一时的结论贻误病情。

三、辨证论治

整体观念和恒动观念主要是指中医学理论层面上的特点，辨证论治则是中医学在实际操作层面上的特点。辨证论治是中医学认识和治疗疾病的基本原则，贯穿在预防与康复等医疗保健实践的过程中。

在辨证论治的主要概念中，"病"是指疾病，即有特定致病因素、发病规律和病机演变的一个完整的异常过程。"证"反映了疾病的本质，是对疾病过程中一定阶段的病因、病位、病性、病势等病机本质的概括。"症"是指症状和体征，是机体发病而表现出来的异常表现，包括患者所诉的异常感觉与医生诊查出来的各种体征。"症"是判断疾病、辨识"证"的主要依据，但其表现的仅是疾病的表面现象甚至假象，不能完全反映"证"和疾病的本质，需要通过辨识更好地诊治疾病。"病""证""症"三者之间相互区别，同时相互联系。

辨证论治分为"辨证"和"论治"。"辨证"的关键在于"辨"，是通过对"望、闻、问、切"四诊所得的资料、症状和体征进行综合分析，明确病变的部位、原因、性质、发展阶段及本质并确立为何种"证"的思维和实践过程。"论治"又称"施治"，是指根据辨证的结果确立相应的治疗原则、方法及用药，选择适当的治疗手段和措施来处理疾病的思维及实践过程。中医学以"辨证论治"为诊疗特点，强调辨证与辨病相结合，在中医临床实践中能掌握整体与局部的关系，进而有效治疗人体疾病。

第四章　现代医学模式下中医学发展的现实意义

第一节　现代医学模式与中医学的内部一致性

从生物-心理-社会现代医学模式的构架和中医学理论及其基本特征中可以看出，两者之间有很多内在的共同点。

一、疾病观一致

中医学自古以来就以"天人合一"的观念为指导，对人的认识也强调"形神合一"，因此在防治疾病时一贯重视人的生理、心理、自然及社会环境因素。而生物-心理-社会医学模式也强调以人为本，疾病是人病，注重人的生理和心理因素之间，人和自然环境、社会环境之间的交互作用。因此，中医学和生物-心理-社会医学模式在疾病观上具有一致性，这使得两者在疾病观指导下的方法论与具体实践能够达到高度契合。

二、思维方式一致

中医学把人的五脏六腑、五官七窍联系起来考察，把人们生活的自然环境、社会条件、七情等因素联系起来考察。以人的功能活动为基础，通过调整人体内部各系统之间的相互关系，从整体上改善全身的功能，达到强身健体与治疗疾病的目的。生物-心理-社会医学模式则以系统思维方式为指导，把人体自身看作一个有机联系的统一体，人和环境是一个相互联系、相互影响的系统整体，故而把人的健康和疾病置于生物、心理和社会因素三维结构中考察[26]。两种模式都把人类的健康和疾病建立在广阔的领域及多层次的相互作用之中并认为是多种因素综合作用的结果，相同的思维方式也为疾病的治疗方式与方法论奠定了共性融合的基础。

三、方法论一致

中医提出疾病的治疗要以"治未病"为主，根据疾病的"恒动性"强调辨证论治。生物-心理-社会医学模式也更加重视疾病的预防控制、治疗关口前移及个性化治疗。因此，两者尽管治疗手段不尽相同，但是方法论上具有共通性。

第二节　当今社会中医学发展的独特优势

一、中医药是独特的卫生资源

（一）中医药在"治未病"方面具有独特优势

中医药在"治未病"方面具有独特优势。"治未病"是中医学的一个特有概念，是指"未病先防"、"已病防变"和"瘥后防复"。中医学根据不同人的特征将其分为不同的体质并实施针对性的调养方法，在人处于健康状态下时就开始注重对健康的维护，降低或消除危险因素。亚健康作为人体在疾病与健康之间的状态，不符合健康的标准，但也不适宜于纳入疾病范围内去治疗，故西医学的疾病诊断标准对亚健康状态难以进行有效管控。中医学的"辨证论治"理念能够将亚健康状态纳入中医的病症概念之中，根据中华中医药学会发布的《亚健康中医临床指南》，可将其概括为八种证型进行辨证治疗，有利于亚健康人群在疾病发生前缓解症状，降低疾病发生率，同时节约医疗卫生资源，有效降低疾病带来的经济负担，保证人们身体持续健康[27]。另外，与二、三级预防的概念相同的是，"已病防变"和"瘥后防复"也强调在疾病状态下防止疾病加重，加快疾病康复和疾病愈后防止其反复等理念和方法。中医药"治未病"的理念贯穿于疾病前、疾病中与疾病后的全过程，注重用简便适宜的手段达到最好的预防效果，能够充分发挥对疾病早预防、早治疗，降低罹患大病与重病概率，减轻经济负担的独特优势。

（二）中医药在治疗疾病方面展现出独特优势

中医药在治疗疾病方面具有独特的优势，其副作用相对较小，同时在一些疾病治疗方面，其表现更加优秀，如中医药对甲型流感、疟疾等疾病的治疗。2015年屠呦呦用于治疗疟疾的青蒿素的发明获得诺贝尔奖，成为中医药在世界获得的最高奖项，体现了中医药在治疗疾病中发挥的重大作用。针灸、推拿、熏洗、敷贴、拔罐等中医适宜技术在各种疾病的诊治中疗效明显、经济实惠，不仅在中国有着良好的群众基础，也深受国外人民的喜爱。这充分体现了中医药顺应了医学发展趋势，能够在医疗改革中承担起预防、医疗、养生、康复等职能。

（三）中医药具有"简便验廉"的独特优势

中医具有一人成医的特点，符合当前医改背景下大力发展全科医生、家庭医生的目标。另外，西医可能出现过度依赖磁共振成像（magnetic resonance imaging，MRI）等大型诊疗设备进行诊断的情况，中医的"望、闻、问、切"四诊服务能够在不完全依赖于大型仪器情况下获得一般疾病信息[28]。相比于西药，中草药具有价廉、副作用小的优势，能为患者减轻经济负担。总而言之，中医药的"简便验廉"，能够让中医药贴近群众、扎根基层，在实现"保基本、强基层"的医改目标、缓解群众"看病难、看病贵"问题等方面发挥独特作用。

二、中医药是潜力巨大的经济资源

健康产业将是未来的朝阳产业，蕴含巨大的经济空间，中医药在其中的发展空间不可限量和不可替代[29]。在"治未病"、预防、养老、妇幼保健等领域，中医药都将大有作为，如中医药种植产业、中医药养生保健产品、中医药相关医疗器械、中医药旅游等均能为国家经济的发展做出重大贡献。

（一）中药材种植产业经济潜力巨大

根据第四次全国中药资源普查信息，我国中药种类近 1.4 万种，资源丰富。20 世纪 90 年代以来，中药产业快速发展，已达万亿规模且增长势头强劲[30]。在最贫困的地区，中药材种植已经成为当地最为重要的支柱产业，抑或成为部分地区最主要的收入来源。在出口方面，与中药材相关的产品出口额 2013 年达到了 30 亿美元。中药材和中药饮片一直都是中药类产品出口比重较大的产品。无论从国内市场还是从国外市场的形势看，中药材种植产业的发展潜力巨大，也能带动种植地区及周边地区进行中医药类产品的深加工等，形成具有良好经济效应的产业链。

（二）中医药加工产业、研发产业潜力巨大

中药材种植业的不断发展必然带动中医药加工、研发等产业的不断发展。围绕中药材开发，能够推动中药材加工科技的创新，引进国内外大型医药加工企业落户本地，实现从单一的切片、提取、中成药生产向保健品、化妆品和生物医药多元化方向发展，推动地方产业升级与转型。以许昌为例，2017年许昌大力发展中药饮片加工企业，利用本地独特的中药炮制理论和加工技艺，培育本土企业9家，引进企业3家，中药饮片产值达8亿元；加大研发力度，新研发中药品种2个、化妆品品种3个、保健品品种11个，销售规模分别达2800万元、3300万元、2050万元。围绕中医药发展的产业已成为许昌经济发展的重要支柱。

（三）以旅游为主的服务业潜力巨大

随着人们日益增长的美好生活需要，文化旅游和养生保健越来越"热"，中医药文化旅游的发展前景被看好，被学界和政府确定为战略新兴产业[31]。目前中医药旅游业的开发已初步成型，开发的中医药观光旅游、体验式旅游等线路均受到市场追捧，形成了"医养""药养""食养"等特色中医药生态保健旅游品牌。在甘肃，依托《甘肃省发展中医药生态保健旅游规划纲要》（甘卫中发〔2013〕289号）等政策支持和国家新丝绸之路经济带、华夏文明传承创新区的支撑，已建成多个中医药养生保健旅游基地。庆阳、平凉、天水、定西、陇南等市被国家旅游局和国家中医药管理局确定为全国中医药养生保健旅游示范区，这些旅游基地已具有相当规模和影响力。甘肃已成为游客热衷的中医药养生保健旅游目的地。江苏泰州泰和堂、浙江杭州胡庆余堂等老牌中医名医馆成为著名旅游景点，在满足人们观光旅游需求的同时保持中医特色，由名老中医坐诊，开展慢性病的中医诊疗及针灸等中医适宜技术。中医博物馆"寓教于游"等成为游客选择的经典旅游地。

三、中医药是具有原创优势的科技资源

刘延东副总理在第二届国医大师表彰大会上强调，中医药是我国"具有原创优势的科技资源"[32]。中医学完全脱胎于中国人民的实践经验与传统文化，具有完全自主产权和巨大的原创优势。多年来我国中医药在疾病治疗创新方面取得了重大进展，如在治疗肝硬化方面，中医药科研团队通过五万多个病例的临床治疗，发现中医药治疗肝纤维化、肝硬化有其独特疗效；在治疗疟疾方面，蒿蒿素的发现为疟疾的防治做出了重大贡献；在治疗抑郁症方面，由唐启盛教授牵头的课题"抑郁症中医证候学规律的研究"制定了抑郁症的中医诊断标准和制订了临床治疗方案，获得2010年国家科学技术进步奖二等奖。中医药理论和实践对当前医学发展和人类进步的贡献证明了中医药的"科技资源"潜力无穷，值得医学工作者继续挖掘，以创造出更大的社会效益。

四、中医药是优秀的文化资源

中医药文化是中华民族优秀传统文化的重要组成部分，从其产生、形成到成熟，经历了几千年的悠久岁月，积淀了极为丰厚的文化资源。中医药文化是包含和超越中医药本身的一种文化形态，与中国传统文化的其他形态融为一体，并渗透到人们的日常文化生活当中。中医药是具有中华民族特色的文化符号。

（1）中医的根是中国传统文化。中医不仅是医学概念，也是文化概念。中医学的哲学体系、思维模式与方法论等都与中国传统文化中的哲学思想等相辅相成，中医学是中国传统文化的一个重要组成部分。中医学正是熔铸了传统文化中哲学、易学、天文学、气象学、地理学、生物学、人体学、心理学、语言文字学等诸科知识并通过阴阳五行学说加以建构，才形成了自己的医学理论体系。

（2）中医蕴含着传统人文精神。中医蕴含着极其丰厚的传统人文精神。传统文化称儒术为仁术，亦称医术为仁术，二者同具仁爱之心。中医对治疗人体疾病不仅重视治疗生理疾病，也重视正心，治疗心理甚至道德问题。因此，中医不仅仅是治病的医术，还是治人的医道，这便是中医的人文精神所在。另外，中医还十分强调医者的文化素质，如孙思邈著名的"大医精诚"思想。《中医医院中医药文化建设指南》指出，"中医药文化的核心价值，大家普遍认为，主要体现为以人为本、医乃仁术、天人合一、调和致中、大医精诚等理念，可以用仁、和、精、诚四个字来概括"[33]。这对构建新时期医院文化，提高医院软实力打下了历史文化基础。

五、中医药是重要的生态资源

中药分为植物药、动物药、矿物药，植物药要求和自然生态相结合，如中医讲究的道地药材种植。在动物药使用中，中医也不是毁灭性使用，现代中药研究者在不断寻找可能的替代品，如人工牛黄、麝香等，最终目的在于既能保证生态和谐，又能保证中药疗效。从这些方面来看，中医药从理念到实践遵循着维护生态平衡、生态和谐的原则，因此中医药的发展与生态文明建设相辅相成。一方面，中医药利用天然药用动植物资源，有利于充分探索地域生态资源；另一方面，中药的规范化栽培措施，如使用安全的农药与生物农药、中药资源的野生培育、中药资源保护区的建设等措施不仅带动了地方绿色经济发展，也促进了生态环境修复，实现了中医药产业持续发展。

第二篇 中医药事业发展现状与问题剖析

第五章　中医药服务现状及问题剖析

中华人民共和国成立以来，党中央国务院高度重视中医药工作，并对中医药事业做出重要指示及论述。进入新时代，习近平同志指出"中医药学凝聚着深邃的哲学智慧和中华民族几千年的健康养生理念及其实践经验，是中国古代科学的瑰宝，也是打开中华文明宝库的钥匙"[34]。党的十九大报告也提出"坚持中西医并重，传承发展中医药事业"[35]。为全面贯彻落实党的十九大精神，全国卫生健康系统坚决贯彻党中央、国务院的决策部署，全力推进健康中国建设，深入推动医药卫生体制改革，中医药服务体系建设取得了显著成绩。

第一节　我国中医药服务体系概览

一、中医预防保健服务体系

中医预防保健服务体系即以提供中医药服务为主的"中医'治未病'服务体系"[36]。按照《国家中医药管理局关于积极发展中医预防保健服务的实施意见》（国中医药发〔2009〕20号）规定，中医预防保健服务提供体系、中医预防保健服务技术（产品）体系和中医预防保健服务支持体系共同组成中医预防保健服务体系，具体可见图5-1。

加强中医预防保健服务体系建设，是推动国家医疗改革和中医药事业发展的重要方向之一[37]。2008年国家中医药管理局正式推动"'治未病'健康工程"，经过30个省（区市）共103家试点单位长达三年的实践，取得了显著成绩：初步形成区域性中医预防保健服务网络体系和系统化、全程化的中医预防保健服务内容体系；组建了中医特色鲜明、能独立开展中医预防保健工作的服务平台。2009年《国务院关于扶持和促进中医药事业发展的若干意见》（国发〔2009〕22号）指出："将中医药服务纳入公共卫生服务项目，在疾病预防与控制中积极运用中医药方法和技术。推动中医医院和基层医疗卫生机构开展中医预防保健服务。"为加强中医预防保健服务科技创新，引领中医预防保健服务进一步科学规范和健康发展，2013年国家中医药管理局印发《中医预防保健（治未病）服务科技创新纲要（2013—2020年）》（国中医药科技发〔2013〕12号）。2014年国家中医药管理局制定《国家中医"治未病"重点专科建设要求（2014版）》，对专科开展中医预防保健服务

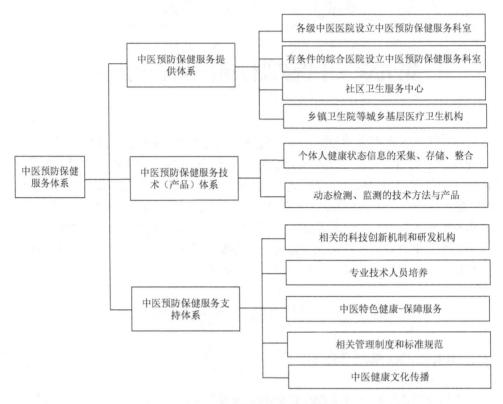

图 5-1　我国中医预防保健体系

信息化建设，面向公众开展健康教育指导，为辖区内其他中医预防保健服务机构提供技术指导等方面做出规定。

目前，国内中医预防保健服务正蓬勃发展。部分中医医疗机构开设保健服务科，有效整合现有资源，积极开展中医预防保健服务；推拿、艾灸等社会办中医养生保健机构如雨后春笋般涌现出来，服务内容日益丰富，成为中医预防保健服务的补充。国家劳动与社会保障部还针对按摩师设置专门的职业，同时制定了相应的标准规范，极大地促进了中医预防保健服务的发展[38]。

二、中医医疗服务体系

中医医疗服务体系是我国医疗服务体系的重要组成部分。按照《国务院关于扶持和促进中医药事业发展的若干意见》（国发〔2009〕22 号）规定，中医医疗服务体系由中医医疗机构和其他医疗机构的中医药卫生资源共同构成，在提供中医医疗服务过程中形成相互关联的一个系统。中医医疗服务体系包括城市中医药服务网络和农村中医药服务网络。目前我国已基本形成覆盖城乡的医疗服务网络，向全国提供大量的中医药医疗服务。具体见图5-2。

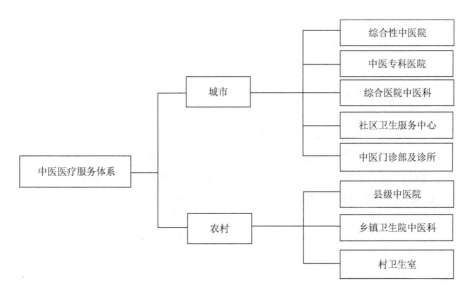

图5-2　我国中医医疗服务体系

2009 年卫生部、国家中医药管理局制定并发布《综合医院中医临床科室基本标准》（国中医药发〔2009〕6 号），规定三级医院门诊开设中医专业不少于 3 个，二级医院不少于 2 个；综合医院中医病床数不低于医院标准床位数的 5%。《国务院办公厅关于印发全国医疗卫生服务体系规划纲要（2015—2020 年）的通知》（国办发〔2015〕14 号）明确要求，每个地市级区域原则上至少设置 1 个市办中医类医院，每个县级区域原则上设置 1 个县办综合医院和 1 个县办中医类医院，暂不具备条件的，可在县办综合医院设置中医科或民族医科室，也可以根据需要设置省办、市办中医类专科医院。中医类医院床位数可以按照每千常住人口 0.55 张配置。国家中医药管理局 2015 年发布的《关于同步推进公立中医医院综合改革的实施意见》提出，按照中西医并重的原则，制订本地区区域卫生规划和医疗机构设置规划，根据人民群众日益增长的中医药服务需求，建立布局合理、规模适当、结构优化、层次分明、功能完善、运转高效的中医医疗服务体系。各地也要结合本地区实际情况，合理确定床位数配置标准。

2018 年，我国已建立覆盖全国的中医医疗服务体系。几乎所有县至少有一所公立中医医院。据 2018 年《中国卫生健康统计年鉴》数据显示，截至 2017 年底，98.23%的社区卫生服务中心、85.45%的社区卫生服务站、96.02%的乡镇卫生院、

66.40%的村卫生室能够提供中医药服务。2017 年 53.10%的社区卫生服务中心、36.60%的乡镇卫生院设立中医类临床科室，基层中医药服务能力提升工作效果显著，人民群众看中医的可及性和便利性得到明显改善[39]。

第二节　我国中医资源现状

一、中医类医疗机构

中医类医疗卫生机构是提供中医医疗服务的主体，主要包括中医类医院、中医门诊部、中医类诊所及中医类科研机构。从 2008 年到 2017 年，中医类医疗卫生机构数以年均 5.37%的速度增长，至 2017 年末，全国中医类医疗卫生机构总数已达 54 243 个，较 2008 年增加 60.14%。具体见表 5-1。

表 5-1　2008~2017 年全国中医类医疗卫生机构

年份	中医类医疗卫生机构数/个	全国医疗卫生机构数/个	占全国卫生机构比重
2008	33 872	278 337	12.17%
2009	34 902	283 801	12.30%
2010	36 763	936 927	3.92%
2011	38 224	954 389	3.99%
2012	39 305	948 540	4.14%
2013	41 906	973 546	4.30%
2014	43 635	981 432	4.45%
2015	46 541	983 528	4.73%
2016	49 527	983 394	5.04%
2017	54 243	986 649	5.50%

资料来源：《全国中医药统计摘编》（2008~2017 年）；《中国卫生统计年鉴》（2008~2013 年）；《中国卫生和计划生育统计年鉴》（2014~2017 年）；《中国卫生健康统计年鉴》（2018 年）

（一）中医类医院

中医类医院是提供中医药服务的主体，包括中医医院、中西医结合医院及民族医医院。至 2017 年末，全国中医类医院共 4566 个，其中中医医院 3695 个，占比最高，为 80.92%，中西医结合医院和民族医医院分别占 12.86%和 6.22%。2008~2017 年全国中医类医院以 4.54%的年均速度增长，2011~2017 年中医类医院占全国医院比重降至 15%以下，并在 14%上下浮动。2008~2017 年中医医院、中西医结合医院、民族医医院年均增长速度分别为 3.79%、10.87%、4.75%。具体见表 5-2。

表 5-2　2008~2017 年全国中医类医院机构

年份	中医类医院机构/个			占全国医院比重
	中医医院	中西医结合医院	民族医医院	
2008	2644	232	187	15.54%
2009	2697	244	189	15.43%
2010	2744	254	197	15.27%
2011	2795	273	200	14.87%
2012	2886	312	199	14.66%
2013	3015	358	217	14.53%
2014	3115	384	233	14.43%
2015	3267	446	253	14.38%
2016	3462	510	266	14.54%
2017	3695	587	284	14.70%

资料来源:《全国中医药统计摘编》(2008~2017 年);《中国卫生健康统计年鉴》(2018 年)

(二) 中医类门诊部与中医类诊所

中医类门诊部与中医类诊所是基层中医药服务网络的组成部分,大多数由社会力量举办[40]。2008~2017 年中医类门诊部年均增速 13.08%,远高于中医类诊所。2017 年,中医类门诊部达 2418 个,中医类诊所 47 214 个,较 2008 年分别增长 202%、57.90%。具体见表 5-3。

表 5-3　2008~2017 年中医类门诊部与中医类诊所

年份	中医类门诊部/个	中医类诊所/个
2008	800	29 902
2009	866	30 823
2010	937	32 496
2011	1 113	33 756
2012	1 215	34 645
2013	1 283	36 985
2014	1 468	38 386
2015	1 640	40 888
2016	1 913	43 328
2017	2 418	47 214

资料来源:《全国中医药统计摘编》(2008~2017 年)

（三）设有中医类临床科室的医疗卫生机构

2017 年末，全国综合医院设有中医类临床科室的医疗卫生机构有 3932 个，占同类机构的比重最高（83.60%），设中医类临床科室的社区卫生服务中心和乡镇卫生院分别达 3391 个（53.10%）、12 985 个（36.60%）。设有中医类临床科室的各类医疗卫生机构比例均较 2016 年有所上升。具体见表 5-4。

表 5-4　设有中医类临床科室的医疗卫生机构

机构类别	2016 年机构数/个	占同类机构的比重	2017 年机构数/个	占同类机构的比重
综合医院	3 948	83.40%	3 932	83.60%
社区卫生服务中心	3 154	51.90%	3 391	53.10%
乡镇卫生院	12 369	34.90%	12 985	36.60%

资料来源：《中国卫生健康统计年鉴》（2018 年）

（四）提供中医药服务的基层医疗卫生机构

基层医疗卫生机构提供中医药服务是指配备中医类医师、中医诊疗设备，运用中医药技术方法开展常见病、多发病的医疗、提供预防保健服务[41]。2018 年，98.50%的社区卫生服务中心、87.20%的社区卫生服务站、97.00%的乡镇卫生院、69.00%的村卫生室能够提供中医药服务，相比 2017 年均有所上升，其中村卫生室提供中医药服务的占比上升较大。具体见表 5-5。

表 5-5　提供中医药服务的基层医疗卫生机构占同类机构的比重

机构类别	2017 年	2018 年
社区卫生服务中心	98.23%	98.50%
社区卫生服务站	85.45%	87.20%
乡镇卫生院	96.02%	97.00%
村卫生室	66.40%	69.00%

资料来源：《全国中医药统计摘编》（2017 年）；《2018 年我国卫生健康事业发展统计公报》

二、中医床位数

中医床位指的是包括中医类医院、中医类门诊部及其他医疗机构中医类临床科室在内的床位，其中，中医类医院是主体。2017 年中医类医院床位约 951 356 张（较 2008 年增加 146%），占全国医院床位总数的 15.54%，呈现稳步增长趋势。其中中医医院床位约 818 216 张（占比 86.01%），中西医结合医院共计约 99 680 张（占比 10.48%），民族医医院达 33 460 张（占比 3.52%）。具体见表 5-6。

表 5-6　2008～2017 年中医类医院实有床位情况

年份	中医医院床位数/张	中西医结合医院床位数/张	民族医院床位数/张	总计/张	占医院总床位比重
2008	350 257	27 990	8694	386 941	13.42%
2009	385 612	31 015	10 303	426 930	13.68%
2010	424 244	35 234	11 811	471 289	13.91%
2011	477 078	38 787	13 484	529 349	14.29%
2012	547 967	49 844	14 966	612 777	14.72%
2013	608 843	58 774	19 176	686 793	15.00%
2014	665 005	67 277	22 768	755 050	15.22%
2015	715 393	78 611	25 408	819 412	15.37%
2016	761 755	89 074	26 484	877 313	15.42%
2017	818 216	99 680	33 460	951 356	15.54%

资料来源：《中国卫生统计年鉴》（2008～2013 年）；《中国卫生和计划生育统计年鉴》（2014～2017 年）；《中国卫生健康统计年鉴》（2018 年）

三、中医药人力资源

中医药人才是服务于健康中国战略和"一带一路"倡议的人力资源基础，是提供中医药服务的重要生产要素。按照《2010 国家卫生统计调查制度》统计口径[42]，中医药人力资源包括中医执业（助理）医师（包括中医、中西医结合及各类民族医医师）、中药师（士）、见习中医师三类，故本书对从事中医药管理工作的相关人员不纳入统计。

（一）中医药人力资源总量

随着国家对中医药事业的重视与居民对中医药服务需求的增加，全国中医药人力资源总量增长迅速。2017 年全国卫生机构中医药人力资源总量达 663 557 人，

2013～2017年年均增长7.01%。其中，中医执业（助理）医师为527 037人，年均增长8.40%；中药师（士）总数120 302人，年均增长2.21%；见习中医师达16 218人，年均增长3.76%。可以看出，在中医药人力资源中，中医执业（助理）医师增长速度较快，而中药师（士）增长稍缓，与我国长期以来"重医轻药"的现实情况相吻合。具体见表5-7。

表5-7　2013～2017年中医药人员总体情况

年份	中医药人员总数/人	中医执业（助理）医师		见习中医师		中药师（士）	
		总数/人	占同类人员比重	总数/人	占同类人员比重	总数/人	占同类人员比重
2013	505 917	381 682	13.66%	13 992	6.90%	110 243	27.87%
2014	545 250	418 573	14.47%	14 686	6.70%	111 991	27.34%
2015	580 422	452 190	14.88%	14 412	6.40%	113 820	26.89%
2016	612 694	481 590	15.09%	14 482	6.60%	116 622	26.55%
2017	663 557	527 037	15.55%	16 218	7.72%	120 302	26.56%

资料来源：《中国卫生健康统计年鉴》（2014～2018年）；《中国卫生和计划生育统计年鉴》（2014～2017年）

（二）中医执业（助理）医师素质结构

从年龄结构角度，2017年与2015年相比，我国25岁以下中医执业（助理）医师人员所占比例基本不变，25～34岁、55～59岁所占比例减少，35～44岁、45～54岁与60岁及以上的中医执业（助理）医师所占比例有所上升，其中60岁及以上中医执业（助理）医师增长比例较高，说明中医执业（助理）医师正呈现逐步老龄化趋势；从工作年限角度，工龄在30年及以上的人群从27.20%下降至25.30%，降低1.9个百分点；从学历角度分析，本科及以上学历的中医执业（助理）医师比例由2015年的45.20%上升至2017年的48.40%，而大专及以下学历的中医执业（助理）医师的比例由54.90%下降至2017年的51.60%；从技术职称角度，正高级职称人员占比从4.30%上升至4.40%，副高级职称人员比例从11.90%下降至11.20%，师级/助理级所占比例呈上升趋势。

综上可知，2015～2017年我国中医执业（助理）医师呈老龄化趋势，且中医执业（助理）医师的学历水平呈上升趋势，技术职称比例呈下降趋势。具体见表5-8。

表 5-8　2015~2017 年中医执业（助理）医师结构分布

项目		2015 年	2016 年	2017 年
年龄/岁	<25	0.10%	0.20%	0.10%
	25~34	24.20%	25.10%	23.60%
	35~44	28.10%	28.10%	28.50%
	45~54	23.20%	23.60%	23.50%
	55~59	8.00%	6.60%	6.50%
	≥60	16.40%	16.50%	17.80%
工龄/年	<5	12.60%	14.30%	14.00%
	5~9	17.30%	18.10%	18.70%
	10~19	22.30%	21.80%	22.00%
	20~29	20.60%	20.20%	20.10%
	≥30	27.20%	25.60%	25.30%
学历	研究生	11.00%	12.20%	12.80%
	大学本科	34.20%	34.90%	35.60%
	大专	31.30%	30.80%	30.30%
	中专	18.80%	17.80%	17.20%
	高中及以下	4.80%	4.30%	4.10%
专业技术资格	正高级	4.30%	4.30%	4.40%
	副高级	11.90%	11.60%	11.20%
	中级	27.20%	26.70%	26.40%
	师级/助理	41.40%	42.30%	41.50%
	士级	7.20%	7.40%	7.20%

资料来源：《中国卫生和计划生育统计年鉴》（2016~2017 年）；《中国卫生健康统计年鉴》（2018 年）

（三）中医执业（助理）医师地区分布情况

2015~2017 年，我国每万人口中医执业（助理）医师总数从 3.3 人上升至 3.8 人。按照地理区位划分为东、中、西三个区域来看，2015~2017 年，东部地区每万人口中医执业（助理）医师总数增幅最大，为 16.40%，中部地区每万人口中医执业（助理）医师总数增幅最小，为 13.15%。

2015 年每万人口中医执业（助理）医师的总排名中，北京、四川、内蒙古位居前 3 名，分别为 7.35 人/万人口、5.50 人/万人口、5.15 人/万人口，云南、海南、安徽位居末尾，分别为 2.10 人/万人口、2.08 人/万人口、1.93 人/万人口。2017 年每万人口中医执业（助理）医师的总排名中，北京、四川、内蒙古位居前 3 名，分别为 8.42 人/万人口、5.94 人/万人口、5.77 人/万人口，云南、海南、安徽位居末尾，分别为 2.57 人/万人口、2.33 人/万人口、2.20 人/万人口。综上来看，我国东部地区每万人口中医执业（助理）医师数最多，而西部地区每万人中医执业（助理）医师人数增长较快。全国各省区市每万人口中医执业（助理）医师数出现两极化分布，如 2017 年北京市每万人拥有量约为安徽省的 3.83 倍。具体见表 5-9。

表 5-9 2015～2017 年区域中医执业（助理）医师分布

区域	行政区	2015 年		2016 年		2017 年	
		中医执业（助理）医师总数/(人/万人口)	排序	中医执业（助理）医师总数/(人/万人口)	排序	中医执业（助理）医师总数/(人/万人口)	排序
东部	北京	7.35	1	7.83	1	8.42	1
	天津	4.44	5	4.70	5	5.39	4
	河北	3.38	11	3.59	11	3.98	11
	辽宁	2.77	22	2.95	23	3.36	21
	上海	3.08	16	3.23	19	3.32	22
	江苏	2.69	24	3.02	22	3.25	23
	浙江	4.13	8	4.42	7	4.81	6
	福建	3.36	12	3.56	12	3.77	13
	山东	3.17	14	3.24	18	3.77	14
	广东	3.08	17	3.28	17	3.54	19
	海南	2.08	30	2.13	30	2.33	30
	平均	3.59	—	3.81	—	4.18	—
中部	黑龙江	2.63	26	2.74	26	2.99	27
	吉林	3.34	13	3.54	13	3.80	12
	山西	3.88	9	3.97	9	4.22	10
	安徽	1.93	31	2.01	31	2.20	31
	江西	2.42	28	2.50	28	2.64	28

续表

区域	行政区	2015 年		2016 年		2017 年	
		中医执业（助理）医师总数/(人/万人口)	排序	中医执业（助理）医师总数/(人/万人口)	排序	中医执业（助理）医师总数/(人/万人口)	排序
中部	河南	3.13	15	3.32	14	3.68	15
	湖北	2.73	23	2.87	25	3.02	25
	湖南	3.06	18	3.29	16	3.58	18
	平均	2.89	—	3.03	—	3.27	—
西部	内蒙古	5.15	3	5.30	3	5.77	3
	广西	2.68	25	2.93	24	3.18	24
	重庆	4.24	6	4.51	6	4.77	7
	四川	5.50	2	5.64	2	5.94	2
	贵州	2.42	27	2.63	27	3.01	26
	云南	2.10	29	2.31	29	2.57	29
	西藏	3.61	10	3.92	10	4.69	8
	陕西	3.04	19	3.30	15	3.65	17
	甘肃	4.63	4	4.83	4	5.01	5
	青海	4.16	7	4.21	8	4.61	9
	宁夏	2.99	20	3.22	21	3.66	16
	新疆	2.85	21	3.23	20	3.39	20
	平均	3.61	—	3.84	—	4.19	—

资料来源：《全国中医药统计摘编》（2015～2017 年）

（四）中医药人力资源在医疗机构中的分布情况

中医类医疗机构中，中医医院的中医执业（助理）医师与中药师（士）占同类机构的比重分别为 50.1%、53.0%，中西医结合医院中医执业（助理）医师与中药师（士）占比较低。中医机构西医化现象在卫生人力资源的配置上体现较为明显。[43] 其他医疗卫生机构实际配备的中医药人力资源不多。非中医类医疗卫生机构中，社区卫生服务站中医执业（助理）医师占比为 26.5%，诊所中药师（士）占比最高，为 32.6%。具体见表 5-10。

表 5-10　2017 年全国中医药人力资源在医疗卫生机构间分布

机构类别		中医执业（助理）医师/人	占同类机构执业（助理）医师总数比例	中药师（士）/人	占同类机构药师（士）总数比例
中医类医疗机构	中医类医院	160 469	48.6%	34 846	52.3%
	中医医院	142 147	50.1%	31 030	53.0%
	中西医结合医院	12 319	34.4%	2 176	37.9%
	民族医院	6 003	58.3%	1 640	69.1%
	中医类门诊部	11 321	77.8%	2 268	79.0%
	中医类诊所	45 328	75.3%	9 093	87.8%
非中医类医疗卫生机构	综合医院	97 945	7.1%	30 865	16.3%
	专科医院	17 805	8.1%	5 113	16.2%
	社区卫生服务中心	29 128	19.3%	7 928	26.5%
	社区卫生服务站	12 435	26.5%	1 689	29.1%
	乡镇卫生院	74 456	16.0%	20 044	26.1%
	门诊部	8 753	11.4%	1 738	27.1%
	诊所	21 481	11.2%	2 361	32.6%
	专科疾病防治机构	994	6.4%	410	15.6%
	妇幼保健机构	6 061	4.8%	1 902	13.1%
	其他医疗卫生机构	11 280	7.4%	1 951	22.0%

资料来源:《全国中医药统计摘编》(2017 年);《中国卫生健康统计年鉴》(2018 年)

（五）中药人力资源发展现状

　　根据 2018 年《中国卫生健康统计年鉴》及《全国中医药统计摘编》，截至 2017 年，全国药师（士）总数为 452 968 人，其中有 26.56%为中药师（士）。2009～2012 年，中药师（士）占比处于不断上升阶段，2012 年中药药师占比最大；2012～2016 年，中药师占比呈下降趋势，2017 年中药师占比与 2016 年基本保持一致，在 26.50%左右，具体信息可见图 5-3。而从中药师（士）与西药师（士）的环比增长率来看，2012 年以前中药师（士）环比增长率高于西药师（士）的环比增长率，2012～2017 年，中药师（士）环比增长率低于西药师（士），且 2017 年两者增长速度近似，具体可见图 5-4。总体上看，2009～2017 年中药师（士）总量平均仅占所有药师（士）的 27.32%，且 2012～2016 年占比呈下降趋势，其环比增长率虽低于西药师（士），但呈现上升趋势。具体见图 5-3、图 5-4。

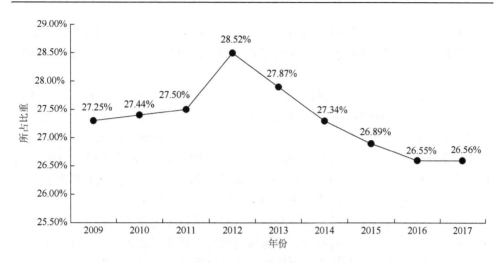

图 5-3　中药师（士）占全部药师（士）的比重

资料来源：《全国中医药统计摘编》（2009～2017 年）；《中国卫生统计年鉴》（2010～2012 年）；《中国卫生和计划生育统计年鉴》（2013～2017 年）

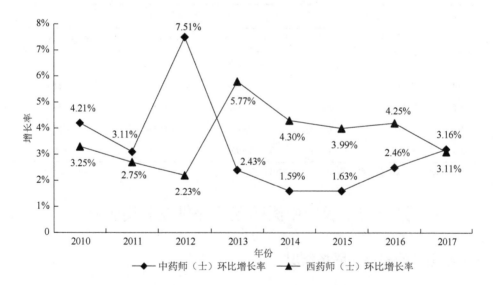

图 5-4　中药师（士）与西药师（士）环比增长速度（率）

资料来源：《全国中医药统计摘编》（2010～2017 年）；《中国卫生统计年鉴》（2011～2012 年）；《中国卫生和计划生育统计年鉴》（2013～2017 年）

四、中医医疗设备情况

中医诊疗设备是指在临床诊疗活动中，在中医药理论指导下运用的仪器、设备等材料工具。发展中医诊疗设备，可以为中医临床诊断、治疗提供支持，提高中医诊断水平，促进中医临床诊断治疗的标准化、规范化，进一步突出中医药特色优势。

2013～2017 年全国中医医院万元以上设备拥有情况如表 5-11 所示，与 2013 年相比，2017 年全国中医医院大型设备总体增长较大，2017 年较 2013 年万元以上设备总价值增长了 77.70%。根据 2013 年、2017 年《全国中医药统计摘编》，全国中医医院中医诊疗设备台数从 2013 年的约 378 600 台增长到了 2017 年的 623 670台，增长了 64.73%，其中 10 万～49 万元、50 万～99 万元、100 万元及以上的设备台数均呈增长趋势，其年均增长率分别为 13.81%、13.91%、17.03%。2017 年我国中医类医院中医诊疗设备涵盖各种治疗方式，手段更为完备，涉及电针治疗、中药熏洗、中医电疗、中医磁疗、中医康复训练、煎药机设备等。我国中医医院的现代医疗设备水平不断提高，更好地保障了中医药行业服务能力。

表 5-11　2013～2017 年全国中医医院万元以上设备拥有情况

年份	万元以上设备总价值/万元	万元以上设备台数/台			
		增长率	10 万～49 万元	50 万～99 万元	100 万元及以上
2013	5 756 926	—	69 703	10 453	8 783
2014	7 076 248	22.90%	80 219	12 225	10 655
2015	8 127 020	35.10%	91 500	13 891	12 379
2016	8 936 943	−6.50%	103 617	15 891	14 520
2017	10 230 202	14.50%	116 955	17 601	16 478

资料来源：《全国中医药统计摘编》（2013～2017 年）

第三节　我国中医药服务提供及利用现状

一、中医"治未病"服务情况

在国家出台的多项文件中将"治未病"与"中医预防保健服务"等同。推行中医"治未病"健康工程，推动中医药预防保健服务体系建设，是国家医改和中医药事业发展的重要方向之一。中医"治未病"服务以个人健康为中心，考虑"未病先防"、"已病防变"和"瘥后防复"，采取中医独特的预防保健技术来预防疾病出现。统计数据显示，2013～2017 年全国中医医院提供中医"治未病"服务人次数占全国中医类医院中医"治未病"服务人次数比重在 80% 以上。中医医院和民族医医院"治未病"服务人次数增减波动不稳定，其中，中医医院在 2015 年降至最低，2017 年缓慢增加至 17 840 876 人次。而中西医结合医院近年来"治未病"服务人次数呈现逐年上升趋势。具体见表 5-12。

表 5-12　2013～2017 年全国中医类医院中医"治未病"服务人次数

年份	中医医院/人次	中西医结合医院/人次	民族医医院/人次
2013	18 108 451	1 021 020	571 748
2014	14 645 739	1 061 992	501 525
2015	14 452 735	1 077 241	526 667
2016	15 515 595	1 181 711	354 006
2017	17 840 876	1 492 040	496 875

资料来源：《全国中医药统计摘编》（2013～2017 年）

二、中医类门诊服务情况

2017 年我国中医类总诊疗量达到约 101 885.4 万人次，其中，中医类医院诊疗量为 60 379.8 万人次，中医类门诊部为 2322.6 万人次，中医类诊所为 13 660.9 万人次，其他医疗机构中医类临床科室为 25 522.2 万人次，分别占比 59.26%、2.28%、13.41% 及 25.05%。自 2013 年以来，中医类诊疗量占总诊疗量的比重持续增长，到 2017 年达到 15.9%，其中，中医类医疗机构占总诊疗量的 12.50%。具体见表 5-13。

表 5-13　2013～2017 年中医类诊疗服务情况

年份	中医类总诊疗量/万人次	中医类医院诊疗量/万人次	中医类门诊部诊疗量/万人次	中医类诊所诊疗量/万人次	其他机构中医类临床科室诊疗量/万人次	中医类诊疗量占总诊疗量比重
2013	81 409.4	48 952.5	1 433.6	11 059.3	19 964.0	15.4%
2014	87 430.9	53 058.1	1 525.5	11 342.0	21 505.3	15.6%
2015	90 912.4	54 870.9	1 761.9	11 781.4	22 498.3	15.7%
2016	96 225.1	57 670.4	1 978.3	12 517.9	24 058.5	15.8%
2017	101 885.4	60 379.8	2 322.6	13 660.9	25 522.2	15.9%

资料来源：《中国卫生健康统计年鉴》（2018 年）

（一）中医类医院门诊服务情况

据统计数据显示，2017 年末全国医院门急诊约为 336 302 万人次，其中中医类医院门急诊人次约为 58 853.2 万人次，占全国医院门急诊的 17.50%。2017 年在中医类医院中，中医医院门急诊人次数约为 51 557.0 万人次，占中医类医院门急诊总人次的 87.60%，中西医结合医院门诊人次数为 6187.8 万人次，占中医类医院门急诊总人次的 10.51%。2013～2017 年数据显示，中医类医院门急诊人次数占全国医院门急诊人次数比重基本保持稳定，占比在 2013～2017 年稳定在 17% 左右。其中，民族医医院随着机构的快速扩张，门急诊人次数增速快于中西医结合医院与中医医院。具体见表 5-14。

表 5-14　2013～2017 年中医类医院门诊服务情况

年份	中医类医院门急诊人次数/万人次			总计/万人次	占全国医院门急诊人次数比重
	中医医院	中西医结合医院	民族医医院		
2013	42 557.3	4 321.7	724.3	47 603.3	17.77%
2014	45 826.2	4 949.1	748.2	51 523.5	17.75%
2015	47 400.7	5 252.8	903.7	53 557.2	17.75%
2016	49 547.6	5 740.0	908.6	56 196.2	17.58%
2017	51 557.0	6 187.8	1 108.4	58 853.2	17.50%

资料来源：《全国中医药统计摘编》（2013～2017 年）

（二）中医类门诊部和中医类诊所诊疗服务情况

2017 年我国中医类门诊部诊疗人次约计 2322.6 万人次，中医类诊所诊疗人次约计 13 660.9 万人次，较 2016 年分别增长 17.40%、9.13%。2013 年以来，我国中医类门诊部和诊所诊疗人次占同类机构的比重逐年增加，截至 2017 年占比分别达到 19.28% 和 21.72%。具体见表 5-15。

表 5-15　2013～2017 年中医类门诊部和中医类诊所诊疗情况

年份	中医类门诊部诊疗量/万人次	占同类机构比重	中医类诊所诊疗量/万人次	占同类机构比重
2013	1 433.6	17.11%	11 059.3	19.96%
2014	1 525.5	17.36%	11 342.0	20.00%
2015	1 761.9	18.76%	11 781.4	20.14%
2016	1 978.3	19.23%	12 517.9	20.83%
2017	2 322.6	19.28%	13 660.9	21.72%

资料来源：《中国卫生健康统计年鉴》（2018 年）

（三）其他医疗卫生机构中医类临床科室门急诊服务情况

2017 年，我国综合医院中医类临床科室门急诊人次共计约 10 273.2 万人次，社区卫生服务中心（站）和乡镇卫生院分别为6611.4万人次和6930.8万人次。近年来各类机构中医类临床科室门急诊人次数在同类机构中占比相对稳定，基层医疗卫生机构中医类临床科室门急诊服务均高于综合医院，其中社区卫生服务中心（站）在同类机构中占比最高，2017年末达到8.6%。具体见表5-16。

表5-16 2016～2017年其他医疗卫生机构中医类临床科室门急诊量

机构类别	各类机构中医类临床科室门急诊人次数/万人次		在同类机构中占比	
	2016 年	2017 年	2016 年	2017 年
综合医院	10 286.8	10 273.2	4.3%	4.1%
专科医院	635.7	653.0	2.1%	2.0%
社区卫生服务中心（站）	6 178.5	6 611.4	8.6%	8.6%
乡镇卫生院	6 148.5	6 930.8	5.7%	6.2%

资料来源：《全国中医药统计摘编》（2016～2017年）；《中国卫生健康统计年鉴》（2018年）

（四）村卫生室中医诊疗服务情况

2017年我国村卫生室中医诊疗量约72 059.3万人次，相比2016年减少3.22%，并且在村卫生室中以中西医结合为主的诊疗服务占绝大多数。中医科在村卫生室诊疗量中的占比呈上升趋势，截至2017年达到40.3%。具体见表5-17。

表5-17 2013～2017年村卫生室中医诊疗服务情况

年份	中医诊疗量/万人次		中医科在村卫生室诊疗量中的占比
	以中医为主	以中西医结合为主	
2013	5 648.9	61 199.1	33.2%
2014	5 648.5	61 068.1	33.6%
2015	6 187.8	70 381.6	40.4%
2016	5 919.9	68 535.3	40.2%
2017	5 606.8	66 452.5	40.3%

资料来源：《全国中医药统计摘编》（2013～2017年）；《中国卫生健康统计年鉴》（2018年）

三、中医类医院住院与出院情况

截至2017年末，中医类医院住院患者约2829万人，占全国医院住院病人总数的 14.96%，中医类医院在提供住院服务方面作用日益突出。2013～2017 年数据显示，中医类医院出院人数占医院出院人数比例稳定在 14%左右，中医类医院出院人数占比与承担住院人数比例基本保持同步增长。具体见图 5-5。

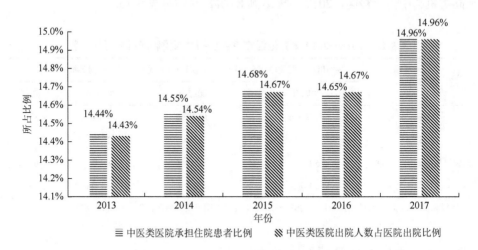

图 5-5　中医类医院住院和出院情况

资料来源：《全国中医药统计摘编》（2013～2017 年）；《中国卫生和计划生育统计年鉴》（2014～2017 年）；
《中国卫生健康统计年鉴》（2018 年）

四、中医类医院病床使用情况

2017 年末，全国医院病床使用率为 84.97%，而中医类医院病床使用率为 83.97%；全国医院出院者平均住院日为 9.30 日，而中医类医院出院者平均住院日为 9.67 日。2013～2017 年中医类医院病床使用率均低于全国医院病床使用率水平，同时中医类医院出院者平均住院日均高于全国医院出院者平均住院日，并且全国医院和中医类医院在病床使用率和出院者平均住院日两个指标上呈现出总体下降趋势。具体见图 5-6。

五、中医类医院医师工作负荷情况

从人均全年担负诊疗人次数来看，2013～2017 年我国中医类医院医师人均全年担负诊疗人次数总体高于医院医师的平均水平。从人均全年担负住院床日数来看，2013～2017 年中医类医院医师担负住院床日数低于全国医院医师的平均水平，且二者均呈现指标数值下降趋势。具体见图 5-7。

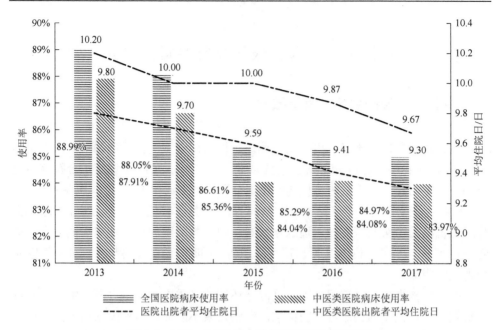

图 5-6　2013～2017 年中医类医院病床使用情况

资料来源：《全国中医药统计摘编》（2013～2017 年）；《中国卫生和计划生育统计年鉴》（2014～2017 年）；
《中国卫生健康统计年鉴》（2018 年）

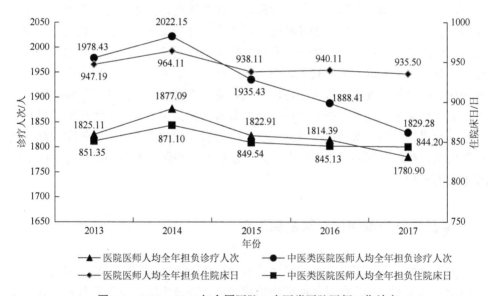

图 5-7　2013～2017 年全国医院、中医类医院医师工作效率

资料来源：《全国中医药统计摘编》（2013～2017 年）；《中国卫生和计划生育统计年鉴》（2014～2017 年）；
《中国卫生健康统计年鉴》（2018 年）

第四节　中医药服务及发展问题剖析

一、中医药服务提供动力有待激发

中医药服务提供不足，内在动力偏弱。根据国家中医药管理局《全国中医药统计摘编》（2016～2017 年）统计数据显示，2016 年、2017 年我国综合医院中医类临床科室门急诊人次数占该机构的比重分别为 4.3%、4.1%，专科医院占比 2% 左右，社区卫生服务中心（站）占比 8%左右，均处于较低水平，表明非中医类医疗卫生机构的中医药服务处于边缘化状态。中医类医院的病床使用率低于全国医院平均水平，且从 2013 年之后出现下降趋势。同时，西医化趋势在部分中医医院表现较为明显。

医疗机构提供中医药服务不足受内外环境的多重影响。一方面，中医药服务定价较低，远低于西医服务收费标准，激励效果不明显。尽管国家已经开始适当放宽医疗服务价格管理的权限，允许各地依据医疗服务的社会平均成本，结合市场供求情况及其他因素制定和调整价格，制定出符合本区域的医疗服务价格[44]。然而由于人民群众对于上浮的价格有抵触情绪，迫于社会舆论等因素的考虑，中医药医疗服务价格上调困难。另一方面，中医药服务提供主体提供中医药服务意愿较低。由于中医医疗服务的特殊性，使用设备进行诊断治疗的依赖性小，而主要依靠中医药专业技术人员的经验和诊断技术提供医疗服务。在完整的一次诊疗服务过程中，人力成本占比较大。而当前医疗机构的人力成本主要采取政府拨款的形式，政府拨款在医院收入中占比较低，难以支付医师较高的医疗服务费，故不能充分体现中医药专业技术服务人员的劳务价值。因此，中医医疗服务机构及其他医疗机构中的中医药服务逐渐减少，医生转而倾向于提供创收较高的高新技术及大型诊疗设备等西医诊疗服务，进一步阻碍了中医药服务的提供与中医适宜技术的创新和发展。

二、中医药特色鲜明但优势发挥不足

中医形神兼备的思维能够很好地显示中医药的特色。中医药特色可以由"神"即抽象的思维和"形"即具体的表现形式构成，发挥中医药特色要形神兼具，才能够有别于综合医院而特色鲜明[45]。概括来说，中医药特色一方面体现于其完整独特的理论上，即整体观念和辨证论治、恒动观念；另一方面，中医药特色体现于其诊疗中应用的中医药技术，如中医"望、闻、问、切"四诊技术，中医针灸推拿疗法、拔火罐等适宜技术[46]。总而言之，中医药特色应是在中医特色理论体系指导下的以中医诊疗技术为手段的服务。

中医类医院是宣传中医药的主要阵地，中医类医院的建设应该符合学科特色[47]。然而，现在很多中医类医院的运行和建设类似于西医院。国家相关中医类医院建设标准文件内容主要在硬件方面做出相关规定，涉及内涵建设的较少[48]。沿用西医标准与中医药特色相悖，因为中医药特色是中医类医院的竞争优势所在。把发展中医药特色和优势，提高中医临床疗效作为中医类医院建设和发展的重点，中医和中医类医院才能在西方医学体系的冲击下永葆活力。同时，中医类医院还未能做到在形象、行动、宣传教育中突出中医药文化自信，中医药文化、中医药政策法规宣传形式单一、受众面窄，人民群众对中医药防病治病了解不够，中医无效论的观点依然存在。中医类医院内中医药服务人员对中医服务提供内生动力不足，中医适宜技术开展过少、推广范围不足或不符合群众实际需求等问题也在影响着中医药特色优势的发挥，消磨群众对中医药服务利用的热情。

三、中医资源区域配置不合理

近年来，中医药事业增速发展，极大提高了中医药服务可及性。长期以来，国家中医药的重点任务在于解决总量问题，扩大供给和促进发展，对中医药资源配置的区域均衡性、配置公平性等结构性问题考虑较少。中医药资源在各区域的配置状况和利用效率影响着中医药服务的质量和能力，因此进一步推进中医药医疗卫生资源均等化是本阶段中医药发展的重点任务之一[49]。

目前，我国医疗卫生资源分布呈现倒置三角形，专家资源、大型设备资源、政府财政等资源主要集中在城市，相对而言，基层中医医疗机构在机构数量、床位设置、人员配备等方面则处于劣势。此外，随着中医药在人民群众中的需求增大，中医类医院医师人均全年担负诊疗人次远远高于医院医师的水平，而 2017 年国家对中医医疗机构的财政拨款占国家财政支出的比重仅为 0.23%，基层中医医疗机构财政拨款占卫生计生部门财政拨款的 0.31%，中医机构财政拨款所占国家财政比重较小[50]，成为影响我国中医药持续发展的障碍。同时，不同地区经济实力影响中医药事业发展，如经济条件相对发达地区中医类执业（助理）医师较多。

四、基层中医药服务能力薄弱

中医药人才是基层中医药卫生服务发展的基础，然而基层卫生服务机构中经过系统的中医药理论培训的医护人员较为缺少。根据 2014 年《全国中医药统计摘编》数据显示，2014 年基层中医类执业（助理）医师还未实现全覆盖，仅 83.21%

的社区卫生服务中心、53.01%的社区卫生服务站和64.90%的乡镇卫生院拥有中医类执业（助理）医师。村卫生室中以中医或中西医结合为主的乡村医生仅占34.20%，基层中医药服务质量很难得到保证。

根据 2018 年《中国卫生健康统计年鉴》数据显示，2017 年我国已有 98.23%的社区卫生服务中心、85.45%的社区卫生服务站、96.02%的乡镇卫生院、66.40%的村卫生室能够提供中医药服务，基层中医药服务能力提升工作效果显著。但仍未达到《基层中医药服务能力提升工程"十三五"行动计划》（国中医药医政发〔2016〕33 号）、《中医药健康服务发展规划（2015—2020 年）》（国办发〔2015〕32 号）所提出的 2020 年"所有社区卫生服务机构、乡镇卫生院和 70%的村卫生室具备中医药服务能力"的中医药事业发展目标[51, 52]。社区卫生服务中心（站）、乡镇卫生院中医诊疗量占各机构总诊疗量的 8.60%、6.20%与"基层医疗卫生机构中医诊疗量占基层医疗卫生机构诊疗总量比例力争达到 30%"尚有较大差距，基层中医药服务能力仍然薄弱，发展水平不能满足城乡居民对于中医药服务的需求。同时，农村地区医疗卫生机构中医诊疗设备短缺，中药品种单一，中医适宜技术未得到充分推广应用，农村医疗卫生机构缺乏优秀人才激励保障评价机制，人才吸引、留用困难等问题也值得重点关注。

五、中医预防保健体系有待完善

截至 2017 年，中医预防保健未全面发展和普及，实际服务量较少，服务效果不明显，服务模式较为单一，专业技术人员不足，难以有效满足当前人群在健康方面的实际需求，整体上中医预防保健服务体系还需要进一步优化完善[38]。

虽然国家出台多项有利于构建中医预防保健体系和促进中医特色预防保健服务发展的政策性文件，但政策真正实施时仍有所欠缺，尤其是乡镇卫生院等农村基层医疗卫生机构缺乏开展中医药特色预防保健服务的成熟政策环境，也导致中医预防人才队伍建设、硬件设施等相对欠缺，难以支撑基层中医预防保健体系。

中西医结合预防保健服务体系尚需完善。首先，我国中医预防保健体系网络与构架尚未健全，中医预防保健的作用未能充分发挥。其次，构建和发展中西医结合公共卫生服务体系的政策不完善。中医预防保健体系相对薄弱，中医预防保健机构准入管理、人员技能培训、科室设置、服务规范等中医预防保健的管理制度和相关标准规范尚未建立或不够完善；中医预防保健项目开展的政府补偿机制也有待健全。公共卫生服务体系在以西医模式为主的现实情况下，上下联动的中医预防保健体系难以形成。最后，中医药预防保健服务提供与群众需求尚存在差距。目前大部分医疗机构尚未提供全面、系统、规范的中医预防保健服务，未能将中医预防保健服务和公共卫生服务项目有机结合。

第六章 中药事业发展现状及问题剖析

第一节 中药材资源现状及问题剖析

一、中药材资源现状

1. 中药材资源的定义与分类

中药材资源是自然生态资源的组成部分,是中医药事业发展的重要物质基础。中药材资源是指在中医药基础理论指导下,在特定范围或区域内散布的、可用于传统医药治疗使用的药用动植物、矿物资源[53]。中药材资源并非仅指狭义的传统中药材资源,民间的草药资源与壮药、苗药等民族药资源同样包含在其中。

随着人类对大自然资源不断地开采和使用,一些自然资源逐渐稀缺,于是产生了通过生化技术进行人工种植、养殖、制造的人工药物资源。天然生物资源是相对人工中药资源而言的概念,它可分为生物资源和非生物资源两大类,其中99%以上为生物资源,包括药用动物与植物,为可再生资源,而药用矿物资源为非生物的不可再生资源,约占资源总量的0.60%。

2. 现有中药资源现状

我国中药资源的种类、分布、蕴藏量等相关信息主要是通过开展中药资源普查的方法来获取的。我国自1960年起已经完成了三次中药资源普查工作,于2011年启动了第四次中药资源普查试点工作,普查工作仍在进行中。根据第三次中药资源普查数据,我国中药资源种类共有12 807种,药用植物共有11 146种(约占87.03%),药用动物共有1581种(约占12.34%),药用矿物仅有80种(约占0.62%)。而按照各行政区域进行划分,能够基本掌握中药资源区域性变化特点,其中海南省拥有最少种类的中药资源(578 种),云南省拥有最多种类的中药资源(5050种),30个省区市具体信息如下表6-1。

表6-1 2010年中药资源各行政区域分布情况

地区	行政区	药用植物/种	药用动物/种	药用矿物/种	其他/种	总计/种
	北京市	901	59	13	4	977
华北	天津市	621	98	9	0	728
	河北省	1442	242	30	0	1714

地区	行政区	药用植物/种	药用动物/种	药用矿物/种	其他/种	总计/种
华北	山西省	953	133	30	0	1116
	内蒙古自治区	1070	240	30	0	1340
东北	辽宁省	1237	380	63	0	1680
	吉林省	1412	324	45	0	1781
	黑龙江省	1200	300	40	0	1540
华东	上海市	829	194	0	0	1023
	江苏省	1384	110	23	3	1520
	浙江省	1833	614	13	9	2469
	安徽省	2167	291	45	5	2508
	福建省	2024	425	13	0	2462
	江西省	1576	121	14	0	1711
	山东省	1299	150	17	4	1470
华中	河南省	1963	270	69	0	2302
	湖北省	3354	524	61	31	3970
	湖南省	2077	256	51	0	2384
华南	广东省	2500	120	25	0	2645
	广西壮族自治区	4035	505	50	0	4590
	海南省	497	63	18	0	578
西南	四川省	3962	344	48	0	4354
	贵州省	3927	289	78	0	4294
	云南省	4758	260	32	0	5050
	重庆市	1460	540	4	0	2004
西北	陕西省	2730	474	40	47	3291
	甘肃省	1270	214	43	0	1527
	青海省	1461	154	45	0	1660
	宁夏回族自治区	917	182	5	0	1104
	新疆维吾尔自治区	2014	153	43	0	2210

资料来源：初正云，陈焕亮，翟延君. 中药资源学[M]. 沈阳：辽宁科学技术出版社，2010[54]

中药资源蕴藏量是指已探查清楚的与科学预测的中药资源储存量之和。根据蕴藏量测算，常用的 320 种植物类药材中有 170～200 种以野生为主，蕴藏量为 850 万吨；其余 120～150 种均以人工栽培为主，蕴藏量为 35 万吨；常用的 29 种动物类药材中以野生为主的有 27 种，蕴藏量为 23 万吨；人工养殖为主的有两种，蕴藏量为 810 万吨。而矿物类药材为不可再生资源，共有 13 种常用种类，现有储存量约为 1112 亿吨[54]。

3. 野生药材资源现状

天然野生的中药资源是保证中药材资源质量的关键，它保证了中药材的优质种子资源，在生态、遗传、科学研究、经济、文化等方面具有重要价值。中国是世界上野生药材资源最为丰富的国家之一[55]。根据《2017 中药资源普查年度报告》，普查工作覆盖了全国 1/2 的县级行政区划，已收录了全国近 1.30 万种野生药用资源。然而，在世界范围内中国也是生物多样性破坏最严重的国家之一，且人均中药资源贫乏。药用用途是造成我国野生药材资源生物多样性危机的主要原因，其过度开发使得我国许多野生中药资源濒临消失。例如，在 20 世纪 50 年代我国拥有 350 万只野生麝獐，约占世界麝獐数量的 70%，而到 2001 年数量已下降至 6.50 万只，而国外麝獐仍有 20 万～30 万只；20 世纪 50 年代，我国野甘草蕴藏量超过 200 万吨，而截至 2006 年已经小于 35 万吨[54]。

针对如此严峻的物种灭绝、资源消耗形势，我国于 1987 年出台了《野生药材资源保护管理条例》，并制定了相应的国家重点保护的野生药材物种名录，共收录了 43 种药材。在《中国珍稀濒危保护植物名录》收录的 389 种植物中有 168 种为药用植物。随后于 1996 年发布了《中华人民共和国野生植物保护条例》对重点野生植物的保护与发展做了合理安排。2015 年国务院发布《国务院办公厅关于转发工业和信息化部等部门中药材保护和发展规划（2015—2020 年的通知）》（国办发〔2015〕27 号）提出积极建设濒危野生药用动植物保护区、种质资源库，以促进野生中药材资源保护工程的实施。在 2017 年颁布的《中华人民共和国中医药法》中第二十五条针对野生动植物资源的保护提出了相应的法律要求。

二、中药材资源问题剖析

目前，我国野生药材资源的现状重利用轻保护的现象较为突出，面临着资源枯竭、物种逐渐灭绝的严峻形势，且人均中药资源匮乏。主要原因在于未对野生药材资源进行合理、可持续性的开发利用，掠夺性开采使得生态环境与中药材野生资源遭到严重破坏，加剧了中药材资源的供需矛盾。法律是有效保护和发展中药材野生资源的强制性手段，我国对于保护和促进中药资源发展的法律体系存在立法滞后、立法不全的问题，仍有待进一步完善。具体法律问题的剖析见第二篇第七章第三节。

第二节　中药标准体系现状及问题剖析

标准是衡量事物的准则。中国作为中医药大国，拥有悠久的中药使用历史，中药标准化的意识由来已久。成书于汉代的《神农本草经》提出药物的性味及采集加工方法必须遵循一定的法度，不可违背药性，可见其朴素的标准化思想。成书于南北朝的《雷公炮炙论》也记载了炮炙学的标准[56]。在科技手段不断创新、经济开放化和全球化的背景下，标准的制定已成为各行各业保证产品质量、提高生产技术和效率的重要工作。中药标准是对中药品质评价和检验方法所做的技术规定，是中药生产、经营、使用、监督、检验必须遵循的法定依据[57]。随着中药制药技术的创新与进步，以及与中药走向国际的发展目标日益接近，国家中药标准化战略实施已是时代所向[58]。

2016 年《国务院关于印发中医药发展战略规划纲要（2016—2030 年）的通知》（国发〔2016〕15 号），提出要"完善中药质量标准体系，加强中药质量管理，重点强化中药炮制、中药鉴定、中药制剂、中药配方颗粒以及道地药材的标准制定与质量管理。加快中药数字化标准及中药材标本建设。加快国内标准向国际标准转化"。2016 年 8 月，《国家中医药管理局关于印发中医药发展"十三五"规划的通知》（国中医药规财发〔2016〕25 号），进一步强调对道地药材、中药材种子种苗等领域的标准制修订，并强化标准的应用。2016 年 10 月，为加快中医药服务贸易发展，商务部启动"中医药服务贸易国际标准体系建设"项目，开展对中药材等相关标准的研制，为中药标准国际化打下基础。2017 年 7 月 1 日正式施行的《中华人民共和国中医药法》在"中药保护与发展"一章明确规定"国家制定中药材种植养殖、采集、贮存和初加工的技术规范、标准"[59]。一系列文件的出台说明，中药标准研究已成为中药现代化发展战略的重要内容之一，在中医药事业发展中具有基础性、法规性的重要地位与作用。

一、中药标准体系的构成与现状

（一）国家标准

中华人民共和国成立以来，随着卫生行政部门及药品监管部门的成立，相关药品法律法规不断建立，药品标准也逐渐制定。《中华人民共和国药品管理法》规定，国务院药品监督管理部门颁布的《中华人民共和国药典》和药品标准为国家药品标准。《中华人民共和国药典》是我国为保证药品质量、确保人民用药安全有效而制定的药品法典，是药品研制、生产、检验、经营、使用等各个环节都必须严格遵守的法定依据。1953 年我国第一部《中华人民共和国药典》的颁布为中药标准化工作提供了支持，也标志着中药标准化研究体系的逐步形成。时至今日，在中药现代化发展战略实施的 20 年以来，国家建立和完善了以《中华人民共和国药典》为核心的中药国家药品标准体系。

2015 年版《中华人民共和国药典》共收载品种 5608 种，其中中药 2158 种，占总数的 38.48%。中药药材和中药饮片 618 个，成方制剂和单味制剂 1493 个[60]。《中华人民共和国药典》突出中药特点，在符合中医药理论的基础上，从安全性、有效性、质量可控性等方面建立和完善了中药标准指导原则与技术规范，涵盖了中药材、中药饮片、中药提取物、中成药四大产品领域。《中华人民共和国药典》根据四大领域的药品属性的不同，从检测方法、检测指标（来源、性状、鉴别、检查、指纹图谱、含量测定）等方面做出了系统详细的规定，整体上提升了质量评价水平。《中华人民共和国药典》对中药的研制到使用各环节均做出了具体规定，是中药标准体系建设的核心。

除《中华人民共和国药典》外，为避免中药"同物异名"等混用情况，推进中药标准化、信息化，有效监督与管理中药市场，国家标准化管理委员会、国家中医药管理局发布《中药编码规则及编码》、《中药方剂编码规则及编码》和《中药在供应链管理中的编码与表示》三项相关国家标准。

随着中药标准化体系的不断推进，国家中医药管理局还在不断制定中药国家标准，截至 2018 年，已有《中药材种子检验规程》、《中药材（植物药）新品种评价技术规范》和《中药材种子（种苗）白术》等国家标准正在审查中。

（二）行业标准

商务部、国家质量监督检验检疫总局等部门根据行业需要，制定了一系列中药行业标准。商务部主要就中药材的包装、仓储、流通、商品规格等做出规定。国家质量监督检验检疫总局主要对中药材的进出口检验、农药残留等方面做出规定。根据全国标准信息公共服务平台查询信息，截至 2018 年，中药相关行业标准共 17 个，如表 6-2 所示。

表 6-2　中药行业标准汇总表

部门	行业标准
商务部	《中药材包装技术规范》
	《中药材商品规格等级通则》
	《中药材仓储管理规范》
	《中药材仓库技术规范》
	《中药材追溯通用标识规范》

续表

部门	行业标准
商务部	《中药材流通追溯体系专用术语规范》
	《中药材产地加工技术规范》
	《中药材商品规格等级（白术、太子参、三七、厚朴、大黄)》
国家质量监督检验检疫总局	《进出口中药材中真菌毒素的测定》
	《进境动物源性中药材指定企业检疫技术规范》
	《出口中药材微生物学检验》
	《出口中药材检疫监督管理规范》
	《中药制剂中苯甲酸、山梨酸和对羟基苯甲酸酯类防腐剂的检验方法 液相色谱法》
	《进出口中药材及其制品中五氯硝基苯残留量检测方法 气相色谱-质谱法》
	《出口植物性中药材中富马酸单甲酯和富马酸二甲酯残留量的测定 液相色谱法》
	《出口植物性中药材中汞含量的测定 直接进样-冷原子吸收光谱法》
	《出口中药材中多种有机氯、拟除虫菊酯类农药残留量的测定》

资料来源：全国标准信息公共服务平台 2018 年数据

（三）地方标准

地方中药标准是指由省区市在本辖区内统一制定执行的中药标准。由于《中华人民共和国药品管理法》规定药品均需符合国家药品标准。因此，各省区市的地方标准大多为中药材种子种苗质量标准、中药材生产技术标准、质量安全标准等。部分省区市对中药包装技术、中药饮片储存与运输等方面制定了地方标准，其中有广东的《中药微粉工艺及包装技术规范》，甘肃的《清洁生产 中药饮片加工和中成药制造》，上海的《中药饮片包装编码与条码表示》、《小包装中药饮片包装剂量规格与色标》，内蒙古的《第三方医药物流企业中药饮片储存与运输管理规范》，安徽的《种植类中药材采集信息要求》，吉林的《中药饮片调剂管理规范》等。根据全国标准信息公共服务平台查询信息统计，截至 2018 年，全国共计 16 个省级行政区拥有中药地方标准，共 147 个。其中广西最多，共 30 个。广东、安徽和内蒙古最少，仅有 1 个。具体分布情况见图 6-1。

（四）中药技术法规

为保证药品质量，我国还在药品生产、流通、使用等环节制定规范，主要有《药品生产质量管理规范》、《药品经营质量管理规范》、《药物非临床研究质量管理规范》和《药物临床试验质量管理规范》。虽然这些并不能认定为单独的中药标准，但在一定程度上也适用于中药，也是我国中药标准的组成部分。

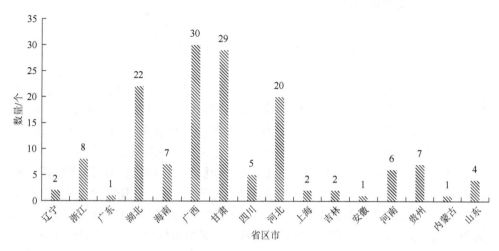

图 6-1　2018 年各省区市中药地方标准数量情况

资料来源：全国标准信息公共服务平台

二、中药标准体系问题剖析

（一）中药标准水平有待统一和提高

虽然《中华人民共和国药典》对多数中药做出了标准规范，但截至 2015 年，《中华人民共和国药典》累计收载的数量少于各类中药标准的 15%[57]，可见中药标准处于低水平标准的基数较大。一方面低水平标准对于中药相关从业人员及企业的约束力不够；另一方面也易导致各地或企业标准不清，药品安全性、有效性难以确保等问题发生。另外，各地方标准存在重复等情况，如湖北与浙江均有对玄参生产技术的地方标准，这可能导致标准之间交叉或矛盾，不利于中药材的质量控制与使用。

（二）中药炮制辅料标准体系有待完善

中药炮制辅料，是指中药炮制生产过程中除原料成分（药材）外，加入对中药饮片具有辅助作用的物料。大多数辅料在中药饮片的生产过程中能与药物发生相互作用，起到增强疗效、降低毒性、改变药性等重要作用[61]。然而在《中华人民共和国药典》中收载的多为药用辅料，没有专门收载中药炮制辅料的技术要求与质量标准，部分地区或企业甚至沿用食品标准作为炮制辅料的标准。中药炮制辅料的标准缺失，界限模糊使中药饮片的质量参差不齐，不仅影响到用药安全，也影响到群众对中药的信任度。

（三）基于中医药理论的中药成分检验及临床验证技术有待发展

在中药成分检验上，《中华人民共和国药典》中部分药物的质量标准仍然停留在传统的经验鉴定水平期。对中药质量的检验仅是对单一成分的定性定量分析，不能充分体现中药整体的内在质量，因此无法满足临床要求。在中药临床验证上，中药的疗效虽然经过数千年的临床验证，但由于中药以中医整体观念为指导，多以复方形式出现，多味药物的协同、拮抗作用十分复杂，中药材及中药制剂的药效成分和质量标准仍然难以通过现有科技进行分析与确认。并且，我国的药品标准多以化学药物的管理为主，中药难以适应，药商可能为达到西药标准而改变应有的中药成分[62]。国内外虽然对中药、天然药物进行了大量的活性成分研究，对于阐明中药的有效成分起到积极作用。然而，大部分中药的真正的功效成分尚不明确，或只是部分清楚。这将限制中药作用机制的阐明和质量标准的研究及制定，因此需要提高中药成分的检验及临床验证技术，以进一步提升中药国家标准水平。

第三节　中药质量监督管理现状及问题剖析

一、中药质量监督管理现状

（一）全过程质量管理情况

传统中药包括中药材（涵盖植物、动物、矿物药）、中药饮片、中成药，这些是中药房里中药的主要形态，中药材经过其他环节加工炮制而形成中药制剂、饮片。优质的药物是治病的物质基础，优质的中药饮片、中成药能够确保中医临床疗效良好。因此，中药的质量应该从药材源头抓起[63]。而中药材具备药品、商品、农副产品等多重属性，流通过程包括种植、采收、炮制、包装、储藏、运输、销售等多个环节，在每个环节都有可能出现质量问题[64]，这也决定了相应质量管理的复杂性。

《中华人民共和国中医药法》第三章针对"中药保护与发展"做了相关规定，其中第二十一条："国家制定中药材种植养殖、采集、贮存和初加工的技术规范、标准，加强对中药材生产流通全过程的质量监督管理，保障中药材质量安全"对中药材生产流通全过程监管总体要求做了规定；第二十四条对中药材质量监测及中药材流通追溯体系建设做了规定；第三十一条对医疗机构配制中药制剂做了规定。

在中药法律监管方面，目前，我国中药监管立法体系以《中华人民共和国药品管理法》（2015 年修正）为核心、并涵盖《中华人民共和国药品管理法实施条例》、《药品生产质量管理规范》、《药品经营质量管理规范》及《中药材生产质量管理规范（试行）》等行政法规和部门规章。《中华人民共和国药品管理法实施条例》规定了对包括中药在内的药品研制、生产、经营、使用实施监督检查。《药品生产质量管理规范》、《药品经营质量管理规范》和《中药材生产质量管理规范（试行）》是药品在生产、经营等领域的实施细则与操作规范。在中药的监管方面，规范性文件起着重要作用，如国家食品药品监督管理局发布的《关于加强中药饮片监督管理的通知》（国食药监安〔2011〕25 号）和国家食品药品监督管理总局发布的《食品药品监管总局关于进一步加强中药饮片生产经营监管的通知》（食药监药化监〔2015〕31 号）、《食品药品监管总局关于进一步加强中药材专业市场质量监管的通知》（食药监电〔2015〕3 号）等一系列文件，对中药饮片、中药材及中成药的生产、经营监管做出明确的规定。总体来看，我国中药法律规范已初具形成体系。

在中药组织管理方面，改革开放以后，国务院设置国家医药管理局负责药品监管。而随着药品分散监管现象的出现，中药监管权归属国家中医药管理局。在 1998 年机构改革中，国务院整合卫生部药政管理局、国家医药管理局及国家中医药管理局相关职能，成立了国家药品监督管理局，直属于国务院，对药品从研发到销售进行全方位监管。2003 年在国家药品监督管理局基础上组建国家食品药品监督管理局，负责对药品（包括中药材、中药饮片、中成药）的研发、生产、流通、使用进行行政监督和技术监督。地方实行省级以下垂直管理。在 2008 年大部制改革背景下，国家食品药品监督管理局由国务院直属机构变为卫生部管理，省级以下药品监管机构由垂直管理变为地方负责。2013 年国家食品药品监督管理局改为国家食品药品监督管理总局，2018 年改为国家药品监督管理局属国家市场监督管理总局，对药品的生产、流通、消费的各个环节进行统一监管。

（二）质量追溯体系建设情况

国际标准化组织将可追溯性定义为"通过登记的识别码对商品的运用情况或行为的历史或所在位置予以跟踪的能力"[65]。追溯体系建设是强化质量安全监管的重要举措。中药材质量可追溯体系概念最早于 2010 年在第三届中医药现代化国际科技大会上提出，目的是实现对中药材生产、使用全过程的监管。中药材质量追溯体系采用现代物联网技术及区块链技术、云计算、大数据等信息技术，处理中药在种植、加工、生产、流通到使用等全过程的关键信息，进而实现中药"来源可知、去向可知、质量可查、责任可究",即"从农田到患者的过程追踪"或"从患者到农田的回溯监管",是保证药品安全、有效、质量可控的一项民生工程[66]。

广义的中药材质量追溯对象是中药材、中药饮片、中成药制剂,中药材质量追溯体系建设涉及三大主体:政府、协会、企业。近年来,指导中药材质量追溯体系建设的相关政策法规相继出台。2012年国家出台《商务部办公厅、财政部办公厅关于开展2012年中药材流通追溯体系建设试点的通知》(商办秩函〔2012〕881号);2015年国务院办公厅出台《国务院办公厅关于加快推进重要产品追溯体系建设的意见》(国办发〔2015〕95号),同年又发布了《国务院办公厅关于转发工业和信息化部等部门中药材保护和发展规划(2015—2020年)的通知》(国办发〔2015〕27号);2016年国家食品药品监督管理总局发布《总局关于推动食品药品生产经营者完善追溯体系的意见》(食药监科〔2016〕122号),同年国务院发布了《国务院关于印发中医药发展战略规划纲要(2016—2030年)的通知》(国发〔2016〕15号)。2019年5月31日《商务部等七部门联合印发关于协同推进肉菜中药材等重要产品信息化追溯体系建设的意见》(商秩字〔2019〕5号),在推进追溯工作机制协同方面,《商务部等七部门联合印发关于协同推进肉菜中药材等重要产品信息化追溯体系建设的意见》明确:"中医药管理部门结合中药标准化工作,推动中药材生产经营企业履行追溯主体责任、建设中药材质量追溯体系。药监部门会同有关部门推动药品生产经营企业建立覆盖生产、流通等全过程的追溯体系。商务部门发挥国家重要产品追溯体系建设牵头作用……推动完成肉菜中药材流通追溯体系建设试点的地区履行运行管理主体职责,建立健全全程追溯协同工作机制和正常投入保障机制。"在推动追溯法规制度建设协同方面,《商务部等七部门联合印发关于协同推进肉菜中药材等重要产品信息化追溯体系建设的意见》明确提出:"农业农村、市场监管、中医药管理、药监等部门分头推进食用农产品、食品、中药材、药品等重要产品各领域的追溯专用标准制修订和应用推广工作。"然而目前,还没有专门针对构建中药材质量溯源体系的法律法规出台。

2009年,成都中医药大学建立了中药材质量追溯体系,实现了中药材从生产、加工到销售的全程可追溯。2010年,中央编制委员会办公室把商务部设为药品流通行业主管部门。2011年,成都在全国率先开展中药质量溯源系统试点,探索运用现代信息技术手段,实现中药材种植及流通、中药饮片生产和使用等各环节的追根溯源。2012年,财政部办公厅、商务部办公厅共同印发《关于2012年支持酒类追溯体系建设等商贸流通服务业项目发展有关问题的通知》(财办建〔2012〕111号),将四川成都、河北保定、安徽亳州、广西玉林四个城市作为中药材流通追溯体系建设试点,建设中药材流通溯源体系。同时,制定了一系列建设规范和提出了一些管理要求,为中药材流通追溯体系建设提供了技术及管理指南,使得可追溯形成倒逼机制。

其中的《国家中药材流通追溯体系建设规范》按照统一标准建设中央、地方两级追溯平台，形成上下贯通、协调运作、功能互补的全国追溯管理工作体系，作为政府部门开展流通追溯管理和公共信息服务的工作基础。《国家中药材流通追溯体系建设规范》中提出的国家中药材流通追溯体系功能架构如图6-2所示。

二、中药质量监督管理问题剖析

（一）全过程质量管理问题

虽然我国在中药监管方面已经取得了一定成绩，然而受中药事业的快速发展及各种市场因素的影响，中药生产、流通和经营秩序、中药材质量、仓储和使用环节仍然存在部分问题。

在中药饮片的生产过程中，现行法律法规在生产条件、质检和缴税等方面规定不完善，仍存在非法加工中药饮片现象，这严重冲击了正规生产企业，造成行业质量标准和管理标准的下降。在经营和流通环节，由于中药饮片包装简单，且大多没有批号，一般都是拆除包装放入药屉后再进行销售和调配，难以确定具体的生产厂家和进货渠道，而从非法渠道购进的中药饮片，价格远低于从正规渠道购进的价格，易导致恶性循环，滋长了无证经营现象。在中药存储与使用方面，由于中药饮片成分对储藏和日常养护有较高的要求，而多数企业对厂房、设施不能定期进行有效的维护、清洁、保养，不能保证中药材和中药饮片的质量。在中药的具体使用中，常有以此种品种代替他种品种的不规范现象出现，给患者的生命安全留下极大的隐患。在院内中药制剂管理方面，医疗机构存在手工包装中药制剂封口不严密的现象；中药制剂说明书不规范、未明确列出成分及用法用量、表述模糊等可能影响患者规范用药；制剂室原辅料种类众多，原辅料价格直接影响到制剂生产成本，因此部分医疗机构使用价格低廉且不符合《医疗机构制剂配制质量管理规范》的原辅料，这给中药制剂的安全留下了隐患[67]；同时医疗机构制剂室硬件设施的配置不足或不恰当运用、监督管理制度不完善、专业技术人员短缺都使人们对院内中药制剂的安全性产生怀疑。在中药材质量方面也存在诸多问题。首先，人工栽培存在弊端。随着中药产业的发展，市场对中药资源的需求大大增加，但受地理环境、栽培技术、生长周期、采收季节等因素的影响，中药材的供应量远低于市场需求。为了适应市场，中药材逐步由野生变为人工种植，许多人为的因素加入到中药材的培育中。另外，中药材人工种植养殖还不够规范，药材栽培技术落后，药材种子、种苗、土壤、农药及药材的采收、加工、储藏等全流程的质量管理措施难以有效实施，导致原料药材的原有品质下降。其次，中药材染色、过度熏蒸问题严重，使用过程中易对消化道和呼吸道造成损害，严重时还会损伤肝脏、肾脏等器官。

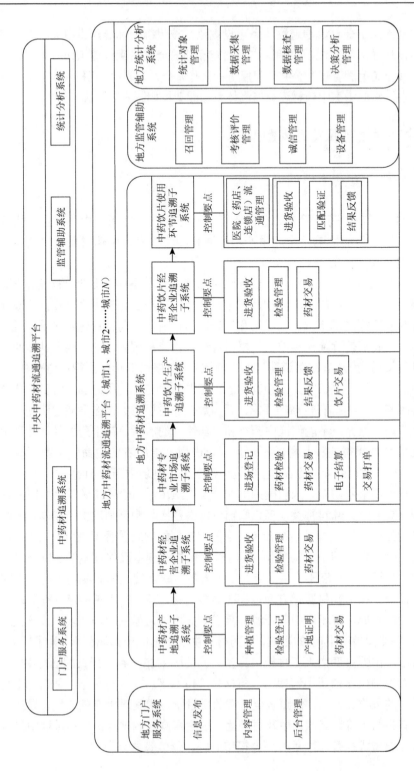

图 6-2　国家中药材流通追溯体系功能架构图

（二）质量追溯体系建设问题

发展中药材质量全程溯源体系，建立中药材"从种苗到消费者"全过程质量控制、监测和反馈机制，使中药材来源可知、去路可追、质量可查、责任可追，对于保障中药质量和中医药安全有效具有重要意义[68]。

1. 法律法规及管理规范有待完善

法律的强制约束是保证中药材来源可知、去向可追、质量可查责任可追的硬性措施。目前，我国涉及中药材质量可追溯体系建设的法律法规尚不健全，配套制度尚不完善，未能将有关强化措施上升至法律层面，因此形成有效的约束机制较为困难，中药材质量可追溯体系的建立和完善受到严重制约。

2. 相应立法监管较为缺乏

为了保证追溯信息的真实性，满足消费者知情权，必须建立相应监管体系。因此，需要为此付出相应的人力、物力、财力以对追溯信息进行严格审查并提供支持，这就在一定程度上增加了中药质量可追溯的难度[69]。

3. 供需方对中药材质量追溯积极性较低

目前政府及行业组织均未对中药材质量追溯体系做出强制性规定，提供追溯信息仍属于自愿行为。而对于消费者来说，仍有相当一部分消费者对中药材质量追溯体系认知度不高或不了解；对于习惯于传统方式（查看文字说明书、电话查询等）的消费者而言，用特定设备及登录网站等方式获取质量追溯信息具有挑战性；国内相关追溯技术不完善等因素也导致了中药材质量可追溯困难较大[64]。

第四节　中药提供与使用现状及问题剖析

一、中药提供与使用现状

（一）中药基本药物现状

1975 年，世界卫生组织首次提出"基本药物"这一概念，"基本药物"是指满足人群卫生保健优先需要的药品，随后发布了《世界卫生组织基本药物示范目录》，旨在在有限的资源配置下获得最大的全民健保效益[70]。

我国积极响应世界卫生组织的号召，于 1981 年编制完成，1982 年正式发布了第一版《国家基本药物目录》，但并未将中药纳入其中。中医药是我国医药体系中不可取代的独特部分，其功效与治病救人的能力也越发获得国内乃至国际认可。因此，自 1996 年第二版《国家基本药物目录》制定起，我国基本药物遴选一直秉持中西药并重的原则。然而从历年《国家基本药物目录》中中药药品录入情况来看，中成药占所有药物品种比例的波动区间较大，1996 年版最高，占比为 70.85%。除 1982 年外，2009 年版最低，占比为 33.22%，且 2009 年及以后的版本中成药占比均小于 50%。2018 年最新版中中药基本药物为 268 种，较 2015 年新增加 63 种，然而西药新增加 149 种，这使得中药基本药物占比有所下降，具体见图 6-3。

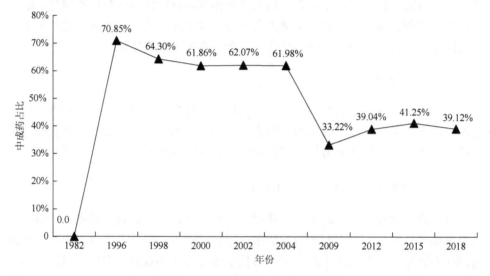

图 6-3　1982～2018 年基本药物目录收载药品中中成药占比

资料来源：《国家基本药物目录》（1982～2018 年）

无论是中药还是西药，在遴选程序与方法上，我国主要通过抽取、组织专家对基本药物咨询与评审两种方式，主要依据循证医学与药物经济学来对纳入范围的药品进行技术性评价[71]，其实质仍是专家个人经验遴选。对于基本药物资源的实际可及性，我国还未有相应成熟的评估评价体系。

（二）政府办中医综合医院患者药物经济负担情况

根据《全国中医药统计摘编》最新数据，2017 年我国政府办中医综合医院门诊患者人次均药费为 127.31 元，住院患者人次均药费为 2330.20 元。从历年数据来看，2012 年之后我国政府办中医综合医院门诊患者人均药费占比呈下降趋势，而住院患者人均药占比自 2010 年后也同样呈现下降趋势，具体信息可见表 6-3。

表 6-3　2009～2017 年全国政府办中医综合医院门诊、住院患者药费负担及其占比

年份	门诊人次均药费/元	门诊药费占比	住院人次均药费/元	住院药费占比
2009	73.26	59.11%	2046.95	46.34%
2010	82.64	60.09%	2261.44	46.36%
2011	93.44	61.10%	2372.38	45.57%
2012	101.82	61.30%	2458.12	44.84%
2013	110.47	60.66%	2518.67	42.57%
2014	116.66	59.64%	2543.97	40.80%
2015	121.44	58.84%	2549.90	38.58%
2016	125.01	57.61%	2494.88	36.09%
2017	127.31	55.77%	2330.20	32.86%

资料来源：《全国中医药统计摘编》（2009～2017 年）

注：门诊药费占比 = 门诊人次均药费/平均每诊疗人次医疗费；住院药费占比 = 住院人次均药费/住院患者人均住院费用

结合图 6-4 与图 6-5 可以看出，无论是门诊药费还是住院药费，历年政府办中医综合医院的药费负担比例均大于综合医院占比。从门诊药费占比情况来看，政府办中医综合医院药费占比呈现平稳下降的趋势；政府办综合医院门诊药费占比从 2009～2016 年呈下降趋势，2017 年略有上升。从住院药费占比的情况来看，政府办中医综合医院与政府办综合医院住院药费占比自 2009 年来均呈下降趋势。

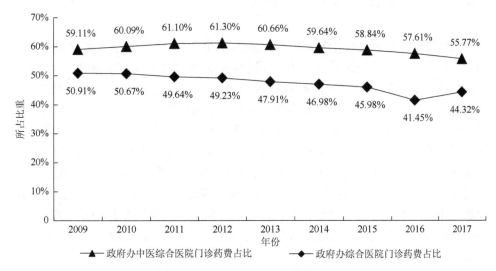

图 6-4　2009～2017 年全国政府办中医综合医院与政府办综合医院门诊中药费负担占比

资料来源：《全国中医药统计摘编》（2009～2017 年）

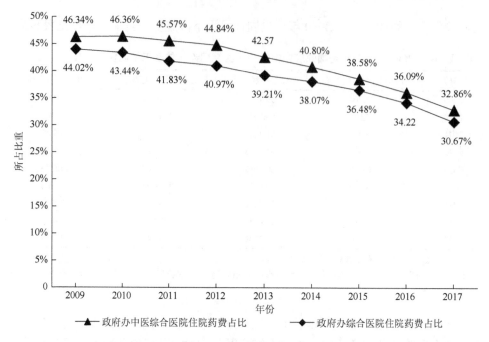

图 6-5　2009～2017 年全国政府办中医综合医院与政府办综合医院住院药费占比

资料来源：《全国中医药统计摘编》（2009～2017 年）

（三）国家医保药品目录中中药情况

根据我国《国家基本医疗保险、工伤保险和生育保险药品目录（2017 年版）》，纳入基本医疗保险的药品共有 2535 个品种，中成药 1238 个（占 48.84%）。与 2009 年版相比，中成药新增 249 个品种，剔除了 11 个中成药品种。在支付范围上，大部分中药放宽了支付范围和限制条件，53 个乙类品种调整为甲类，91 个品种取消了参保人员住院使用时必须由基本医疗保险统筹基金按规定支付、门诊使用时由职工基本医疗的限制条件，8 个品种取消了限制儿童使用的条件。在支付和使用的限制上，限制的中成药品种为 115 个，相较 2009 年版增加了 43 个。但因安全性问题，《国家基本医疗保险、工伤保险和生育保险药品目录（2017 年版）》对绝大部分中药注射剂进行了限制使用，以规范用药、控制药品支出费用。在《国家基本医疗保险、工伤保险和生育保险药品目录（2017 年版）》的指导下，各省区市均制定了相应的医保支付政策。

（四）中医类医院中医处方使用情况

我国中医类医院包括中医医院、中西医结合医院、民族医医院，而医疗机构开具的中医处方包括中成药（包含院内中药制剂）、中药饮片处方（包含配方颗粒）。根据《全国中医药统计摘编》数据显示，我国 2017 年中医类医院开具的中医处方数为 270 155 200 张，占所有开具处方的 49.67%。在三类医院中，中西医结合医院开具的中医处方占全部处方的比例最小（38.78%），中医医院中医处方占比最高（51.06%），具体可见表 6-4。

表 6-4　2017 年全国中医类医院处方使用情况

医院类别	中医处方数/张	总处方数/张	中医处方数比例
中医类医院	270 155 200	543 955 372	49.67%
中医医院	241 347 800	472 638 393	51.06%
中西医结合医院	23 655 368	60 996 651	38.78%
民族医医院	5 152 032	10 320 328	49.92%

资料来源：《全国中医药统计摘编》（2017 年）

通过比较 2012～2017 年中医类医院中医处方比例与其他处方比例的趋势，可以看出中医类医院中医处方呈现逐年缓慢上升的趋势，其他处方比例呈逐年下降趋势，具体可见图 6-6。从 2017 年最新数据来看，中医类医院中医处方占比为49.66%，接近所有处方一半。

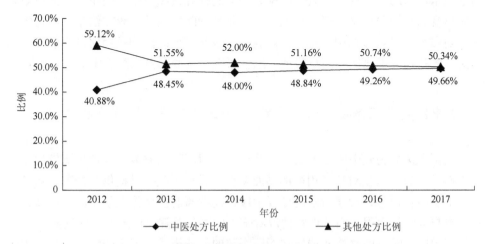

图 6-6　2012～2017 年中医类医院中医处方与其他处方比例

资料来源：《全国中医药统计摘编》（2012～2017 年）

二、中药提供和使用问题剖析

（一）中药基本药物遴选方法与收载比例不合理，可获得性难以保证

我国药品遴选原则上通过组织专家根据循证医学、药物经济学进行评价，但并未公布遴选所依据的客观指标或标准，遴选主要依靠专家经验，缺乏权威有力的科学证据，导致一些纳入基本药物目录的药品在医疗机构中适用性较差[72]。在历年基本药物目录中，中成药与西药品种的结构比例变化较大，"中西药并重"的遴选原则缺乏明确的衡量与操作标准，且并未合理体现在遴选结果中。基本药物政策的目标之一是居民能够平等获得有质量、有保障的基本药物。我国为人口大国，人均中药资源不足，尤其一些不发达的农村地区受经济、技术等因素限制，中药基本药物配置不足，难以及时满足患者的用药需求。同时，我国基本药物政策缺乏追踪评估机制，难以了解基本药物实际配置与可及性情况，这也使得基本药物的遴选缺乏实际配备与用药需求信息支撑。

（二）政府办中医综合医院患者药物经济负担相对较重

政府办中医综合医院门诊、住院患者的药物经济负担均高于政府办综合医院，这与中西医诊断治疗的思维、手段的差异相关。西医的临床实践多是基于先进的科学技术，借助科学仪器对人体结构、功能进行观察和诊断，而中医疾病诊断强调整体观念与辨证观念，在治疗上主要依靠药物配伍及针灸等技法来调养机体，恢复阴阳平衡[73]。故在中医综合医院就诊，包含中药的药物费用比例可能高于综合医院的药物费用比例。而一般地，综合医院检查费用占比高于中医综合医院。

（三）中医类医院存在"西化现象"，中医处方使用比例不高

我国中医类医院中医处方数小于其他处方即西医处方数，其使用比例常年低于50%。处方是医生对患者用药的书面文件，反映了医疗机构供药情况。药品是发挥卫生服务预防、治疗作用的重要手段，而中药的使用体现了中医药诊断、治疗思维与理论的运用。而从现实情况看来，中医类医院呈逐渐西化的现象[74]。目前许多中医类医院的建造普遍模仿西医医院的服务模式，真正传统的、具有中医特色的中医类医院很少，许多中医类医院仍然依靠西医仪器检测、化验检查来进

行疾病诊断，存在中医向西医思维转化的现象。文献显示，我国中医类医院普遍存在中医治疗率低、中草药使用率低的现象和中医医院西化倾向严重等问题[75]。

（四）医保药品目录中成药的调整应更谨慎

《国家基本医疗保险、工伤保险和生育保险药品目录（2017 年版）》大幅增加了中成药品种，与我国近年来对中药企业的扶持政策导向相一致，这也极大促进了我国国内的制药企业的发展。然而，基本医疗保险药品目录是参保人用药的基本政策标准，应当在保障临床用药安全的前提下，减轻患者疾病负担、满足人民群众用药需求，若缺乏中成药临床疗效与安全性的科学、严谨评价，盲目提高基本医疗保险药品目录中中成药比例可能会导致临床用药安全与制药企业的无序发展[76]。

第七章 中医药支撑体系现状及问题剖析

第一节 中医药体制机制现状及问题剖析

一、中医药管理体制现状及问题剖析

（一）中医药管理体制现状

我国中医药事业实行分部门、分级别监管，主要涉及国家发展和改革委员会、农业农村部、卫生健康委员会、国家中医药管理局等多部委。国家设立中医药管理局统管中医药事务，省、地两级设立中医药管理部门，各县在卫生部门内设置中医药管理机构，各级相关部门也对中医药工作予以配合，使中医药事业的政策法规能够有效落实。多部门协作管理体系为中医药事业发展提供了可靠的组织保障。

2014 年，国家卫生和计划生育委员会、国家中医药管理局发布《关于在卫生计生工作中进一步加强中医药工作的意见》（国卫办发〔2014〕18 号）后，各省区市在中医药管理机构建设方面做出了巨大努力。各省区市均结合实际情况印发实施意见，提出落实措施，中医药管理体系建设取得良好进展。据统计，2018 年吉林、海南、河北、湖南、四川、广东六个省独立设置副厅级别的省中医药管理局，其他省区市均为省（区市）卫生和计划生育委员会内设中医药管理局（处）。河北、内蒙古、吉林和甘肃四个省区地级行政区 100%独立设置的中医处（科），青海地级行政区独立设置的中医处（科）占比最小，仅为 11%。各省区市省、地级行政区中医处（科）占比情况见图 7-1。从得到的部分省级行政区汇报材料中发现，吉林县级行政区 100%独立设置中医科，安徽独立设立中医科的县级行政区占 51%，甘肃少于 50%的县级行政区独立设立中医处（科），宁夏、陕西县级行政区独立设立中医科分别为 9%和 6%。

（二）中医药管理体制问题剖析

1. 中医药管理体制有待进一步完善

目前国家虽然设立了国家中医药管理局，但省级及其以下管理机构有待进一步健全，主要体现在省、地两级中医药管理机构建立情况较好，而各地中医药管理

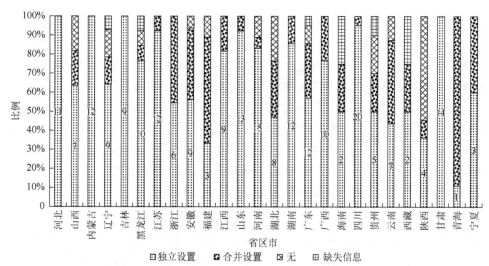

图 7-1 26 个省区市省、地级行政区域中医处（科）设置情况

资料来源：中华人民共和国各省地级行政区域中医药管理局官网

图中数字为地级行政设置中医管理处个数

体系和体制仍不健全，基层支持中医药发展的机构普遍建设不到位。县级行政区受编制限制等原因，中医药机构和人员编制落地困难，造成部分县中医药专职管理人员不够，多由兼职人员负责中医药工作的情况，这将导致各省区市的省级、市级、县级三级管理体系难以健全，影响国家中医药政策措施在基层的及时贯彻执行。

2. 中医药事业发展存在多头管理现象

中医药事业多头管理的现象比较突出。国家发展和改革委员会、农业农村部等部门负责中药生产行业的管理，国家药品监督管理总局负责中药生产、流通、使用过程中的行政监督和技术监督，国家中医药管理局负责中医药的医疗机构、科研机构和人才培养等。管理主体分散易导致中医药管理职责的分散或交叉，降低管理效率，也易导致中医药发展的整体性难以保障。另外，各省区市中医药工作联席会议制度的建立情况并不理想。中医药事业的发展是一个系统性工程，涉及多个部门的协调合作、共同发展，因此中医药的发展仍需要政府统筹规划。

二、中医药筹资与补偿机制现状及问题剖析

（一）中医药筹资与补偿机制现状

1. 政府投资

随着国家对中医药的重视，国家及地方政府为中医药发展提供了充足的资金

保障。《国务院关于印发中医药发展战略规划纲要（2016—2030 年）的通知》（国发〔2016〕15 号）提出要落实政府对中医药事业的投入政策。《中华人民共和国中医药法》第四十七条明确规定"县级以上人民政府应当为中医药事业发展提供政策支持和条件保障，将中医药事业发展经费纳入本级财政预算"。

2013～2017 年，全国中医机构财政拨款及医疗卫生中医机构财政拨款不断增加，2013 年医疗卫生计生机构财政拨款达 3902.90 亿元，中医机构财政拨款达 227.36 亿元，占比 5.83%。2017 年中医机构财政拨款及医疗卫生中医机构财政拨款分别达到 460.42 亿元和 401.75 亿元，实际占医疗卫生计生机构财政拨款及医疗卫生计生部门财政拨款的比重为 6.46% 和 6.25%。具体见表 7-1。

表 7-1　全国中医机构财政拨款情况

年份	中医机构财政拨款/亿元	医疗卫生计生机构财政拨款/亿元	占比	医疗卫生中医机构财政拨款/亿元	医疗卫生计生部门财政拨款/亿元	占比
2013	227.36	3902.90	5.83%	192.08	3468.12	5.54%
2014	279.68	5151.49	5.43%	237.69	4646.39	5.12%
2015	358.20	6089.61	5.88%	302.87	5470.51	5.54%
2016	415.80	6640.75	6.26%	360.84	5967.71	6.05%
2017	460.42	7132.00	6.46%	401.75	6429.20	6.25%

资料来源：《全国中医药统计摘编》（2013～2017 年）

2. 医保补偿

《国务院关于印发"十二五"期间深化医药卫生体制改革规划暨实施方案的通知》（国发〔2012〕11 号）指出"医保支付政策进一步向基层倾斜，鼓励使用中医药服务""充分发挥中医药在疾病预防控制和医疗服务中的作用"，充分挖掘并推广"简便验廉"的中医防治慢病的技术与方法，有效减轻群众门诊医疗费用负担，提高基金保障能力。《国务院关于印发中医药发展战略规划纲要（2016—2030）年的通知》（国发〔2016〕15 号）中提出"改革中医药价格形成机制，合理确定中医医疗服务收费项目和价格，降低中成药虚高药价，破除以药补医机制""在国家基本药物目录中进一步增加中成药品种数量，不断提高国家基本药物中成药质量"。《国务院关于印发"十三五"深化医药卫生体制改革规划的通知》（国发〔2016〕78 号）提出"要继续落实对中医药服务的支持政策，逐步扩大纳入医保支付的医疗机构中药制剂和针灸、治疗性推拿等中医非药物诊疗技术范围，探索符合中医药服务特点的支付方式，鼓励提供和使用适宜的中医药服务"。根据《国家基本医疗保险、工伤保险和生育保险药品目录（2017 年版）》来看，与 2009 版相比，中成药共增加 249 种，西药数量是中成药的 1.05 倍，增幅超过西药的 2 倍，民族药品从原先45种增至88种，增幅达95.56%，体现了国家在"中西医并重"的基础上，对中医药和民族医药的扶持力度[77]。

在国家政策引导下，各省区市根据实际情况落实中医药医保补偿政策。各省区市通过扩大中医服务及中药制剂进入医保的范围、中西医同病同价付费、提高中医药报销比例等政策，从支付方式、医保补偿范围及比例等方面不断完善中医药医保补偿体系。江苏、江西通过"同区域、同级别（医院）、同病种、同费用"保证中医药服务与西医药服务医保补偿的同等比例。吉林、福建、河北、四川等不同程度地提高了中医药服务的补偿比例，还通过降低中医药服务医保报销起付线等政策鼓励支持提供中医药服务。新疆、辽宁、河北等积极探索符合中医特色的结算标准，改革中医支付方式。具体情况见表7-2。

表7-2　各省区市中医药医保补偿政策

省区市	医保支付政策
甘肃	500个分级诊疗病种（省级50个、市级150个、县级250个、乡级50个）实行中西医治疗同病同价和按病种付费
黑龙江	由于市、县财政财力不同，医保支付标准也有一定区别，正在协商争取优惠政策
吉林	医保支付政策中纳入支持提供中医药服务的政策；参合农民患者在县及县以下新农合定点医疗机构就诊使用中医药及中医适宜技术的，在新农合报销补偿比例的基础上，提高5个百分点；在基本药物制度建设中，坚持中西药并重原则，将符合要求的中药饮片、中成药和定点医疗机构院内制剂纳入新农合药品目录
辽宁	各地将符合规定的中医医疗机构纳入基本医疗保险定点范围，实行协议管理，合理制定适合中医特色的结算标准，在实行按病种结算时向中医诊疗项目给予适当倾斜
宁夏	各级中医医疗机构均纳为医疗保险定点机构，中医诊疗服务项目纳入了基本医疗保险报销目录，986种中成药纳入了基本医疗保险药品目录，但中药饮片不取消药品加成、不进行集中招标采购、不计入医疗机构药占比
青海	在基本医疗保险制度中鼓励使用中藏蒙医药服务，对公立中藏蒙医医院实行差别化政策；逐步扩大纳入医保支付的中藏医医院中藏药制剂、中藏蒙医非药物诊疗技术范围
陕西	各地将符合规定的中医医疗机构纳入基本医疗保险定点范围；符合条件的中医诊疗项目、中药饮片、中成药和医疗机构中药制剂均纳入基本医疗保险基金支付范围，政策范围内的中医药服务报销比例提高10%
安徽	将符合条件的医疗机构中药制剂及针灸、治疗性推拿等中医非药物疗法技术纳入基本医保；在全国率先推行中医药医保支付方式改革试点，中医适宜技术门诊病种、中医住院优势病种实行按病种付费
福建	泉州市等部分地区采取了各级中医医院按照低一级医院起付线和报销标准报销的优惠政策；泉州市丰泽区、龙海市等部分地区积极探索中医优势病种收费方式改革，收费标准与原来相比有了较大提升，比较接近同病种西医治疗的收费标准
江苏	将符合条件的中医诊疗项目、中药品种和医疗机构中药制剂纳入基本医疗保险报销范围，逐步扩大纳入医保的中药制剂、针灸等中医非药物诊疗技术范围；通过区分中医院类型、级别、服务特色及承担的基本医疗服务量等，合理确定医保付费总额控制指标；充分考虑中医药和中医医院特点和实际情况，确定单病种付费标准时，探索按区域内中、西医务病种综合平均成本测算，实现"同区域、同级别（医院）、同病种、同费用"

续表

省区市	医保支付政策
广东	全省基本医疗保险基金支付政策向基层中医医疗机构倾斜;将"治未病"、医疗机构中药制剂、针灸等中医药非药物诊疗技术、具有中医特色的诊疗项目按规定纳入基本医疗保险支付范围;将符合条件的中医医疗机构纳入基本医疗保险定点范围;在医保目录的确定上对中医药产品优先考虑
河北	部分市已经出台了以"提高报销比例、降低报销起付线"为核心的医保倾斜政策;石家庄等5个试点城市、河北省中医院等6家试点医院启动中医优势病种收付费方式改革,遴选中医优势病种纳入按病种付费范围;对于具有中医优势的慢性病病种、家庭医生签约中医费用,实行按人头付费的方式;对需长期住院治疗且日均费用较稳定的中医康复治疗项目,采取按床日付费的方式
江西	将针灸和治疗性推拿等中医非药物诊疗技术纳入新农合报销范围,提高中医药报销比例;中药饮片不取消加成,收入不纳入医院药占比计算,不纳入药品集中招标采购;探索按病种付费模式,实现中西医收费"同区域、同级别(医院)、同病种、同费用"等相关鼓励措施
内蒙古	2010年明确将216种民族药纳入基本医保支付范围,将国家批准生产的蒙成药全部纳入医保药品目录,将蒙成药全部纳入基本医保支付范围;对自治区药品食品监管部门批准的治疗性蒙医院内制剂,经各统筹地区人力资源和社会保障部门批准后纳入医保支付范围;将符合临床必需、安全有效、价格合理等条件的370余项蒙医治疗项目纳入了基本医保支付范围,其中纳入报销的蒙医诊疗项目绝大部分均执行甲类报销政策;结合蒙医服务特色,逐步将针灸、药浴、整骨术、点穴疗法、康复综合评定等项目列入基本医保支付范围;将符合条件的蒙医中医医疗机构和开展蒙医中医服务的基层医疗机构纳入医保协议管理范围
上海	中医药医疗服务全部纳入医保支付范围,并与其他医疗服务实行同比例支付
四川	将符合条件的中医医疗机构纳入城镇职工基本医疗保险、城乡居民基本医疗保险定点医疗机构范围,将除单味滋补药物外的全部中药饮片、符合条件的中成药、中医非药物疗法技术等纳入报销目录,各地提高中医药报销比例5%~10%
西藏	藏医医疗服务的收费标准和项目均已纳入城镇居民医疗保险和农牧区合作医保报销范围
新疆	18项维吾尔医特色诊疗技术、29个民族药品种纳入国家和自治区医保目录。哈密市制定《哈密市基本医疗保险住院参保人员按病种付费工作实施方案(试行)》,将符合单病种付费的白癜风等七种维吾尔医优势病种纳入试点实施范围,推进民族医药优势病种支付方式改革
浙江	各级医保将符合条件的中医诊疗项目和中药饮片、中成药和医疗机构中药制剂按规定纳入基本医疗保险支付范围;一些地方的医保支付向中医药倾斜,如湖州市医保规定,参保人员在二级及以下定点医疗机构门诊使用中药饮片、院内中药制剂、针灸推拿等传统中医药服务项目的,基金支付在原有报销比例的基础上上调20%
山西	全省已有282所符合条件的中医医疗机构纳入基本医疗保险定点医疗机构范围;351种医疗机构的中药制剂,符合条件的中医诊疗项目、中药饮片、中成药全部纳入医保支付范围;在山西省中医院等五所医疗机构还开展了将中药饮片和医疗机构中药制剂抗肿瘤治疗费用纳入省直门诊大额疾病支付范围的试点工作

资料来源:2018年全国人大教科文卫委员会等相关部门《中华人民共和国中医药法》实施情况综合调研

(二)中医药筹资与补偿机制问题剖析

在中医药筹资体系方面,从国家层面考虑,《中华人民共和国中医药法》虽明确将中医药事业发展经费纳入本级财政预算,但未明确提出筹资比例,可能出现地方执行与规划不符的现象。各业发展经费预算在卫生经费预算中的占比较小,各省区市中医药事业预算占比差异较大,难以为中医药的可持续发展提供稳定的资金保障。

医保体系也存在同样的问题，即国家未明确中医药医保补偿比例范围，导致各省区市医保补偿政策差异较大。另外，中西医服务体系之间存在一定差异，然而各省区市的中医药医保政策多参照西医结算方式，"以西律中"的方式将会影响中医药服务提供者的积极性，影响中医药服务的可持续性的稳定供给。虽然各地在积极探索适合中医药服务特点的支付方式，但成效仍有待检验，经验成果也有待推广。

第二节　中医药教育体系现状及问题剖析

一、中医药教育体系现状

现代中医药教育始于 20 世纪初，中华人民共和国成立后中医药教育受到了中国共产党和政府高度重视。在改革开放的推动下，中医药教育办学规模、条件、内涵建设获得长足发展，中医药教育体系得到完善和发展。2009 年国务院发布《国务院关于扶持和促进中医药事业发展的若干意见》（国发〔2009〕22 号），提出要改革中医药院校教育，完善中医药师承和继续教育制度，加快中医药基层人才和技术骨干的培养，完善中医药人才考核评价制度。这为高等中医药教育的进一步发展指明了方向。

（一）院校教育

中医药院校教育机构涵盖中医药大学、学院、专科学校、中医药卫生学校及综合性大学等。以 1956 年北京中医学院成立为重要标志，现代中医药高等教育出现，中医药教育正式步入了国家高等教育轨道。近年来，参与中医药高等教育的办学主体增加，截至 2013 年，除 24 所独立建制的高等中医药院校外，华中科技大学、厦门大学等 12 所高校也开设了中医药类专业。2016 年是中医药高等教育启动的 60 周年，截至 2016 年，全国有高等中医药院校 42 所，其中独立设置的本科中医药高等院校 25 所，设置中医药专业的高等院校 238 所。

培养高素质、创新型的高等中医药人才是新时期中医药教育的目标。1978 年中医药院校开始建立研究生招生制度，截至 1984 年，国务院学位委员会批准中医学科博士授予权共 11 个学科，设 15 个学科专业点，硕士学位授予权共 20 个学科，设 120 个学科专业点，已招收研究生 1223 人，取得硕士学位 340 人。1997 年国家教育委员会、国家中医药管理局联合召开全国中医药教育工作座谈会，提出了加快中医药教育改革和发展的总体思路和基本方针。此后，我国中医药高等教育呈跨越式发展。高等中医药院校的本科与研究生招生规模逐年增加。1999 年全国中医药院校博士生招生数为 196 人、硕士生为 628 人、本科生为 8864 人，截至 2016 年，全国中医药类专业硕士授予权单位有 46 个，博士授予权单位有 17 个，中医药类专业在校生数已达到 70 余万人。经过多年发展，我国已形成了包括博士研究生（含博士后）、硕士研究生、本科、大专、中专五个层次在内的中医药教育体系。

　　总体来看，2013 年以来我国高等中医药院校数及开设中医药专业的高等院校机构数不断增加，2017 年较 2013 年增长率达 21.92%。高等中医药院校数量较为稳定，设置中医药专业的高等西医药院校和高等非医药院校数增长较快，2017 年较 2013 年增长率分别为 18.28% 和 34.43%。具体情况见表 7-3。

表 7-3　全国高等中医药院校数及开设中医药专业的高等院校机构数

年份	高等中医药院校/个	设置中医药专业的高等西医药院校/个	设置中医药专业的高等非医药院校/个	总计/个
2013	45	93	122	260
2014	42	99	128	269
2015	42	102	136	280
2016	42	107	145	294
2017	43	110	164	317

　　资料来源：《全国中医药统计摘编》（2013～2017 年）

　　从院校教育的毕业学生数来看，2013～2017 年全国高等中医药及设置中医药专业的高等西医药院校和高等非医药院校毕业学生数有大幅提升。从毕业生结构来看，博士生和硕士生毕业生人数呈波动上升的趋势。普通本（专）科生与成人本（专）科生毕业生人数增幅较大，2017 年较 2013 年增长率分别为 17.82% 和 101.71%，且在 2016 年之后有明显增长。网络本（专）科生毕业生人数 2013～2014 年上升，但自 2015 年开始逐渐下降。总体来看中医药专业毕业生结构呈不断优化调整的趋势。具体情况见表 7-4。

表 7-4　全国高等中医药及其他院校中医药专业研究生、本科、专科毕业生数

年份	博士生/人	硕士生/人	普通本（专）科生/人	成人本（专）科生/人	网络本（专）科生/人	总计/人
2013	1 247	11 412	103 393	39 596	3 920	159 568
2014	1 341	12 057	105 517	46 930	5 334	171 179
2015	1 284	12 721	107 492	49 966	4 437	175 900
2016	1 341	13 674	111 202	71 063	4 245	201 525
2017	1 386	12 934	121 817	79 871	4 174	220 182

　　资料来源：《全国中医药统计摘编》（2013～2017 年）

（二）师承教育

中华人民共和国成立后，师承教育主要分为两个阶段。第一阶段为 20 世纪 50 年代～20 世纪 80 年代，这一阶段传承传统中医师徒制，以家传师授为主要形式，跟师临证、口授心传、注重临床实践，以培养初级中医药人才为目的是其主要特点。第二阶段为 20 世纪 80 年代后至今。20 世纪 80 年代后，由于院校教育的兴起，师承教育发展受阻，中医药学生和人才更倾向于院校教育以获得正规学位和医师资格证。1990 年开始，为了传承名老中医的临床经验，保留中医学术知识，培养一批能够治愈疑难杂症的中青年中医精英，我国开始恢复中医师承教育。该阶段以公办为主，以政府举办高级师承继续教育、在高等院校中开展师承教育和中医医疗机构开展师承教育为主要形式。

2018 年 2 月，国家中医药管理局发布并实施《关于深化中医药师承教育的指导意见》（国中医药人教发〔2018〕5 号），提出要发展与院校教育相结合的师承教育、加强与毕业后教育相结合的师承教育、推进与继续教育相结合的师承教育、支持以师承方式学习中医中药的师承教育、加强师承教育指导老师队伍建设、加强师承教育考核管理、加强师承教育制度建设等一系列措施，完善了师承教育体系，有利于为国家培养合格多样的中医药人才。

二、中医药教育体系问题剖析

（一）中医教育体系向西医倾斜严重

在中医院校教育方面，我国院校总体是沿袭西医的教学模式。理论学习上，中医专业设置了大量的西医课程，甚至超过专业课程总数的一半，而缺乏对中医的学习[78]。临床实践上，对四诊等中医经典临床诊治技术不够重视，更偏向于诊断仪器等西医的诊疗手段[79]。"中医不中"的教育体系偏离了中医教育的目的，不利于院校培养高质量的中医人才。

（二）中医师承教育培养模式存在的问题

1. 授业范围较为单一

中医师承教育模式易受门户学派影响，即使能够学有所长，学生也可能偏信偏听导致学术思想受限，传播交流受阻，也易导致思维方式、知识结构、认知能力乃至医学经验及医疗技能等方面受到限制，不利于中医药人才的交流合作与中医药的创新研究。

2. 师承教育的监管相对缺乏

传统的师承教育中老师会依据自己的择徒标准，严格选拔，综合判断学生的品性、能力等条件后决定是否确立师徒关系。如今的部分师承活动，老师对徒弟的了解多是通过学历、职称等外在条件，通过第三方确定师徒关系。合同形式的师承关系可能导致师生之间契合度不够，实质性教学内容较少，徒弟对老师的临床经验和思想的学习不够深入。甚至部分师承人员为提高其知名度而"功利主义拜师"。此外，老师的教学形式与内容是师承教育的重要部分。然而，国家缺乏明确的有关中医药师承教育学习内容与形式的规定，可能使得中医药师承教育的统一教育效果难以得到保证[80]。因此，建议政府加强对师承教育的全过程考核，以保证师承教育的质量。

第三节　中医药法律体系现状及问题剖析

一、中医药法律体系现状

中华人民共和国成立以来，国家制定并颁布一系列促进和发展中医药的方针政策及法律法规，使中医药得以传承和进一步发展[81]。近年来，全国各级中医药行政管理部门和企事业单位，普遍开展了以提高法律知识水平、依法行政、依法管理为中心的宣传教育活动，进一步增强了广大干部、职工的法律观念和法律意识，提高了全行业依法管理中医药事务的水平和能力。

20世纪上半叶，中医的发展得不到法律的保障，缺乏相关的规范标准。经过50多年的发展，中国中医药法律体系逐步完善。1982年国家将发展传统医药纳入《中华人民共和国宪法》，充分奠定了中医发展的重要地位。1993年，国家制定《中药品种保护条例》以保护与挖掘中药资源。2003年10月1日实施《中华人民共和国中医药条例》，为进一步发展中医药事业提供了法律保障。2017年《中华人民共和国中医药法》开始施行，标志着我国中医药法制建设进入了新阶段。《中华人民共和国中医药法》对中医药服务、中药保护与发展、中医药人才培养、中医药科学研究、中医药传承与文化传播、保障措施及法律责任做出了详细规定。《中华人民共和国中医药法》的制定遵循了中医药发展规律，建立了符合中医药特点的管理制度以保持和发挥中医药特色及优势。中医药相关部门及各省区市也不断出台与中医药相关的配套法规及地方性规章，中医行业组织、标准化委员会等组织根据法律法规和行业特色，出台各项中医药管理标准，保障中医药行业的有序、合理、良性发展。经过多年完善，我国中医药法律法规基本覆盖中医药行业的各个方面，逐步形成一个普及面广、专业化强的法律网。

目前我国中医药法律规范呈现如下特点：以《中华人民共和国中医药法》为主要法律依据；法律以外的规范性文件占较大比重，中医药法律体系仍有待完善。中医药规范性文件可分为两类：一类是专门的法律规范，另一类是一般性医药类法律规范。前者主要有《中药品种保护条例》等，在民事、行政、教育、生产等方面针对中医药的相关问题进行法律规制；后者包括《中华人民共和国药品管理法》《中华人民共和国执业医师法》等。这些法律法规虽是医药管理的一般法，但也适用于中医药的规范管理。在现阶段，构成国家管理中医药的主要法律依据多交叉分散于一般性医药类法律规范中，不能适应中医药自身特色和客观规律，事实上也反映了我国在中医药管理上未充分考虑其特殊性。

二、中医药法律体系问题剖析

虽然《中华人民共和国中医药法》的实施为中医药的发展奠定了坚实的法律基础，但是《中华人民共和国中医药法》的配套法律法规尚有欠缺，在知识产权保护、民族医药立法等方面仍有待完善。

（一）中医药知识产权保护法律体系有待完善

中医药知识产权法律体系不健全使部分知识产权保护不力，如中药复方制剂，《中华人民共和国专利法》目前只在中药配方和配方的剂量等方面做了相应规定，而对配方的用途、配方的加减则未实施有效保护，在中药复方的知识产权保护上尚有空间。中药专利审批时间长、批准难、单项范围小，因此中药企业大多选择行政保护而非专利保护[82]。由于全方位的知识产权保护体系尚未建立，以行政手段为主的保护力度有待提高，长此以往会严重挫伤中医药工作者创新研发的积极性。因此，要建立专门针对中医特色的知识产权保护体系。

（二）中药资源保护法律框架有待健全

随着社会经济的发展和中药资源领域问题的不断凸显，我国也出台多项与中药资源保护和开发利用相关的法律法规、规章、政策性文件等，目前已经初步形成中药资源保护的法律体系。但是，我国并未制定一部直接规范中药资源保护的法律，《中药品种保护条例》主要涉及对中药品种种类、质量的保护，与资源保护相关的仅一部行政法规位阶的《野生药材资源保护管理条例》，且距今已有30多年的时间，立法滞后性较为明显，同时其仅涵盖野生药用动植物的保护，随着人工种养殖的中药资源成为临床用药的主要来源，如何对人工中药资源进行规范与管理已成为目前突出的热点问题。《中华人民共和国宪法》《中华人民共和国环境保护法》《中华人民共和国土地管理法》《中华人民共和国渔业法》《中华人民共和国森林法》等法律法规中也尚未直接规定中药资源保护的条款；《中华人民共和国中医药法》虽然在第三章第二十五条中提出保护药用野生动植物资源，但仅对涉及药用野生动植物资源的保护工作进行了宏观、简略的把控，难以解决和处理实际情况中的具体问题；其他医药卫生相关法律法规中也仅是个别条款涉及中药资源保护。面对中药资源保护出现的诸多问题，完善中药资源保护立法已迫在眉睫。

（三）民族医药立法重视不够

民族医药作为中国医药资源的宝贵财富，是少数民族为战胜疾病，经过长期用药实践经验总结而形成的独具民族特色的医药。虽然在《中华人民共和国中医药法》中强调了对民族医药的保护与重视，但《中华人民共和国中医药法》对民族医药发展的具体法律规范着墨较少。目前民族医药多参照一般或中医药相关的配套法律法规进行管理，忽视了民族医药的特殊性，难以为其药品研发、专利保护和传承发展等提供充分保障。

第四节　　中医药文化宣传建设现状及问题剖析

一、中医药文化宣传现状

中医药学既是中华民族的原创科学，同时是我国的优秀传统文化，是中国贡献给世界人民的宝贵财富。习近平同志在澳大利亚皇家墨尔本理工大学中医孔子学院揭牌仪式上指出，"中医药学凝聚着深邃的哲学智慧和中华民族几千年的健康养生理念及其实践经验，是中国古代科学的瑰宝，也是打开中华文明宝库的钥匙"[83]，深刻揭示了中医药学与中华文化的渊源关系。传播中华优秀传统文化，普及中医药知识是政府应承担的重要责任。《中华人民共和国中医药法》第四十五条提出："县级以上人民政府应当加强中医药文化宣传，普及中医药知识，鼓励组织和个人创作中医药文化和科普作品。"只有积极引导传播中医药文化，营造良好的文化氛围，提高大众的中医药知识素养，才能为保护和发展中医药事业奠定坚实基础。

（一）中医药文化被广泛认同，已上升为国家战略

党和政府高度重视中医药传承与发展，把中医药文化作为中华文化核心和代

表给予高度关注，并上升为国家战略。近年来，我国连续出台了《"健康中国 2030"规划纲要》《健康中国行动（2019—2030 年）》《中国的中医药》白皮书等事关全局的战略性文件，《中华人民共和国中医药法》在历经几代人努力之后也正式颁布实施。在国家大力倡导和推动下，中医药文化被民众广泛认同，全社会初步形成了爱中医、信中医和用中医的良好氛围。

（二）中医药文化宣传教育基地建设不断推进，标准进一步提高

根据国家中医药管理局官网信息，2014 年中医药文化宣传教育基地及基地建设单位收藏展出中医药文物和中医药实物 10 万余件，整理编撰中医药名人典故、历史传说、轶闻逸事 130 余部，接待参观群众 660 余万人次，编印科普资料 1018 种，培训中医药文化科普专业人员 4.8 万人次，开展中医药文化科普活动 1873 场，现场受益群众为 8.6 万人[84]。2016 年 12 月，国家中医药管理局正式批准北京中医药大学中医药博物馆、黑龙江中医药大学等 15 家单位为全国中医药文化宣传教育基地。2018 年 5 月新增山西中医博物馆、浙江胡庆余堂中药博物馆、山东省中医药博物馆、山东省中医药文化博物馆、山东宏济堂博物馆 5 家单位为全国中医药文化宣传教育基地。2019 年 6 月，为规范建设中医药文化宣传教育基地，国家中医药管理局制定了《全国中医药文化宣传教育基地管理暂行办法》《全国中医药文化宣传教育基地基本标准（2019 版）》，对基地的审批、评估、退出等做出了一系列安排。

二、中医药文化宣传问题剖析

（一）中医药文化理论研究不充分，核心价值体系的内涵有待进一步把握

中医药文化在数千年的传承和发展过程中，不断汲取中华传统文化精华，形成了独具特色的生命观、思想观、科学观和伦理观[85]。中医药文化的核心价值主要体现为以人为本、天人合一、调和致中、大医精诚等理念。当前，中医药因其确切的疗效受到广大人民群众的广泛关注和重视，但中医药文化的传播仅仅停留在养生保健和治疗疾病上，忽略了中医药文化的人文精神和中医是中国人生活方式的本源探究，缺乏对以人为本的价值观、大医精诚的职业观、医乃仁术的道德观和天人合一的生命观等中医智慧与中国人精神的求索。对中医药学的核心内涵缺乏警醒和准确把握，对其外延，如中医精神文化、中医生命文化和中医比较文化也缺乏宽阔视野和历史认知，致使中医药文化传播目标不明确、内涵不清晰、措施不具体。

（二）中医药文化传播机制不健全，缺乏宣传工作的考核制度

中医药等相关部门积极组织和开展了多种形式的中医药文化宣传活动，但在传播机制上仍为单向的、政府主导的信息灌输方式，忽视了人民群众中医药素养的实际水平，社会公众的主动性与积极性并未有效调动，互动性较差，难以达到预期传播效果。而从管理制度上来看，中医药文化宣传工作并没有明确的绩效考核制度，政策实施"有头无尾"，文化宣传工作者缺少结果反馈，激励机制失灵，推动宣传工作开展的动力不足，导致实际的宣传效果难以得到保证。

（三）中医药宣传人才队伍建设有待提高

中医药文化宣传是认识中医药价值的基础，是中医药传承发展的生命所在，是中医药走向世界，是我国实现文化强国目标的战略抉择。而相应的中医药宣传人才则是决定中医药文化宣传工作效果的关键。傅文第认为，目前中医药文化宣传以兼职人员居多，且学术背景繁杂，数量有限，宣传视野、专业知识有待提高，因此不能满足中医药文化发展的大势和广大人民群众的迫切需求。中医药文化宣传教育工作还任重道远[86]。

第五节　中医药科技创新现状及问题剖析

中医药作为中国传统医学，拥有丰富的原创思维、医学实践及深厚的群众基础，同时蕴含巨大的创新潜能及与实践相结合的能力。总结好中医药传承与发展经验，运用现代科技手段加快中医药创新，挖掘并利用好中医药的科技资源是实施创新驱动发展战略的迫切需要[87]，有助于探索医疗卫生领域创新驱动发展的途径。

一、中医药科技创新现状

创新是中医药事业发展的不竭动力。科技创新是指原创性科学研究和技术创新，创造和运用新知识和技术、工艺、生产及经营管理方式，开发产品并提升质量的过程[88]。2016年《关于加快中医药科技创新体系建设的若干意见》提出："到2030年，建成符合中医药自身发展规律和特点、适应我国经济社会发展和中医药事业发展需求、科技创新关键要素完备、运行协调高效的中医药科技创新体系。"[89]同年，《国

务院关于印发中医药发展战略规划纲要（2016—2030 年）的通知》提出到 2030 年"中医药科技水平显著提高，基本形成一支由百名国医大师、万名中医名师、百万中医师、千万职业技能人员组成的中医药人才队伍"。为充分体现中医药特点和规律，激励中医药科研人员开展科技创新，提高项目管理效率和研究水平，促进中医药科技成果转化，《中华人民共和国中医药法》第五章"中医药科学研究"第四十条指出"国家建立和完善符合中医药特点的科学技术创新体系、评价体系和管理体制，推动中医药科学技术进步与创新"。这是国家从法律层面上对发展中医药科技事业提出的要求。2018 年《关于加强中医药健康服务科技创新的指导意见》的出台进一步对中医药健康服务科技创新发展提出了要求："到 2030 年，建立以预防保健、医疗、康复的全生命周期健康服务链为核心的中医药健康服务科技创新体系，完善'产学研医用'协同创新机制，中医药健康服务科技创新能力与创新驱动能力显著提升。"因此，推动中医药科技创新发展是我国目前的要求和战略必要。

　　我国已经基本建立了以独立中医药科研机构、中医药大学、省级以上中医医院为研究主体，综合性大学、综合医院、中药企业等参与的中医药科技创新体系。《中国的中医药》白皮书提到，近年来，有 45 项中医药科研成果获得国家科技奖励，其中科技进步一等奖 5 项[90]。

　　在中医药科学研究方面，科学研究与技术开发机构的国家研究与发展（research and development，R&D）经费在 2013～2017 年间保持持续逐年增长的趋势。R&D 经费支出从 2013 年的 12.32 亿元增长到 2017 年的 17.57 亿元，较 2013年增长了 42.61%。具体见图 7-2。

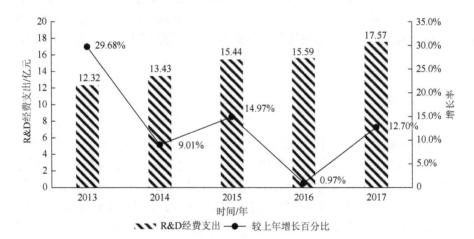

图 7-2　2013～2017 年中医药 R&D 经费支出及增长率

资料来源：《全国中医药统计摘编》（2013～2017 年）

随着国家各项利好政策不断落地，新药研发爆发式增长，我国医药行业进入全新时代。面对人民群众不断变化的健康需求，如作为民族医药龙头企业的贵州百灵紧抓机遇，持续升级产品和服务，大力推进科研创新，研发出治疗Ⅱ型糖尿病及其并发症的糖宁通络胶囊等独具优势的民族医药产品，为增进民生福祉贡献坚实力量[91]。

据国家药品监督管理局药品审评中心公布的《2018 年度药品审评报告》显示，2018 年药审中心受理中药注册申请任务共计 413 件，较 2017 年增加 30%。受理 1~6 类中药新药注册申请共 37 个品种，包括 8 个品种的中药新药上市申请，较 2017 年增长了 7 倍；受理中药新药临床试验申请 29 个品种，包括 1 个 1 类中药创新药申请。审评审批方面，2018 年审评通过了 2 件中药新药上市申请，涉及 2 个品种，分别为关黄母颗粒、金蓉颗粒；批准了 44 件中药新药临床试验申请，较 2017 年增长 18%，涉及 10 个适应证领域，其中心血管、精神神经、呼吸系统疾病的新药申请较多[92]。

二、中医药科技创新问题剖析

（一）国际竞争形势严峻

虽然我国在中医药科研方面的经费持续增加，然而我国中医药发展依然面临着十分严峻的形势。目前，欧美等发达国家正利用资金、人力和技术优势，抢占中医药科研高地，对我国中医药发展形成了超越和洼地倒逼效应，整体形势逼人。而国内目前在中医药科技创新方面依旧面临许多困难和问题，如科技创新主体单一、动力不足；科研创新平台分散、协同不够；科技创新投入不足、分散重复；科技创新导向偏离、目标不清等[93]，这些困难和问题严重影响着我国中医药科研创新的整体发展。

（二）自主创新能力较弱

中药发展前景广阔，目前我国已有多个中药品种向美国食品药品监督管理局申请复方中药注册。我国中药新药研发已经走上科学化、规范化道路。但通过新药研发注册标准的中药新药中反映新药研制水平的 1、2 类新药的数量明显偏少，3 类新药的研制也多重复，忽视了发展创新和基础研究，新药研制整体水平不高[94]。国内专业技术能力有限，3、4、5 类居多。有效成分不清、机理不清、质控手段落后等成为阻碍我国中药新药研发创新的因素[94]。

总之，虽然近年来我国中医药事业发展取得了显著成绩，然而在中医药科技创新方面，除以上几点外，我国仍然面临诸多问题需要解决。

第三篇　中医药发展策略建议

随着社会经济发展水平提质增速、人口老龄化速度加快，人民群众对中医药服务的需求逐渐扩大，亟须继承、弘扬、发展、利用好中医药，充分发挥中医药在深化医药卫生体制改革中的作用，从而造福人类健康。

第八章　中医药发展的重要性与必要性

习近平同志在会见世界卫生组织前总干事陈冯富珍时指出要"促进中医药在海外发展"[95]。目前，面对西方医学的冲击及中医药自身发展的内在规律性，传承并弘扬好中医药是当代中国的重要使命。

第一节　中医药在疾病预防治疗方面有独特优势

中医药被认为是"四大发明"之外的"第五大发明"。几千年来，中医之所以能够富有顽强生命力，不断提升、发展，离不开其独特的诊疗方法、效果及特有的理论体系。

中医理念认为"天人合一"，早在两千多年前生物-心理-社会的医学模式就已凸显，充分体现了以人为本的理念，并尊重人的自然和社会属性，关注心理、情绪、环境等主客观因素对身体健康的影响，并在长期临床实践中形成了整体观念、辨证论治的独特理论和治疗方法。随着疾病谱的改变，中医辨证论治的个体针对性疗法和中药对现在常见病、多发病的显著疗效越来越受到世界关注。中医从患者自身感受出发，对身心疾病的诊治有其独特的视角和方法，能够有效解决人群亚健康问题。

目前，中国 70%的医疗费用主要用于治疗 30%的重大疾病，甚至无法治愈的疾病。西医应用的高额成本使得卫生机构不堪重负，也加重了患者经济负担。而中医药价格相对较低，中医诊疗设备简易、技术简便，有助于为医疗机构减轻负担，且中医药服务具有投入少、成本低的优势。中医"治未病"理论涵盖"未病先防""既病防变"，它与基层医疗卫生服务强调以预防为主、保健、康复、医疗、计划生育和健康教育六位一体的综合服务要求类似。在该理念指导下将健康关口前移，对不同人群辨证论治、调节机体、预防疾病，能够为人类提供健康的生活环境，提高生活质量，为破除因病致贫、因病返贫的恶性循环提供新的解决思路。

总之，中医具备个体化诊疗特色，技术独特、价格低廉，具备深厚的群众基础，其以预防为主的特有优势符合现代的医学模式和疾病谱转变，为推进我国医疗卫生事业建设提供了有力支持。

第二节　正视中医药，尊重中医规律

中医学是中华民族几千年智慧的结晶，为中华民族的繁衍生息和历史发展做出了不可磨灭的贡献。近代以来受西方医学的冲击，中医药面临着巨大挑战，产生了中医"存废"、"科学"与"伪科学"问题，但是经验告诉我们，全盘接受或否定中医药都难以将中医药事业发扬光大，而是要去伪存真、批判继承。中医不同于西医治病思路，而是从更宏观的角度看待问题，将人与自然、社会作为一个整体，在诊治某一疾病时综合考虑各种因素。中医学独特的理论体系，尤其是其内在的文化和哲学内涵，不易被人们理解和传播。因此，要传承好中医必须清楚地认识它的内涵和规律，从而指导中医药体制机制改革。首先，应牢固树立学习中医的坚定信念，理解中西医的本质，厘清各自优缺点，树立信守中医、热爱中医的理念，为培养真正的中医药人才提供前提。在中医院校及师承教育中应明确中医学生的培养目标，按照中医学特有规律制订教学计划，培育合格的中医药人才。其次，应系统理解中医理论体系，尊重中医规律。中医学是我国特有的一门医学应用性学科，经过长时间的积累和发展形成了特色鲜明、完备的中医理论体系。中医学防治疾病等临床实践需要其独特理论体系的指导，而中医学理论体系复杂，因此需要中医药工作者不断提升感悟能力，丰富中医学哲学思想，在尊重中医学特有规律的基础上践行创新。

第三节　《中华人民共和国中医药法》确定的中医药法律地位

中医药的发展离不开法制保障。2003 年国务院制定的《中华人民共和国中医药条例》对于促进、规范中医药事业发展具有重要作用。然而，随着经济社会迅速发展，中医药事业发展出现一系列问题，如中医药服务能力不足，中医药服务市场衰落，现行医师、诊所和药品管理制度难以适应中医药特点及发展需求等。为进一步保障和促进中医药事业发展，2008 年十一届全国人大常委会将中医药法列入立法规划。2016 年 12 月 25 日，《中华人民共和国中医药法》正式出台，并于 2017 年 7 月 1 日起正式实施，这是中医药发展史上具有里程碑意义的事件。作为第一部全面、系统体现中医药特点的综合性法律，《中华人民共和国中医药法》将党和国家对中医药事业的方针政策用法律形式固定下来，从法律层面明确中医药的重要地位，将人民群众对中医药的期望与要求以法律形式体现了出来。以宪法为立法依据的《中华人民共和国中医药法》，保障了中医药事业的法律地位，为中医药事业发展提供了基本遵循。

第四节　应对国际社会挑战

中医学是现今唯一能够持续发展至今并与现代医学并存的中国传统科学。在中医药的发展中，政府、高校、中医药人员都不应存在中医存废、"科学"与"非科学"问题。目前欧美等发达国家正利用资金、人才及技术优势，抢占中医药科研领域的高地，整体形势逼人，也对我国中医药发展形成了洼地和倒逼效应。然而国内中医药还面临动力匮乏、创新投入不足、目标不清等困难和问题。在国外对中医药格外关注并欲抢占高地的紧迫形势下，我们更应探索如何更好地继承和发展中医药。

中医药对国外医学的接纳应建立在中医基础之上，在保持和发扬中医特色前提下，通过长期磨合、吸收外来先进事物进而融入中医体系之内成为中医的有机组成部分。我们应当立足于中国实际，重新认识中医药传统知识价值、精神价值和思维方式，振兴中医药事业。

第九章　完善中医药服务体系

《国务院关于扶持和促进中医药事业发展的若干意见》提出要加强中医医疗服务体系建设，积极发展中医预防保健服务。目前，人们逐渐拓宽了对中医药健康服务的领域。然而中医药资源的稀缺性、区域之间经济社会发展的不平衡性，限制了人民群众对中医药服务的需求，因此迫切需要完善具有中国特色的中医药服务体系。

第一节　加强中医预防保健服务

中医"治未病"服务是预防保健服务体系的重要组成部分。目前，中医预防保健理念被大众广泛认可与接受。人民群众对疾病预防的重视有益于推动医学模式由以疾病为中心向以健康管理为中心转变。当前，我国亚健康人群总数呈现增长趋势。世界卫生组织调查显示，在预防保健方面每支出 1 元钱，可以节约大约 8.5 元的治疗费用或 100 元的抢救费用，预防保健服务的经济优势显然可见。而当前国内普遍存在"重医轻防"的错误观念，因此需要将关口前移，引导人民群众有正确的健康观念，助其对自身健康状态有更充分的了解。充分发挥中医药"治未病"的价值和作用，重视人们的健康管理与疾病预防，既实现对我国中医药理念内涵的有效利用，又为保障人民实现美好生活目标筑起健康屏障。

首先，完善中医预防保健服务提供体系。中医预防保健服务体系难以独立于中医医疗服务体系而存在，尤其是中医预防保健服务提供体系主要依托现有的中医医疗服务网络，因此发展中医预防保健服务提供体系需要以现有医疗卫生服务机构为主要载体，按区域需求进行统筹规划。各级中医医院及有条件的综合医院应设立中医预防保健服务科室（"治未病"中心），社区卫生服务中心、乡镇卫生院等城乡基层医疗卫生机构应将中医预防保健服务与"六位一体"服务功能有机结合，并按照规定发展独立的中医预防保健机构；各地区中医院应发挥人才优势，基层医疗卫生机构应着力提高服务水平，为人们提供价格低、安全有效的服务，满足人们的中医保健需求。另外，为发挥中医药在公共卫生中的作用，推动中医药与养老结合，利用好中医药"治未病"和养生保健优势，政府应制定好中医预防保健服务机构规范化管理标准和流程，严格市场准入与行业监管；同时在养老院等机构配备适当数量的中医药专业人才，开展中医药预防保健服务；养老保健等机构需加强与中医医院之间的技术协作力度，加强人员培训力度，进一步落实中医预防保健服务功能。

其次，应不断完善中医药预防保健服务技术体系。依据中医药预防保健服务体系建设要求，将中医服务技术与方法融合，以传统中医学和养生学为主体，有效融合现代科学技术；建立健全中医预防保健服务质量控制体系，加强医疗卫生机构、企业、高校间合作，加快实现科技成果转化创新。

最后，健全中医药预防保健服务人才培养体系。提供中医药预防保健服务的专业技术人员是基础要素，是中医药预防保健服务体系构建的人力和智力支持。专业技术人员的数量与能力水平将直接影响中医药预防保健服务提供的规模和质量。而当前中医药预防保健服务行业领军人才缺乏，迫切需要加强行业人才的专业技术能力的培养力度。中医预防保健服务专业人才的培养应立足中医自身特点，继承其优良传统；建立人才培养规范化制度，按照标准规范完成人才培养；创新人才培养机制建设，将岗位培训与院校教育有效结合，在院校教育中融入养生保健知识教育，整合资源优势。

第二节　促进中医医疗服务体系结构完善

中医医疗服务体系是以中医药服务提供为手段，以保障人民生命与健康为目的，由多层次医疗机构组合而成的有机整体。长期以来，我国以行政方式配置卫生资源，未能依据市场经济发展和人民群众需求及时调整资源配置，使得医疗服务出现供需错配的局面。卫生资源配置呈现倒置三角形，资源优势集中于经济发达的大城市地区，成为"看病难、看病贵"的原因之一。要改善现状，不仅需要增加中医药医疗资源和服务供给，还需要调整优化中医医疗资源的配置结构。有研究表明，在我国人口相对集中的东中部区域，中医药卫生资源依据地理配置，公平性较好，但部分省区市仍存在中医药资源相对集中，按人口配置的就医需求无法满足的问题。在西部地区，中医药资源按人口配置存在相对过剩，而按地理配置则公平性较低的问题。

上述问题提示政府需要根据实际情况制订出科学、可持续发展的地区中医药机构建设规划，明确各级中医药机构的定位、功能、数量和规模。合理配置现有中医医疗资源，调整各级各类中医医疗机构的比例和分布、中医药专业技术人员、中医医疗设备的配置，实现到 2020 年每千人口公立中医类医院床位数达到 0.55 张，每千人口中医执业（助理）医师数达 0.40 人的既定目标。政府在确定中医药卫生资源的总量、结构与配置时，也应注意人口分布稠密地区和地广人稀区域中医药资源的差异，以增强中医药资源的配置效率和公平性。

坚持中西医并重方针，加强中西医领域之间的交流合作，不断完善中医医疗机构、基层中医药服务提供机构和其他中医药服务提供机构共同组成的中医医疗服务体系；加快中医医疗机构建设与发展，同时加强综合医院、专科医院中医临床科室和中药房设置，增强中医科室服务能力建设；加强中西医临床协作，统筹中西医资源，提升基层西医和中医综合服务能力，达到《基层中医药服务能力提升工程"十三五"行动计划》的具体目标，即到 2020 年，所有社区卫生服务机构、乡镇卫生院和 70%的村卫生室具备中医药服务能力[96]。

第三节　加强基层中医药服务能力建设

服务能力是指服务系统提供服务的能力程度，通常被定义为系统的最大产出效率[97]。据此，中医药服务能力可以定义为各级中医医疗机构提供中医药服务的能力程度。中医的源头在基层，工作重点应放在基层。

深化医改以来，各地区按照"保基本、强基层、建机制"的基本原则，加大基层中医药（含民族医药）工作力度，中医药服务可及性和能力得到明显提高。截至 2017 年底，98.23%的社区卫生服务中心、85.45%的社区卫生服务站、96.02%的乡镇卫生院、66.40%的村卫生室能够提供中医药服务，与 2015 年相比，分别提高了 1.27%、4.53%、3.03%、6.12%。2017 年 53.10%的社区卫生服务中心、36.60%的乡镇卫生院设立中医类临床科室，基层中医药服务能力提升工作效果显著，人民群众看中医的公平性、可及性和便利性得到明显改善。但与《基层中医药服务能力提升工程"十三五"行动计划》的中医药事业发展目标尚有一定距离。社区卫生服务中心（站）、乡镇卫生院中医诊疗量占各机构总诊疗量的 8.60%、6.20%，与基层医疗卫生机构中医诊疗量在"十三五"期间有明显提升，占基层医疗卫生机构诊疗总量比例力争达到 30%的目标尚有较大差距。

提供中医药服务的基层医疗机构形成中医药坚实而巨大的网络。然而，基层中医药服务能力仍然处于较低水平，发展水平不能满足城乡居民对于中医药服务的需求。人才缺乏、政策落实不到位等问题仍旧突出，迫切需要各级政府进一步加大工作力度，持续实施基层中医药服务体系建设和能力提升工程，发挥基层中医药优势，开展基层中医适宜技术推广培训工作，进一步加大对基层资源的配置倾斜力度，创新中医院校人才培养模式和激励机制，以政策引导鼓励优秀人才扎根基层。实践表明，以"国医馆"为代表的基层中医医疗机构占国内中医医疗机构的绝大多数比重，并在广泛提供中医医疗服务、弘扬中医药文化和推广中医适宜技术方面有着举足轻重的地位。政府应调整改革策略，持续扩大中医药服务覆盖面，加强基层中医药人员培训，引导更多城市医院优质资源下沉到基层，深入解决好"质量"的问题，让老百姓更好地在"家门口"接受中医药服务。2016年以来国家中医药管理局印发《基层中医药服务能力提升工程"十三五"行动计划》、国务院印发《中医药发展战略规划纲要（2016—2030 年)》等扶持中医药发展的政策性文件，都对发展基层中医药服务提出了相关意见和指标，政策的效果实现还需要各地政府真正落到实处，需要国家和地方中医药主管部门加强落实并监督基层医疗卫生机构的中医药工作开展情况。

第四节　持续开展特色中医医疗服务

中医医疗机构是传播中医药文化，发挥中医药特色优势的主要阵地，而目前国内中医医疗机构存在中医特色优势淡化、继承不足、创新不够等问题，部分中医医院西化较为严重。

中医药特色和优势是中医医疗机构和综合医院显著差异的体现。中医医疗服务应该突出中医药特色优势，发挥中医药特色优势需要上下联动、内外协力、思想理念认识与政策举措配套。政府应该从政策角度出台文件，适当在医保目录中增加中医药诊疗项目及提高报销比例，从政策角度制定财政补偿机制，以经济手段激励中医医疗机构提供中医药特色服务；中医药主管部门应该解决中医药在特色管理方面重要的理论与实践问题。对中医药特色、评价中医医院中医药特色的指标体系、发挥中医药特色的重要举措等问题做好符合实际的理论界定和给予解决办法；中医医疗机构负责人应该解决的是涉及中医药特色的具体问题，如中医医疗机构的功能定位、人财物资源的配置上如何体现中医医疗特点、特色专科的建设和中医药人才的培养等问题。

随着当前社会环境的转变及疾病谱的变化，国家从政策层面强调了预防和养生保健服务的重要性，各种中医药养生产业迅速发展，为公众提供多种形式的中医药健康服务。中医医疗机构应该以此为契机，充分发挥中医药服务的特色优势，针对常见病、多发病和疑难病，集中资源，以中医专科专病为突破口，实现防病治病。基层医疗机构如"国医堂""国医馆"等应大力推广中医适宜技术，满足人群多样化的中医药服务需求。

第十章　推动中药事业发展

中药事业是我国中医药事业的重要组成部分,并且一直是我国政策大力扶持与发展的重要领域。随着多年来我国经济的高速发展,中药事业发展在获得历史性机遇的同时,也面临诸多挑战。本章将围绕中药标准体系建设、中药质量监督管理、中药的提供与使用三个核心问题提出相应的策略建议,以促进中药事业可持续发展。

第一节　完善中药标准体系

我国当前中药标准体系建设尚需进一步完善。《中华人民共和国中医药法》第五十条规定:"国家加强中医药标准体系建设,根据中医药特点对需要统一的技术要求制定标准并及时修订。中医药国家标准、行业标准由国务院有关部门依据职责制定或者修订,并在其网站上公布,供公众免费查阅。国家推动建立中医药国际标准体系。"因此,中药标准体系作为中医药标准体系建设的重要部分,必须健全完善中药质量标准体系,加强中药质量管理,重点强化中药炮制、中药鉴定、中药制剂、中药配方颗粒及道地药材的标准制定与质量管理;加快中药数字化标准及中药材标本建设;同时,针对中医药辨证论治、恒动观念的特征,中药数字化标准化规范的推进不能"一刀切",对于不需要、不适宜制定统一标准的中药配方剂量等要通过专业委员会评定商议确定质量评价与控制方法,在保证中医药安全性、有效性的同时充分发挥中医药特色。

一、提高中药标准水平

针对中药标准水平低,地方、企业标准存在矛盾等问题,要加强顶层设计。从《中华人民共和国药典》出发,推进常用中药材和中药制剂等进入药典,建立法定标准,规范其种植、生产、炮制、用药等系列行为,形成强约束力。另外,总结重复、矛盾的地方标准及团体标准,推动地方标准的升级,形成统一的国家标准,避免中药在流通、使用过程中的纠纷,提高其有效性与安全性。

二、加快推进中药炮制辅料标准体系建设

首先，标准中的通则、指导原则是对炮制辅料的总体要求与指导，具有重要地位。因此，在制定中药炮制辅料标准的基础上要确立炮制辅料通则与指导原则。以明确炮制辅料的地位并保证炮制辅料的一致性、安全性和有效性。在制定中药标准过程中，要将中药材、药用辅料、食品标准与炮制辅料标准区分开来，确定符合中药炮制辅料生产、使用特性和有效成分的标准体系。若已有药品标准或药用辅料标准的药辅同源品种，可使用药品标准作为辅料标准，有特殊要求的则需单独制定辅料标准。

三、加大科研力度，提高中药成分检验与临床验证技术

针对中药标准中有效成分难以确定等问题，仅靠确立中药标准体系难以解决，必须加大科研力度，突破技术难关。将中医整体观念等核心理论与现代科学技术高度结合，从整体、系统角度考虑中药的功效成分，综合运用多学科技术手段，形态鉴定与化学分析相结合，定性鉴别与含量测定相结合，理化分析与生物检定相结合，形成合理、明确、高效的检验与临床验证技术，真正判别中药真伪优劣，提升中药的国家标准水平。

第二节 推动中药质量监管

一、建立覆盖全过程的质量追溯体系

在中药生产流通全过程实施全面质量管理，重视环节控制；持续改进质量以形成预防思维，有效预防；在管理中药时提前制订计划、提前预判可能出现的问题并做好针对性预防措施[98]。全面落实生产经营者以追溯主体责任，建设从源头到终端的全过程追溯体系，这是一项需要全社会参与进来的系统工程[99]，需要从法律法规层面上建立健全追溯机制和制度，从国家产业发展规划导向上制定鼓励和支持追溯的政策措施，需要行业管理方面赋予行业协会相应明确的定位与职责，发挥桥梁纽带作用，行业协会通过宣传、培训、指导、服务与政府协同监督等一系列具体活动，不断提升中药生产、流通、使用等全产业链的质量监管水平，对全面促进中药材质量追溯体系建设、促进产品改善质量具有重要的现实意义。

二、加快出台法律规范并加强监督管理

政府应加强指导、监督检查与追溯，进一步加大监管力度。切实将追溯体系建设作为民生工程和公益性事业，出台针对性政策措施[100]。针对以上问题需要制定专门的中药监管法，提高中药法律监管立法的效力层级；加快出台中药质量标准立法，完善中药质量标准体系；提高中药人才的业务水平，从而真正实现药品监督管理部门的有效监管。

三、发挥行业协会在中药材质量追溯体系建设中的作用

2017 年 5 月 31 日中国中药协会成立中药追溯专业委员会作为协会分支机构，承担中药追溯具体工作，这是推进中药追溯体系建设的重要举措和积极行动[101]。中药追溯专业委员会应明确自身定位，继续在宣传推进、组织协调、交流互动、监督自律等方面发挥积极作用。中药追溯专业委员会要推动会员企业主动建设追溯体系，形成有效的自律推进机制，拓展服务功能，为会员企业提供专业化服务。

第三节　保障中药合理提供与使用

一、健全科学、明确的基本药物遴选标准，强化中药基层资源配置

我国目前缺乏科学、明确的基本药物遴选标准，同时遴选缺乏高质量证据作为支撑。应当强化包括中药在内的药品循证决策，充分考虑药物的临床疗效、成本效果及安全性。药品的生产、使用方应当为中药的遴选与调整保存提供相关证据。强化中药临床研究，选择成分明确、安全性高、成本低、效果好的中药。充分发挥中国中药协会中药药物经济学专业委员会对中药基本药物的专业评估作用，综合考虑和遴选中药基本药物。科学研究并确定我国基本药物遴选的影响因素，明确"中西药并重"原则的内涵，使得中药基本药物的数量结构调整有据可依。在此基础上，建立完善的基本药物政策追踪评估机制，实时了解中药基本药物的实际配置与可及程度，以更好地配置中药资源，落实基本药物政策，保障人民群众公平可及地就医。

二、通过支付方式改革减轻人民群众负担、鼓励供方合理提供中药

中药费用是中医药服务费用中较大的支出部分，通过探索符合中医药特色的

支付方式，发挥医保杠杆作用，能够有效化解使用中药的患者的经济压力，同时能够鼓励供方即医疗机构合理提供适宜的中药。在科学定价的基础之上，创新中医药基本医疗保险支付方式，合理扩大基本医疗保险基金中药支付范围与提高其报销比例，促进供需方有效提供与使用中药。各地可结合地方支付方式改革经验来促进中医类医院回归本身的特色，以促进中药的使用，如可借鉴宁夏在保证临床用药质量的前提下，采取中药饮片不取消药品加成、不进行集中招标采购、不计入医疗机构药占比指标考核等做法。

三、科学调整医保药品目录，强化引导与宣传中药的使用

在科学评估医保药品疗效与安全性基础上，剔除安全性差、有效性低的中药基本药物，同时强化医务人员与患者的安全用药意识。尤其是中西医结合医院、基层西医医疗机构中医基础理论较差的医务人员，应当强化其中医理论知识，熟悉并掌握《国家基本药物临床应用指南（中成药）》的内容，保证临床用药的安全性与规范性。患者同样应当了解基本的中药知识，正确认识中药可能引起的不良反应。

第十一章 完善中医药支撑与保障体系

中医药的发展离不开中医药体制机制的政策保障、法律体系构建、人力资源建设、科技创新与文化宣传建设的支撑。因此，本章针对中医药发展支撑与保障体系存在的问题提出策略建议。

第一节 完善中医药体制机制

一、健全中医药管理体系，坚持中医药发展国策

（一）统筹规划，加强部门联系

中医药事业发展是系统性工程，因此各级政府应统筹规划，解决职能交叉、监管推诿等问题。首先，要强调中医药管理局的权威性。将农业、林业、质检等部门涉及中医药管理的职能统一划归到国家中医药管理局，实现多部门分段式管理向中医药全过程监管方式的转变，同时能创新单纯借用西医体系的方式，在管理体制和模式上突出中医药发展及传承的本身特色、基本原理与独特规律[102]。同时探索在省中医药管理局增设专门的中医药执法监督局，配置专门的执法机构和执法人员，提高执法的整体性和统一性。其次，中医药工作联席会议制度的建立能够进一步完善领导机制，在各级政府领导下统筹协调中医药工作，协调解决中医药事业改革发展中的重大问题，共同指导、督促、检查有关政策的落实情况。然而，截至 2018年，仅 1/3 左右的省区市建立了中医药工作联席会议制度，这导致部分省区市中医药管理工作分散、监督不足。因此，需要省级政府统筹规划，充分发挥中医药工作联席会议制度作用，促使各相关部门在职责范围内加强沟通协调、交流配合，形成共同推进中医药事业发展的工作合力，保证中医药事业稳定、协调发展。

（二）完善中医药三级行政管理体系

随着中医药管理部门的管理责任增加，各省级政府必须重视中医药管理工作，依法建立健全中医药省级、市级、县级三级管理体系，确保中医药工作的上传下达。完善各级尤其是基层的中医药管理部门的机构设置，确保中医药规划、监管

等责任的落实，形成分工合理、办事有据、行事有效的管理机制。另外，针对目前中医药管理工作任务量大幅增加的形势，要加大中医药管理人员的配备；合理分配中医药工作人员编制，在职称晋升等方面适当向中医药管理人员倾斜以提高其工作积极性，实现中医药工作专人专责，避免兼任带来的效率低下等问题；同时做好对中医药管理工作人员的专业培训，培养一批高素质，具有中医素养的管理人员，使其管理工作能注重中医药发展规律。

（三）加强中医药行业监管体系建设

随着中医类诊所等机构的增加，加强中医药行业监管成为中医药管理体系的重要考量之一。要履行各级中医药主管部门对中医药服务的监督检查工作、建立健全各级中医药监督执法队伍建设，在市县卫生监督机构中增加具有中医药教育背景的管理人员，增设中医监督科，设置中医药的行业监管和评价体系；通过健全基层监督执法队伍建设，培训基层执法队伍的执法能力，有针对性地监管中医药机构与中医药服务，为人民群众提供规范健康的中医药服务。在对中医药服务的监管过程中，加强对中医院中医药服务综合考核与评价，采集和推送中医门诊、中医临床的核心数据，督促和鼓励中医院发展。此外，在中医药管理的行业评价和监管体系中引入互联网及大数据技术，加快中医药管理信息化建设，实现针对性和精准化管理。

二、完善中医药筹资与补偿体系

（一）健全政府投入机制，加大中医药事业资金投入力度

将中医药事业发展经费纳入本级财政预算，是政府履责的基本方式，是政府对中医药事业的持续稳定发展提供的物质保障。中医药事业的发展离不开政府的资金支持，因此建议在国家层面形成对中医药项目的稳定补偿机制，通过专项资金推动基层中医药服务能力等中医药工程性建设；明确中医药事业发展经费预算占卫生经费的合理比例，年中医药事业发展经费预算增长比例与当地地区生产总值增长比例保持一致，形成稳定的投入机制；省级政府应该引导各级政府加大中医药发展预算在卫生经费预算中的占比，保证中医药项目的持续顺利开展。在此基础上注意调整和优化财政支出结构，遵循中医药健康服务业的发展规律，突出支持重点，推动中医药产业成为经济发展的新动力，同时加强对政府中医药费用支出的监管，提高资金的使用效率。

（二）探索符合中医药特点的医保支付方式

由于中西医服务体系之间存在一定差异，中医药医保支付方式不能简单参照西医支付方式。可以针对不同的医疗机构和病种实行有针对性的中医药医保支付方式。在基层医疗机构，通过按人头付费的支付方式，充分发挥中医药"治未病"、辨证论治、个性化诊疗的优势。针对中医药特色明显、疗效显著、价格相对低廉的优势病种，可以借鉴安徽等省区市实行的中医住院优势病种按病种支付的方式，在提高中医药服务提供者的积极性的同时降低医保支付费用，为社会节约医疗资源。从鼓励中医发展角度出发，在定价方面对比西医同病种定价标准，合理确定价格，并在此基础上确定支付标准。由于按床日付费适用于慢性病等疾病谱不太复杂，床日费用变动小及难以通过延长住院天数来增加费用的疾病[103]，中医整体调理、标本兼治的治疗原则使得中医住院患者在住院期间的床日费用变化相对较小，比较容易实现按床日付费及费用测算。因此，可以根据医疗机构收治的中医疾病病种特点及诊疗特点，在中医治疗慢性病等疾病时采用按床日付费的支付方式。

第二节　促进中医药人力资源发展

一、新时期中医药人才培养传承策略

（一）推进中医药院校教育教学改革

1. 注重传承，培养医学生中医药基础知识

中医教育是中医学术及文化的传承与发展创新的重要阵地。中医教育发展是中医文化繁荣的重要标志。目前我国中医药院校教育受西医教育影响较大，对中医整体文化的重视有所欠缺，对于中医药传承和创新产生了一定影响。因此，中医药院校教育尤其是综合性大学或以西医为主的医科类学校更要注重中医药专业学生对中医经典著作、中医基本理论特征的掌握；提高中医基础课程设置比例，提高中医基础课程的系统性，实现以中医教育为主的培养模式；重视中医"望、闻、问、切"等基本诊断技术的学习与运用，避免在西医诊断技术下丧失基本的中医技术能力。西医类医学生也应加强中医理论知识的学习应用，实现中西医结合，满足大众多层次多元化的健康服务需求。

另外，中医药文化是中医药历史中不可忽视的重要内容。扁鹊"治未病"的

故事、孙思邈"大医精诚论"等都体现了中医的医学伦理观和疾病观，值得医学生借鉴与深思。因此，中医药院校教育需要重视中医药优秀文化的传承，通过潜移默化的方式提高医学生的医学人文素质，培养出更符合生物-心理-社会医学模式的医学人才。

2. 推进院校中医类专业学生培养体系改革

中医药院校在培养人才时不仅要加强学生对中医理论知识的掌握，同时要鼓励学生在医院实习，加强对其实践能力的培养以适应社会需求。加强中医医疗机构教育职能，推动中医药院校附属医院、教学医院在人才培养方面发挥更大作用；对于低年级学生更应注重观察、记忆、逻辑思维、操作、自学、社会适应能力等的培养，对于高年级学生则应着重培养与患者沟通、灵活应对问题、解决问题等能力；推进中医药人才培养机制改革和人才评价机制改革，改革和完善中医药人员特别是中医执业医师的准入评价和定期考核机制，重点加强中医药基本知识和基本技能的考评；医学院校也应创新培养手段，利用"互联网+""慕课"等先进教学方式实现高效优质资源共享，开展临床技能讲座、虚拟临床教学站等将理论学习和临床实践相结合；开展中医义诊、中药材基地调研等实践活动，让学生认识当前中医药发展前景与面临的问题，深入了解人民的中医药服务需求，提高其对中医学习的热情，明确自身学习的任务与责任，从而更好地指导其今后的人生规划。

3. 中西医结合，提升高校创新能力建设

党的十八届三中全会以来，党中央、国务院加快实施创新驱动发展战略。党的十九大报告强调"坚持中西医并重，传承发展中医药事业"，面向中医药产业发展的共性问题，大力开展协同创新。探索中西医模式的结合点，是实现中医创新及中医现代化的重要途径。中医和西医最终目的都是驱除疾病，帮助人们恢复健康，因此医学院校应大力培养中西医结合的医学人才。对中西医结合的人才的培养不能仅局限于两种课程结合，而更应该注重后期临床治疗方面的结合；学生应掌握扎实的中医学基础理论知识，并且随时汲取现代医学的最新进展，长期在临床实践中灵活地运用中西医学，以病种为切入点，冲破学科领域约束，总结临床实证经验，将中西医结合学科发展的重点转移到对用药的时机、用法和用量，中西医疗法结合等方面；在此基础上不断探索生命科学前沿，实现中医科研成果及时高效转化；鼓励高校科研人员与医药企业、科研院所联合创业，通过协同创新支撑和高校创新能力的全面提升，不断推进校企合作、技术转移平台及大学科技园的建设，探索产-学-研结合及科技成果转化的新模式。

4. 优化中医药专业结构，全方位培养中医药人才

中医药临床医学专业是中医药教育的重点之一，但是中药专业、中医预防专业和中医管理类等中医药相关专业同样是支撑中医药事业发展的基础。针对中药师、中医预防保健人才和中医药管理人才缺乏的社会现状，教育部门要做好顶层设计，合理增设中医药相关专业，优化课程结构，培养一批符合中医药发展规律，能为中医药服务做管理支撑与保障的储备人才。

（二）完善中医师承教育体系

1. 加强师承指导教师团队建设，规范继承人选拔程序

师承教育是中医药教育最传统的方式，也是现代中医学教育的重要补充。《中华人民共和国中医药法》第三十五条规定"国家发展中医药师承教育，支持有丰富临床经验和技术专长的中医医师、中药专业技术人员在执业、业务活动中带徒授业，传授中医药理论和技术方法，培养中医药专业技术人员"。因此，培养优秀的中医药人才，传承各地中医学派的丰富经验需要充分调动名老中医的带徒积极性。可以将师承教育与职称评定等激励机制相结合，也可制定不同层级师承指导老师的遴选标准和约束机制，逐步实现对师承指导老师的认证管理；继承人的选拔应该更符合中医发展规律，完善师承对象的选拔机制，注重对医德医风、医疗技能的考核，同时应制定实施办法规范退出机制；注重师承考核及评价体系建设，重视对继承人出师标准的制定并加强对继承人出师后的管理。

2. 做好师承教育保障措施

《中华人民共和国中医药法》第十五条明确规定："以师承方式学习中医或者经多年实践，医术确有专长的人员，由至少两名中医医师推荐，经省、自治区、直辖市人民政府中医药主管部门组织实践技能和效果考核合格后，即可取得中医医师资格；按照考核内容进行执业注册后，即可在注册的执业范围内，以个人开业的方式或者在医疗机构内从事中医医疗活动。"这为师承教育提供了有力的法律支撑。在《中华人民共和国中医药法》背景下，应该加快中医师承专项规章制度等具体配套制度的落实，让师承教育常态化和制度化；积极探索师承教育制度与学位和研究生教育制度衔接的政策机制，进一步完善全国中医药专家学术经验继承工作与中医专业学位衔接的政策，支持符合条件的继承人申请中医硕士、博士专业学位，同时应加大对师承教育模式的监管。

3. 师承教育与院校教育结合

院校教育能够帮助学生系统地了解中医药基础理论知识，师承教育能够帮助学生间接积累名老中医的优秀诊疗经验，两者存在互补效应，因此将师承教育与院校教育的人才培养模式相结合有利于培养中医药专业型人才。在院校教育中，可以将"导师制"与师承教育联系起来，根据学生兴趣和资质、老师考核评价进行双向选择，使院校中医药学生能够在全面掌握中医药理论知识的基础上做到"术业有专攻"，形成自身竞争优势。在临床实践中，院校的研究生教育可以与名老中医工作室师承教育相结合，实现医教协同发展。培养高素质的中医药接班人，增进工作室团队建设和总体影响力的同时，为中医药学生拓宽执业医师资格获取、职称晋升的渠道。对于未经过院校教育的传统师承教育模式，可以与院校建立沟通交流机制，让该类学生也能充分利用高校优质资源，实现图书馆、实验室、临床实践活动等的参与共享，避免其故步自封。

（三）完善中医从业人员培养模式

1. 注重人才培养的梯度建设

当中医类学生进入医疗机构工作后，中医医疗机构成为培养人才的重要平台，因此中医医疗机构要因人而异，注重中医人才培养的梯度建设，在突出高端中医药人才培养的同时要兼顾资历轻、工作年限低的中医从业人员。对于高端中医药人才培养，可进一步与高校合作，利用基层健康大数据的采集等优势，提高社区中医从业人员的创新能力与科研能力，更好地将理论与实践相结合，提高中医医疗服务质量，也为其提供更好的晋升机会。对于刚聘入或资历轻的中医从业人员，一方面要为其提供更多的培训和学习交流的机会；另一方面也要加强各社区卫生服务中心的内部培育机制，运用好"师带徒"的传统教育方式，在提高中医从业人员技术和看诊经验的同时做好中医药的传承工作。

2. 提高社区非中医医务人员学习和运用中医药知识的积极性

在国家中西医并重的背景下，推动中医药的发展，不仅靠中医单独发力，也需要西医对中医药知识的学习和结合，社区非中医医务人员对中医知识和中医适宜技术的学习利用是社区中医药发展的重要利好。因此，要鼓励社区医务人员进行"西学中"的学习，就要完善其福利待遇和继续教育制度。一方面可在职称晋升、绩效考核制度中对社区医务人员的"西学中"培训完成情况和中医适宜技术使用情况等进行指标设置；另一方面为非中医医务人员提供中医或中西医结合的学习、培训机会，并对参与"西学中"培训的医务人员给予适当的政策倾斜，对开具中药处方、使用中医适宜技术的非中医医务人员有一定的绩效倾斜，以提高社区非中医医务人员学习和运用中医药知识的积极性。

二、中医药人才激励机制保障

（一）完善中医药服务人员激励机制

1. 建立更加合理的中医医疗机构服务人员薪酬体系

《关于同步推进公立中医医院综合改革的实施意见》（国中医药医政发〔2015〕33 号）提出要"建立符合中医药行业特点的人事薪酬制度"。针对中医药人员医疗服务价格偏低、积极性不高的问题，要避免"以药补医""以检查项目补医"的现象，在稳步提升中医药服务人员收入水平的基础上完善符合中医药特点、体现中医药人员劳务技术价值的薪酬体系。在内部薪酬分配时，应重点向临床一线、关键岗位、业务骨干、风险高和贡献突出的卫生人员倾斜[104]，同时重视中医护理人员等技术人员的劳务技术价值，根据技术、管理等岗位特点建立合理的薪酬制度。为充分体现中医药"简便验廉"的特点，薪酬分配要以患者满意度、服务质量和服务数量为重点，体现中医特色价值医疗。

2. 完善综合医院中医药人员绩效考核制度

随着综合医院中医科室的不断建立增加，中医药人员的绩效考核制度更加受到关注。"不患寡而患不均"，在西医绩效考核为主的综合医院，中医药人员的薪酬分配公平性需更加注重。相对于西医的药物和大型检查项目，中医药服务收益相对较低，中医科室整体收入可能低于西医科室。因此，综合医院要根据中医药服务特点，完善中医药服务人员的绩效考核制度，建立合理的绩效考核评价表，设立涵盖服务数量、服务时间等显性指标及患者治疗效果、患者黏性等隐性指标，以充分激发中医药服务人员服务提供的积极性与主动性，同时避免中医药服务人员为提高收益滥开检查项目等问题，进一步促进医患关系的和谐发展。

3. 推动西医服务人员利用中医药服务的激励工作

"中西医结合"作为国家提出的卫生工作方针之一，其落实离不开医务人员尤其是西医服务人员对中医药的合理有效利用。强化西医服务人员对中医药服务的学习与利用，并积极创新中西医结合的治疗方法和提高科研能力，必须建立相应的激励机制；通过在绩效考核指标中添加中医药服务使用合理性等指标对积极利用临床验证有效的中医或中西医结合诊疗手段的医务人员给予绩效补贴或奖励；同时通过科研酬金及项目基金鼓励西医服务人员结合临床实践经验，探索并创新中西医结合的临床手段与技术。

（二）加强中医药管理人员编制管理

目前中医药管理机构中尤其在基层还存在中医药管理工作人员缺乏情况。针对该类问题，要加强各级中医药管理部门的编制管理。一方面根据中医药工作量确定合理的中医药管理人员编额并给予其合理的职称晋升渠道；另一方面要缩小编制内外人员待遇差距，实现同工同酬，在职称评定、收入分配、考核奖励等方面给予中医药管理兼职人员同等待遇，避免因激励制度缺陷造成中医药管理效率低下等问题。在岗位管理上，要以岗定薪、岗变薪变，实现工作人员由身份管理向岗位管理的转变，激发各类中医药管理人员工作的积极性，确保中医药管理工作的顺利、高效开展。

（三）激励中医药人才向西部地区及基层流动，提高区域公平性

1. 国家政策助力，提高中医药人才资源配置合理性

针对西部地区、偏远地区和基层中医药人才不足的问题，需通过国家政策导向，引导中医药人才的合理流动。根据教育部、国家中医药管理局共同制定的《教育部办公厅 国家中医药管理局办公室关于开展卓越医生（中医）教育培养计划改革试点申报工作的通知》（教高厅函〔2014〕38 号），"在开展农村订单定向免费本科医学教育的高校，实施面向基层的中医全科医学人才培养模式改革试点"，为西部地区、基层输送大批具有预防保健与社区、农村服务能力的实用型中医类别全科医生。另外，完善中医师多点执业的政策激励与保护机制，鼓励其向基层医疗机构申请多点执业[105]，推动基层医疗卫生服务均等化。推动中医医联体建设，促进医联体内部的人才流通，扩大基层中医药人才晋升渠道，提高中医药人才去基层服务的主动性与积极性。

2. 完善基层基础设施建设与人才保障机制

基层工作环境较差是影响医学生就业选择的重要因素[106]。乡镇、社区医院技术水平低、设备设施少、学术交流和进修机会少，人员素质和技术设备较难满足医学生生活及求知需要，因此中医药类专业学生难以倾向前往基层就业。为此基层医疗卫生机构也需要优化自身工作环境，以此吸引和稳定人才队伍[107-109]。薪酬待遇

与职称晋升是吸收和留住人才的有效杠杆，因此地方政府及相关部门要提高基层及偏远地区中医药服务人员的福利待遇，建立适合的专业技术职务评聘体系，使基层中医药服务人员的职称评审更切合中医特色及基层实际，为中医药专业学生及中医服务人员赴乡镇（社区）医疗机构就业搭好平台。

第三节　健全中医药法律体系

一、以法律手段加强中医药知识产权保护

《中华人民共和国中医药法》第六章"中医药传承与文化传播"第四十三条指出："国家建立中医药传统知识保护数据库、保护名录和保护制度。中医药传统知识持有人对其持有的中医药传统知识享有传承使用的权利，对他人获取、利用其持有的中医药传统知识享有知情同意和利益分享等权利。"积极利用《中华人民共和国中医药法》《中华人民共和国专利法》等现有法律保护我国中医药专利，推动我国中医药知识产权以行政保护途径为主向法律保障为主的途径转变。另外，针对中医药知识产权的无形性、地域性、时间性等特征，建立健全符合中医药规律的中医药知识产权法律条例，现行《中华人民共和国专利法》中对中医药知识产权的保护仍待完善。首先，区分对待"创新性"在中医药专利保护的标准，以利于对已进入公共领域的中药古方、中药制剂等的保护与传承。其次，避免"以西律中"，制定符合中医药特色的侵权认定细则，保护中医药服务工作者对中药复方制剂等临床特殊用途的知识产权。同时，在经济全球化、"一带一路"倡议大背景下，面对中医药知识产权不断受到国外冲击的现状，我国有必要协同各国建立传统医药的国际立法保护机制，加强国际交流与合作，建立国际性示范条款以保护传统医药知识产权。

二、完善中药资源保护的法律制度

通过更新中药资源保护法律，补充和完善法律保护内容，进一步完善中药资源保护法律制度。首先应当根据当前中药资源普查工作的数据信息来更新、完善《野生药材资源保护管理条例》内容，同时应针对当前的严峻形势提高管理条例的法律层次，以法律的形式对野生药材资源的生物多样性、遗传资源等进行保护，管理野生药材资源采集、猎捕、收购、运输、繁育、遗传资源获得及惠益分析、管理等活动的权利[53]。其次应当针对人工种养殖的中药资源进行规范化管理，保障中药资源能够安全且充足地进行临床供应，满足人民群众的医疗、养生保健需

求。最后，通过建立和完善中药资源保护区制度、中药资源动态监测制度来保障中药资源保护工程的有效推进[110-111]。

三、重视民族医药，弥补法律普适性缺陷

《中华人民共和国中医药法》第五十二条提出："加大对少数民族医药传承创新、应用发展和人才培养的扶持力度，加强少数民族医疗机构和医师队伍建设，促进和规范少数民族医药事业发展。"然而现行法律未能充分考虑民族医药的特殊性，因此要全面推动少数民族医药条款的相关法律法规实施，各少数民族自治地方应依据《中华人民共和国中医药法》《中华人民共和国民族区域自治法》及相关法律法规中有关少数民族医药的规定，结合当地实际情况，针对民族医药的特点，制定并适时修订相应的民族医药法规条例，有针对性地保护民族医药的发展传承并实行有效监管[112]。

四、明确管理责任，提升中医药执法能力和水平

有权必有责，中医药相关法律保障的落实离不开管理主体的自查自纠与执法队伍的监督问责。《中华人民共和国中医药法》第五十三条明确了县级以上人民政府中医药主管部门及其他有关部门未履行该法规定的职责的法律责任。首先，要强化对中医药管理部门行政权力的制约与监督，针对新形势下中医药工作的新特点新职能，完善纠错问责机制，督促相关部门依法、及时、高效履行职责。其次，要完善符合中医药特色的监督执法措施和程序[113]，提高执法效率，提升执法水平，为中医药工作的正常进行提供充分支持，同时打击假冒中医等违法行为，正本清源，塑造良好的中医药发展环境。最后，应提升中医药监督执法水平[114]，一方面加强现有中医药监督执法人员的中医药知识培训，使其充分理解和尊重中医药特色优势；另一方面，加强中医药卫生监督人才的培养和引进，提升中医药执法人员的能力和素质。

五、加强中医药相关法律宣传，提升相关主体的法律意识

普法工作是推进中医药相关法律落地，切实保障法律主体合法权益的重要一环。然而自《中华人民共和国中医药法》出台以来，医疗机构、医药服务人员、中医药企业等仍缺乏中医药相关法律知识，难以正确使用法律武器维护自身权益。因此，要加强中医药相关法律法规的宣传工作，重视《中华人民共和国中医药法》普法成效，关注受众信息需求，促进法律的实际应用。各地方政府及相关部门可

根据不同的宣传对象，摘选出相应的权利、职责和法律责任等法律内容进行分类普法[115]，在有限的时间内使受众掌握重点与最需要的法律知识。

第四节　加强中医药文化宣传建设

一、从民族复兴高度，认识中医药文化的战略价值

中医药学是我国传统科学技术中唯一完整保留至今并以其独特的体系仍在继续发展的原创科学。当前，中医药振兴发展迎来天时地利人和的大好时机，每一个中医药文化传播者应当紧扣时代主题，从中华民族伟大复兴、建设文化强国的高度，认识中医药文化传承的重要性，将中医药文化研究成果融入中医科研、中医教育和中医医疗中，使中医药文化深入人心；构建中医药诊疗服务、中医药文化交流、中医药文化贸易"三位一体"传播大格局，发挥中医药在健康养生、"治未病"中的主导作用，在疾病治疗、康复中的独特作用，结合时代特征，讲好中医故事，宣传中医正能量。

二、加强中医药文化理论研究，明确中医药文化传播内容

当前，中医文化学作为一门新兴学科，其理论研究刚刚起步，对中医文化体系发生、发展、传承、演化、结构和特质等本体研究范式还有待梳理[116]。对于中医药文化的核心价值体系及在中医药发展中的作用和中医思维的核心内涵及现代表达等，学术界和临床工作者还有不同认识。要以中国哲学、文学和史学为基础，以中医典籍、中医名家、中医文物、中医史记为对象，以中医思维为逻辑起点，研究中医理论与临证规律、中医名家学术思想、中医道德观、价值取向、行为规范及名家风范等。在现代以西医为主流的时代下，古老的中医理论应当合理地与现代科学及技术对接，传递中医药文化的精髓，同时应当将中医药资源保护、健康知识宣传等法律与政策导向内容进行宣传和普及，以发挥文化建设对中医药事业发展的引领推动作用。

三、创新中医药文化传播媒介，建立以传播效果为考核依据的激励制度

目前，中医药文化宣传通常以行政机构为主体，采取传统的宣传形式进行文化传播，而该类宣传形式常为单一性、灌输式的单向传播，缺乏互动性。因此，在中医药文化的宣传形式上，应当积极发挥社会组织与公众的宣传主

体作用，创新新旧媒体协同发展模式，突出中医药健康文化体验，策划参与性、互动性强的中医药文化宣传活动，将健康养生知识、养生保健融入中医药文化活动，创作引人入胜的文创作品，以更加通俗易懂、喜闻乐见的方式走进人民大众。传播媒介上，还应当充分利用对外宣传平台，贴合"一带一路"倡议扩大宣传范围，推动中医药文化海外传播；在此基础之上，应当建立完善中医药文化宣传工作的绩效考核制度，激励科普人员宣传工作质量的提升，以确保宣传效果。

四、以中医药文化基地为载体，加强科普人才队伍建设

中医药文化教育基地作为中医药工作者、院校学生和社会群众接受中医药传统文化与知识交流的窗口，应明确自身定位，积极承担相应科普人才的培训项目，完善中医药文化基地讲解员队伍建设，定期组织中医药文化科普专题学习与交流活动，提高科普、宣传人才队伍素质，以保障中医药文化宣传的质量与效果。高等院校、医疗机构的中医药文化宣传基地可充分利用自身优势扩充优质的科普、宣传人才队伍力量，助力中医药文化宣传普及。

第五节　推进我国中医药科技创新发展

中医药（含民族医药）蕴含极大的创新潜能，应将中医药传承与创新研究融入我国中医药科技管理体制改革中。笔者建议从中医药创新体制和机制、中医药科研评价体系、协同创新体系及研究基地科研平台建设与中医药科研人才团队培养等方面，把中医药科技资源原创优势的潜能和活力激发出来，进而转化为知识、技术及产业优势。

一、建立并完善中医药创新体制和机制

政府部门应从战略的高度充分认识中医药事业的重要性。通过改革中医药科技管理体制，在国家科技计划（专项、基金等）管理部际联席会议框架下，建立中医药科技协调会商制度，加快中医药科研管理专业机构建设；加强中医药发展与科技创新投入，中医药行政管理体制应该适应中医药特点，将中药产业发展列入当地经济发展规划中，营造尊重知识、尊重人才的氛围，鼓励中医药人员研发创新，并不断优化和完善中医药创新机制，为中医药研发创新提供良好的环境支持和服务保障[117]。

二、推动中医临床研究基地和科研平台建设

国家中医临床研究基地建设单位的遴选与建设，将全面提升中医药传承与创新能力，进一步提高中医药防病治病能力和自主创新能力，推动临床科研一体化建设。而科研平台建设是国家中医临床研究基地建设思路和目标要求的最直接体现，对基地病种研究和科研能力提升起关键支撑作用，也是吸引和稳定高层次科研人才的创新载体。黑龙江中医药大学附属第一医院中医妇科临床研究基地建设的八大平台协同创新模式：中医临床研究大楼、临床研究伦理审查平台、中医药标准研究推广基地、新增药物临床试验机构、医院制剂中心和中心实验室、妇科不孕症重点研究室、中药药理（妇科）三级实验室、重点病种文献信息库。上海浦东新区作为我国"国家中医药发展综合改革试验区"，在临床研究基地建设上拥有宝贵的实践经验，浦东新区依托上海中医药大学的优势资源，充分整合中医基础研究、药物研究、临床研究、实验研究、标准化研究等优势，将上海中医药大学附属曙光医院（简称曙光医院）创建成研究型中医院，利用该院肝病学科在国内的领先优势，以"中医药防治肝病临床研究联盟"领衔开展肝病病种的研究。根据上海市浦东新区第三方评估《2017 年浦东新区"国家中医药发展综合改革试验区"自评报告》，2010 年上海市政府向其投入 1000 万元的项目经费，曙光医院完成了适应研究型医院建设的人才队伍的建设；形成和完善了"数字化中医信息平台"等 5 个为研究型医院科研活动服务的、具有国内一流水平的公共平台；形成"中医肝病学"等 10 个国内领先的中医特色优势学科，曙光医院临床研究基地成绩斐然。

在基地和平台建设的基础上，深化中医药健康服务相关理论与临床研究，加快中医药健康服务相关产品研发与创新；推动中医药防治疾病能力的提升；促进中药资源综合开发利用及新药研发，增强中医药为人民服务的能力。

三、健全中医药多方参与的协同创新体系

建立以国家和地方中医药科研机构为核心，高校、医疗机构与企事业单位为主体，多学科、多部门共同参与的中医药协同创新机制。创建战略联合体，推动高等院校、科研院所、医疗机构、企业及金融机构间深度合作，打破创新主体间的壁垒，利用好国家中医临床研究基地平台和中药资源普查试点形成的机制，建立产学研技术创新联盟及区域特色产业创新集群；推进制度创新，研究制定促进跨领域、跨产业、跨学科的产学研协同创新的政策；根据国家需求和民众健康需求，确立好优先考虑项目，向多部门争取项目资助，同时国家应当对中医药科技

创新释放政策红利，加快中医药科技成果知识产权的转化，推广技术转化与利用，助推我国经济发展。

四、完善中医药科研评价体系

在体系建设方面，以健康产业规范化发展、健康服务质量与水平提高为出发点，强化各个环节与领域标准化建设；鼓励龙头企业、地方性专业学会与行业协会共同研究制定、实施与中医药健康产业发展相关的一系列标准，完善中医药的科研评价体系，中医药的科研评价体系应当结合中医药自身特点，如中医药的临床疗效评价在注重临床安全、有效的基础上，结合中医药理论的合理性与解释性，引入同行评议、第三方评估以提高中医药科技创新项目的管理效率与研究水平；同时要加强绩效评价，完善各类课题的管理制度，形成创新成果转化的激励机制。

五、加强中医药科研人才团队培养建设

优秀人才队伍是科技创新的第一资源[88]，为此应该加大中医药人才培养力度，完善现有分配机制改革以充分体现知识价值导向要求。一方面，要做好人才引进工作，借鉴好的经验，采用灵活的方式；另一方面，要重视内部人才的培养工作。依据中医药健康服务科学研究需要，建设多学科、专业化、复合型的高水平科研骨干人才团队，注重多学科知识结构复合型人才的培养，进一步创新和优化科研环境，完善人才培养与激励机制；鼓励企业和科研机构加强人才培养及高水平人才引进工作，鼓励科研人员在企业与研究机构双向流动，或进行创业、创新，提高中医药健康服务科技创新能力；充分发挥人才优势，针对各机构不同年龄分布的人才结构，建立不同的培养机制；重视中药新药研发人才队伍建设，鼓励不同专业背景人员参与共同研究，形成不同专业知识背景人员融合的中药新药研发创新队伍[117]；培养跨学科的专业人才，为推动中药研发创新奠定人才基础[118]。

六、促进中医药科技成果转化

促进科技成果转化为现实生产力，对于推动经济社会发展具有积极作用。首先，要做到重视加强原始创新能力，以目标为导向，运用现代科技，做好质量控制，保证成果科学性、实用性。其次，加大中医药科研成果推广力度，及时推进市场投入使用，提升中医药临床应用价值，形成产学研用良性循环。最后，政府相关部门应该做好宏观调控，从制度规范上促进科技成果转化，提升创新成果水

平及质量水平[119]，建设符合中医药发展规律的科研考评和成果转化机制，以中医药临床能力提升和中药产品质量安全保障为导向，建立以科技创新质量、贡献、绩效为指标的分类评价体系，客观评价中医药科技创新成果价值，有效推动中医药科研成果，为人才队伍建设、健康服务能力提升、产业创新发展及中医药国际化发展服务[120]。

第四篇　国外中医药、传统与补充医学的发展

　　自西医问世以来，西方医学推动了世界文明的进步，对当代的卫生保健事业做出了卓越的贡献。然而随着社会生产力的提高、人类生存环境及生活方式的改变，全球老龄化、疾病发生的复杂化等重大卫生问题逐渐凸显，人们逐渐意识到现代医学对疾病认识、诊治的有限性并不能解决所有的健康难题。与此同时，人们的健康保健需求越来越多样化，天然药物及其疗法日益受到青睐。因此十余年来，传统与补充医学在欧美等现代医学高度发达国家得到快速的发展，并逐渐被国际社会接纳，得到了世界卫生组织的高度重视与大力支持[121]。

第十二章　传统医学、补充与替代医学概述

第一节　补充与替代医学、传统医学的概念

西方国家将美国主流医学（常规医学）之外即由西方国家规定的常规西医治疗以外的其他医学称为补充与替代医学（complementary and alternative medicine，CAM），这一称法最初起源于美国[121]。1992 年，美国国立卫生研究院（National Institutes of Health，NIH）增设了替代医学办公室（The Office of Alternative Medicine，OAM），后升为美国国家补充与替代医学中心（National Center for Complementary and Alternative Medicine，NCCAM）。美国国立卫生研究院将传统和民间医学正式命名为补充与替代医学，美国国家补充与替代医学中心将补充与替代医学定义为目前尚未被考虑为主流医学的构成部分的医学实践。从定义中可以看出补充与替代医学是被证实为安全有效的医学实践，在未来有纳入主流医学的可能，故笔者将"补充与替代医学"定义为主流医学之外，能补充主流医学的不足并提供主流医学不能达到的诊断、治疗和预防方法。而美国国立卫生研究院提出补充医学、替代医学这两个术语具有不同的内容：补充医学是指与常规医学同时使用的医疗保健手段；替代医学则指的是代替常规医学的方法而用于临床诊疗的内容。针灸、草本药物、推拿等传统中医治疗手段是补充与替代医学的主要内容和常用方法[122]。世界卫生组织认为补充与替代医学是指范围更为广泛的医疗保健实践，而非该国自己的传统或传统医学的部分内容，且其并未完全融入各国主导的医疗保健系统，在某些国家它们可与"传统医学"这一术语互换使用。

从本质来看，补充与替代医学和传统医学的概念内涵是存在区别的。传统医学有很长的历史，它是现代医学产生之前在各种不同的文明社会发展起来的多种医疗知识体系。世界卫生组织对于"传统医学"有更为具体、微观的定义，它提出"传统医学"是指利用基于植物药、动物药、矿物药、精神疗法、肢体疗法，和实践中的一种或者多种方法来进行治疗、诊断和预防疾病或者维持健康的医学[123]。在世界范围内，传统医学有许多种，古老的医学文明百花齐放，呈现多元化交互发展的景象。其中比较著名的有草药医学，如发源于印度本土的——生命吠陀医学；起源于古希腊与阿拉伯，现今盛行于印度、印度尼西亚、马来西亚等国家的尤那尼医学；东亚地区的涵盖针灸、推拿、刮痧等医疗手段的中医学体系在内的

多种东亚传统医学；非洲南部的穆替医学；非洲西部的依发医学等[124]。严格意义上，传统医学是替代医学的一种，部分非洲、亚洲和拉丁美洲国家的传统医学能够替代现代医学成为该国医疗系统体系的一部分，发挥传统医学对人民的医疗保健功能，保障人群健康。在非洲，有 70%～80%的人口利用传统医学进行医疗保健。

通常，补充与替代医学包含了世界范围内各国各地区的传统医学，"传统医学"概念更为广泛。而在有些国家，传统医学或非常规医学也称为补充医学，"补充医学"、"替代医学"和"传统医学"这三个概念可以互换使用[125]。目前，在国际范围内多使用"传统与补充医学"这一术语（traditional and complementary medicine，T&CM）[126-128]，该术语把传统医学和补充医学这两个概念融合在一起，内容上涵盖了相关的医疗保健产品、医疗保健技术服务提供者及其相关的实践等，其内涵和"补充与替代医学"的内容基本一致[126]，故本书中"传统与补充医学"的概念等同于"补充与替代医学"的概念，并统一使用"传统与补充医学"这一术语。

第二节　传统与补充医学的主要内容

广义的传统与补充医学内容可分为和传统与补充医学相关的医疗保健产品、传统与补充医学技术服务提供者及其相应的实践。

根据世界卫生组织在第二次全球传统与补充医学调查中对传统与补充医学产品的解释，传统与补充医学产品应当包括草药、草药材料、草药制剂及含有植物某些部分、其他植物材料或混合物作为有效成分的草药成品[129]。在部分国家，某些传统草药并不完全源自植物天然成分，而是由诸如动物和矿物材料等构成的药物。目前，多数国家会通过制定、更新和实施法律法规及相关政策以对草药产品监督管理，进而确保药物的质量与安全性，保障患者生命健康。随着相关产品市场逐渐国际化，如何确保全球范围内流通的草药产品的安全性和高质量成为一项挑战。目前，部分国家和监管组织已经开展相关合作，努力协调各国有关草药及其相关产品的政策法规，以减小贸易与文化冲突，保障全球人群使用权益。例如，欧盟的目标是通过对欧盟内各成员国制定统一政策、条例使得区域内技术服务提供者可以开列处方或推荐相应的传统与补充医药产品。传统与补充医学实践主要是指利用各种传统与补充药品（技术）进行治疗或是按照一定规范进行卫生保健治疗，如草本药物疗法、正骨术、手疗法和自然疗法、针刺疗法等手法治疗，以及其他类别的疗法，包括气功、太极、瑜伽、热疗及其他身体、心理、精神和身心疗法。为了维护和保障人的生命健康，国家卫生当局必须保证传统与补充医学对人体的安全性与疗效，同时针对本国人民的个性需求制定特定的政策与制订相应的规划。与此同时，随着各国经济与文化在全球范围内的交融发展，传统与补充医学不再仅属于本国或仅限本国使用，各国面临着新的传统与补充医学文化及实践和本土文化、实际国情相碰撞、磨合的挑战。因而，从全球化发展的背景与挑战来看，各个国家应当综合考虑他国的传统与补充医学经验和各国实际需要去制定和实施相关政策、法规。例如，新加坡的针灸和中医资格认证、颁发机构承认国外高等教育机构等其他资格认证中心所出具的证书和资格。而泰国政府同样为国外大学传统与补充医学专业毕业者颁发相应的执业许可证，认可并允许其在泰国执业。

传统与补充医学技术服务提供者可以是传统医学/补充医学技术服务提供者、向患者提供传统医学/补充医学服务的医生、牙医、护士、助产士、药剂师和理疗师等常规医学专业人员和卫生保健工作者[125]。医疗技术服务提供者的知识、经验与实践技能对就诊者的身体健康产生直接影响，而各国传统与补充医学技术服务提供者的医学知识、经验获得的形式与体制各有不同。部分国家常用的传统与补充医学实践已经有较为成熟的运行体制与政策法规，这为本土的传统与补充医学人才的培养提供了较好的成长经验，所以目前国际的发展趋势需要传统与补充医学技术服务提供者完成正规权威的教育或培训，如在亚洲地区，尤其是中国、印度、韩国、越南等国家，规定传统与补充医学技术服务者需为大学学士及以上的学历。除此之外，许多国家还为传统与补充医学技术服务提供者的执业、注册、人身保障等制定并实施了相关的法律规范。

美国国家补充与替代医学中心将传统与补充医学的内容分为五个方面：①独立的替代医学系统，通常为发展较为完整并且并立于（先于）现代生物医学演化而来的医学理论与实践体系，常为其他国家、区域文化发展形成的传统医学体系，包括传统的东方医学（含传统的中医药学）、印度医学、顺势医学等；②精神和意念疗法，其是指通过促进精神对人体功能、相关疾病症状的影响力的技法，包括静思法和生物反馈疗法，如冥想、引导想象、渐进式放松、深呼吸式训练、催眠、瑜伽、太极、打坐、祈祷、音乐疗法等；③具有生物学基础的疗法，其主要是指通过使用天然动植物或矿物来进行医疗实践或干预的疗法，包括整合疗法、草本药物疗法、特殊饮疗法，其中特殊饮疗法包括素食法、长寿饮食法、阿特金斯饮食法、普里蒂金饮食法、欧尼斯饮食法和区域饮食法等[130]；④机体调整疗法，其主要是指基于身体的特定运动或对身体进行特定操作的疗法，包括脊柱调整治疗、骨骼调整治疗、按摩疗法等；⑤能量疗法，能量疗法治疗的中心理念为"场"，"场"是来自身体或者其他外界的物质譬如磁场等，能量疗法通过"场"的力量对身体发挥作用，气功、触摸疗法、电磁疗法、灵气疗法等都属于能量疗法。在传统与补充医学体系的众多组成内容之中，针灸疗法、草本药物、按摩推拿等中医传统诊断、治疗手段占有重要地位。

第三节　传统与补充医学的类别与体系

一、传统与补充医学的类别

当前的传统与补充医学主要分为两大类别：一类为具备较为完善和成熟的传统与补充医学理论及实践体系，包含了西方医学之外的替代、补充医疗保健体系，如中国传统的中医药学体系、欧洲的顺势医学体系、印度的生命吠陀医学体系等；另一类别主要是指传统与补充医学具体的药物和非药物疗法，也可单独称为传统与补充医学，药物疗法有草本药物、菌类植物、动物和矿物质，非药物疗法主要有针刺治疗、瑜伽运动、触摸疗法、气功、熏蒸疗法、整脊疗法等。

二、传统与补充医学体系

在传统与补充医学体系中，传统医学起源最早，起初主要形成了三大传统医学体系：古巴比伦医学、印度医学、中国医学。从起源的年代来看，中国传统医学的出现晚于古巴比伦医学与印度医学。但从发展情况来看，古巴比伦医学濒临消亡，仅流传下少数单方、验方和碎片化的理论，中国、印度的传统医药是当前全球范围内发展至今极具生命活力和影响力的两种传统医学体系。中国传统医学在历经几千年的沧桑后仍较为完整地保存了大部分理论、古书、验方等，在当今世界迸发出无限可能；印度一直注重对印度草药的保护与研发，并在印度传统医学的教育、科研、医疗旅游等方面都做出了不懈的努力。

2002 年，美国白宫补充与替代医学政策委员会发布的《白宫补充与替代医学政策委员会总结报告》中首次正式承认并采用"中国传统医学"这一确切名称，替代了含义不清的"东方医学"。在该报告中，美国白宫补充与替代医学政策委员会认为目前的传统与补充医学主要有五大医学体系，中国传统医学、印度传统医学、美国传统整脊医学、欧洲传统顺势医学、美国印第安传统医学。本书在第一篇第三章"中医学理论体系的发展与特点"对中国传统医学的具体内涵已做论述，本章节仅对其他四大主要传统与补充医学体系的起源、内容等进行详细介绍。

（一）印度传统医学

印度传统医学主要由阿育吠陀、瑜伽和自然疗法、尤纳尼医学、西达、顺势疗法及索瓦-雷格帕（Sowa-Rigpa）医学组成[131]。阿育吠陀医学是印度传统医学的主要构成部分，其医学理念是保持人机体内部的平衡，注重人与自然和谐共存。而尤纳尼医学是随着伊斯兰教一起传入印度，起源于波斯-阿拉伯医学。尤纳尼医学认为体液平衡，机体就会正常运行，然而当体液失调人体不能排出致病废物时将会导致人体患病，在治疗过程中强调通过人体自身的自愈能力来克服生命体的失调状态。自然疗法核心为饮食疗法，是根据对人类饮食、作息等生活习惯及自然界运行的天然规律，应用冷冻疗法、热疗、水疗、医疗泥疗、推拿等方式达到保持和促进机体身心健康的作用。西达医学同样是印度传统医学中较为古老的体系之一，与阿育吠陀医学体系类似，其理论医疗基础都是三元素、三体液理论。瑜伽历史也比较悠久，主要通过肢体运动、精神修炼，使得机体身心全面得到提升，机体与自然完美结合。而顺势疗法最早为德国人创立，由欧洲传教士传入印度，其医学理论的中心思想为同一类别的药物制剂可以治疗同一类型的疾病，即在诊治某类疾病时，需要服用能在正常机体中发生类似症状的制剂。索瓦-雷格帕医学，又称 Amchi 医学，该医学体系主要应用于喜马拉雅地区藏族定居人群，采用整体养生保健疗法达到人与宇宙相协调、融合的健康状态。

（二）美国传统整脊医学

美国传统整脊医学又称为美式脊椎矫正学、美式按脊疗法，它不仅是一种传统与补充医学，也是一种哲学和艺术。关于脊柱治疗法的文献资料记载最早出现在两千年前的奥力根人时代。18～19 世纪，整骨疗法盛行于英国等欧洲地区的民间，后欧洲整骨成员在移民浪潮中将整骨技术带到了北美新大陆，从此产生了西方近代的整骨疗法与整脊疗法。虽然整脊医学起源早，但美式整脊疗法真正创始于 1895 年，创始人为丹尼尔·大卫·帕尔默（Daniel David Palmer，1845—1913）。帕尔默先生及其早期追随者的观念为：在诊治疾病基础上应该重视预防、保健，认为脊柱矫正的重点应当是诊治神经肌肉骨骼的系统紊乱。美式脊椎矫正学注重机体整体的研究，强调探寻人机体内各个器官、组织之间的关联，追求维护、恢复自然生理平衡与物理平衡的脊柱矫正方法，该医学体系的中心思想是从人体的整体平衡出发认识人体内部的运作机理，以达到使人体恢复健康的目的。

在美国传统整脊医学里，脊椎的手法矫正的原理是通过作用于机体的神经等其他系统来增加人的自我调节能力，进而使人体达到相对稳定的状态。脊椎矫正能够影响脊椎、肌肉与骨骼系统的状态进而作用于神经系统，使得某些器官功能的障碍、机体组织的病变与机体综合的异常症状能够好转、恢复。

中国传统医学同样很早就对劳损性脊椎疾病就有一定认识，并且已经形成一整套不同于美国传统整脊疗法、具备中国本土特色的整脊手法。但由于美国对传统整脊学专业教育的标准化、宣传与交流的国际化，美国传统整脊医学在世界上更具有影响力。早在 19 世纪 70 年代，美国的教育部、健康与人类服务部、卫生、教育与福利部便允许整脊技术进入大学的专业教育，且将其作为脊柱矫正专业。在美国，脊椎矫正学院或大学截至 2008 年共开设了 17 所，约有 6 万名脊椎矫正医师[132]。

（三）欧洲传统顺势医学

顺势医学在欧洲、北美、亚洲等区域均有发展，但发源并兴盛于欧洲。早在公元前 4 世纪，医学之父希波克拉底发现的一条规律已经和后来的传统顺势医学理念相应，他发现服用一些剂量大的天然药物在健康机体上会发生某些异常的疾病症状，但用剂量小的同类药物将能够缓和相应的疾病症状，这个理念奠定了欧洲传统顺势医学的基础，故希波克拉底被视作当今欧洲传统顺势医学体系的始祖。德国医生塞缪尔·哈内曼（Samuel Hahnemann，1755—1843 年）在 18 世纪首次提出传统顺势医学的理论概念，距今已有 300 余年历史。顺势医学最初形成的背景与其诞生时期的医学界的情况有关。18 世纪，欧洲医生通常使用较为残酷、疼痛的方式来诊断和治疗疾病，如典型的放血疗法、水蛭吸血疗法等，而针对这种不够人性化的诊疗背景与环境，哈内曼尝试通过寻找一种较为温和的方法来预防、治疗疾病。随后，哈内曼在人的身体上反复进行试验，将各种类别的物质作用在健康机体上，将其剂量信息、引发的各种异常症状等各种信息均详细地记载下来。在反复进行试验的期间，他终于发现了金鸡纳树皮作用在健康机体中将引发的间歇热、寒战等症状与它所治疗的疟疾所表现的症状体征相一致，这一发现验证了希波克拉底的发现。哈内曼将自己的发现总结为"相似性"法规和"微元律"定律，"相似性"是指引发健康人体某种症状的物质，经稀释震荡处理之后，可治疗同类症状的疾病；"微元律"是指药物剂量越微小，效果越强。两者成为传统顺势医学的基本法则与主导思想。传统顺势医学通过对人体进行药物试验，记录相应的症状表现，制作了临床症状与药物对照表（书）。其通过问诊的方式收集患者疾病信息，根据"相似性"法规，依照特定药物的症状表对患者的疾病症状和体制进行匹配，从而甄选出相应的单味药剂进行治疗。

（四）印第安传统医学

印第安传统医学也被称作玛雅医学，起源于中美洲印第安族，距今已有近三千年历史。玛雅医学的产生与发展基于玛雅传统文化如生命之气、天地人万物合一、肉与灵一体、二极哲学观、玛雅五方等理论观点，进而形成其独特的疾病观与治疗观。玛雅医学认为导致机体疾病产生的物质因素有三个：自然因素、情绪因素与超自然因素。玛雅医学的病因理念为"诸病皆起于风"，它将病因归因于"风"，将其分类为自然风与超自然风这两类，邪风可能由自然因素如自然界的风、人体所食之物等产生，或者由超自然的要素而导致，如人的行为违背曾经的誓言与社会的伦理道德等。同时玛雅医学认为风有寒、热区分，风的寒热两极不平衡将导致疾病，如饮食不协调、情绪化、过度劳累、长期倦怠状态等会导致人体失衡，风寒、风热、风燥、风湿多种致病因素夹杂将会使人体得病。情绪因素分为热性与寒性之分，其中生气、愤怒是热性的情绪，惊恐、害怕是寒性的情绪。玛雅医学中，所有疾病的发生、发展均由寒与热不平衡所导致。玛雅医学中，疾病发生、变化的机理注重分析"风"的致病因素，他们认为每一个事物均与风有关。玛雅医学认为风邪的产生有多种可能，可能源于动物（包含人）、植物、神灵、祖先等。在医学临床实践时会最先考虑人体风邪的驱除，并将该理念运用于推拿按摩、针刺放血、药物沐浴、拔罐等具体的治疗实践中。玛雅医学的诊断被称为玛雅四诊，包含脉诊、触诊、手诊、听诊[133]。玛雅医学的巫术诊断法包含三种：光石诊断法、鸡蛋诊断法、树脂火焰诊断法。玛雅医学是一种能够治疗生理疾病也能够治疗精神、情志异常疾病的"双叉式"医学系统。

玛雅医学的治疗方法包括药物和非药物治疗法。药物疗法有药物沐浴、饮食疗法、帐幕火石汗法等，并且药物疗法中使用的药物类别有寒与热之分，温热疗法常应用于寒冬易发的疾病，寒凉疗法常用于炎热天气易发的疾病。玛雅医用中美洲森林的250多种天然草药通过帐幕火石汗法来进行解毒，从而治疗病痛；用解肌发汗药物对机体进行发汗，进而解除高热；玛雅医学认为芳香类的草药可以驱逐风邪，进而治疗风病，如用花椒、香菊可治疗肚子痛、头风、肠风等风邪类病症。古老的玛雅医学曾受到重创，1521年西班牙入侵征服玛雅，其传统医学遭到严重破坏后逐渐没落，转入地下发展，几乎濒临灭亡。自20世纪50年代起，西方逐渐意识到人类的健康和病因复杂多变，疾病健康不是只用医用化学、生物化学等西医可以解决，开始接受玛雅医学等替代疗法，玛雅的植物药知识与精神异常病症疗法逐渐受到瞩目。2017年10月20日，"中国中医学与墨西哥玛雅医学对话论坛"于墨西哥尤卡坦州举行，集中探讨了中医学如何与玛雅医学相互融合，以及中医与玛雅医今后的发展和研究方向[134]。

第四节　传统与补充医学的指导纲领与发展战略

为了充分利用并进一步发掘传统与补充医学的潜在价值，美国政府为回应民众的需求与强烈期盼，于2000年3月成立了白宫补充与替代医学政策委员会，该组织的委员会成员由总统直接任命，均为该领域极为权威的医疗从业人员、管理人员等专业人员。该委员会的目标是对发展、规范传统与补充医学的政策、法规进行深入的研究、讨论，同时向政府提供关于该领域相关法律法规制定、行政管理的提议和方案，来辅助修改、订正目前有关传统与补充医学的医疗保健政策，充分利用并进一步发掘传统与补充医学的潜在价值，最大可能地完善卫生健康事业，使其更好地受益于广大民众。2002年3月，白宫补充与替代医学政策委员会出台《白宫补充与替代医学政策委员会总结报告》，对于传统与补充医学发展前景提出了十项发展纲领[135]：①建立高质量的健保系统，该系统应当将人作为一个整体来看，身体与心理健康均应纳入保健的完整理念之中；②运用科学的技术方法去研究、评判和审核不同的传统与补充医学疗法及产品的质量、安全有效性；③客观肯定并注重发挥机体自身所具备的健康恢复能力；④要尊重和考虑患者的特性，根据不同的个体差异来针对性选择适宜的治疗方法；⑤患者具有选择适合自身疗法的权利；⑥强调人群进行自我健康保健；⑦技术专业领域不同的医师要相互尊重与充分交流，进而齐心协力、共同合作；⑧普及人群对疾病预防、健康保健等健康素养教育；⑨对公众要加强全面最新的信息传播；⑩政府卫生保健政策方针的制定与实施要考虑民众的呼声和需要，并应该将民众最急切的需求放在优先地位。

针对传统与补充医学的未来发展方向，世界卫生组织通过汇集六个世界区域的专家、会员国的利益相关方进行协商、讨论，最终在《世界卫生组织2014—2023年传统医学战略》归纳出了传统与补充医学未来发展的目标、战略，其中包含三大战略目标、六个战略发展方向。

1. 通过制定合理的国家层面政策来更好地管理传统与补充医学，并建立相应的知识基础

（1）战略方向一：熟悉并肯定传统与补充医学的作用、影响与潜力。世界卫生组织倡导各个国家肯定或是去评估传统与补充医学在各国卫生保健系统的影响和角色地位。在现实情况中，部分国家的传统与补充医学已成为本土卫生保健系统的组成部分，但往往存在医学体系和实践形式种类繁多、差异性较大的现象，故世界卫生组织建议各国应当正确了解并且客观、具体地评价本国民众所利用的传统与补充医学类别与状况，建立相应的临床实践档案。在该类机制的基础上，

政府相关部门可以对该类信息进行收集、管理及分析利用，进而能够针对各国实际情况更好地对传统与补充医学进行使用、管理。

（2）战略方向二：强化传统与补充医学的知识基础，建立临床应用的科学证据并维持资源。各国应当加强本国传统与补充医学知识相关资源的可持续利用，同时各国的利益相关方应当重视并严格遵守关于生物多样性和濒危物种的国际条约，而当前使用传统与补充医学的支持证据无论是质或量上还存在许多缺陷。传统与补充医学要成为卫生保健系统的一部分，应该通过使用卫生系统中公认的服务评价方法如疗效比较研究和混合方法设计来收集更多科学证据以获得支持；同时应当重视更多的研究和创新，进行传统与补充医学的知识管理，其中包括相关知识产权的申请与保护，引导国家相关机构保护并创新传统知识，当中最为重要的地方在于对传统与补充医学利用信息进行相应的收集、管理和分析，保证数据的有效性和高质量性。当前较为可行的办法就是通过在全国范围的普查或者在其他相关调查中加入关于传统与补充医学的需求、应用问题，使用目前已经存在的数据库，建立相应的研究中心与网络。在获取相应数据后，政府应强化对传统与补充医学的判断与辨别能力，对其进行专业性研究和客观评价，判别并剔除夸大其词或存在可能导致人体损害风险的传统与补充医学，进而将有限的健康资源集中在最可能产生效益的产品、实践和技术服务提供上。

2. 监督管理传统与补充医学产品、服务提供者及其实践行为，进而保证传统与补充医学的质量，确保使用的安全性及有效性

（1）战略方向一：承认产品监管的作用和重要性。当前，越来越多的国家开始对传统与补充医学相关产品制定和推行监管政策框架，然而这些政策框架大部分为国家层面或区域层面的，各国政府应该认识到该领域的全球化发展背景。传统与补充医学全球化已成为一种趋势，各种实践与产品在不同国家和区域流通、使用更为频繁也面临许多难题，如可能会面对不同国家不同立法框架内容间的矛盾、各国传统与补充医学的质量和安全性信息如何得到分享等问题。

（2）战略方向二：制定传统与补充医学实践与相关服务提供者的政策、法律法规，规范传统与补充医学教育培养、技能培训、保健服务的开展和诊断疗法的使用。基本规范与法规能够构建现有监管框架与评价方式，进而改进现有传统与补充医学系统。基本规范与法律条例能够运用于各项传统与补充医学疗法的评判，并与医保支付方式结合，制定适宜的费用报销方式，建立传统与补充医学技术服务标准，设置服务提供者及其实践行为的监管制度，从教育培训、执业资格认证和薪酬补偿等环节对技术服务提供者进行监督管理，通过科学的评估来明确卫生保健系统中传统与补充医学适宜的服务提供方式。

3. 积极发挥传统与补充医学服务在全民健康覆盖中的作用，将其纳入卫生保健系统和自我健康保健的内容中

（1）战略方向一：通过挖掘传统与补充医学的潜在价值，进而改善卫生服务状况和健康结果。根据各国的现实情况，在关注民众的传统风俗文化的基础上结合患者期望、传统与补充医学的安全与有效性等方面的证据，探寻传统与补充医学服务纳入卫生保健系统的合适模式。在这一过程中需要考虑纳入何种方式与服务内容的传统与补充医学以什么样的形式纳入，并考量在难以纳入时应选择何种替代方案。世界各国应当从建立可持久、可行和能够改善健康结果的最佳卫生保健提供模式的目标出发，根据实际国情采取相应做法。

（2）战略方向二：保证传统与补充产品和服务的消费者可以对自我健康保健进行知情选择。患者知情选择的保证是良好健康保健实践的必要条件之一，医患之间的共同决策能够促进以人为中心的卫生保健，体现医疗本身的价值，故应当从伦理、法律、人文等方面着手并确保患者知情。同时应当考虑到，患者可及性和可负担性的期望可能与政府在传统与补充医学风险不明时采取的预防性保护措施产生矛盾，各国应当在这两个因素之间保持平衡。

第十三章 国外中医药和替代医学发展现状与趋势

第一节 世界传统与补充医学发展现状

一、世界传统与补充医学法律政策发展现状

（一）世界传统与补充医学的相关政策现状

近年来，许多国家确立并制定了关于传统与补充医学安全有效使用、良好发展的区域政策和法规。国家级传统与补充医学政策是指由国家相关的政府部门制定，内容上包含关于传统与补充医学未来发展和规划方向的原则、未来愿景和使命、目标等。每个国家应当针对传统与补充医学专门制定一部政策或法律，或将其与其他相关的国家政策如药物政策、贸易政策进行整合。

世界卫生组织提出，国家政策应当明确传统与补充医学在本国卫生服务系统中的定位，应当将安全性和有效性作为发展传统与补充医学的指导原则之一。各国于 1999～2018 年制定了本国国家级传统与补充医学相关政策。拥有国家层面的传统与补充医学政策的世界卫生组织会员方数量一直在增加，截至 2018 年，有超过 50%的会员方制定了相关的政策，具体情况如图 13-1 所示。

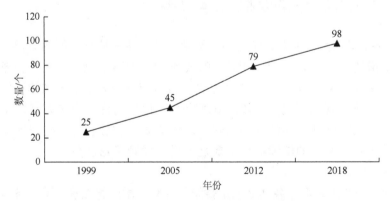

图 13-1 拥有传统与补充医学政策的世界卫生组织会员方数量

资料来源：世界卫生组织《2019 年全球传统与补充医学报告》

各地区已出台的传统与补充医学政策的会员方数量也各不相同。截至2018年，非洲地区出台传统与补充医学政策的会员方数量是最多的，其次为西太平洋地区。由于每个地区会员方数量不一，从占比情况来看，90.91%的东南亚地区会员方出台了传统与补充医学政策，有 85.11%的非洲地区会员方出台了传统与补充医学政策，62.96%的西太平洋地区会员方出台了传统与补充医学政策，欧洲地区共有53 个会员方，仅有20.75%的会员方出台了国家层面的传统与补充医学政策。如图 13-2 所示。

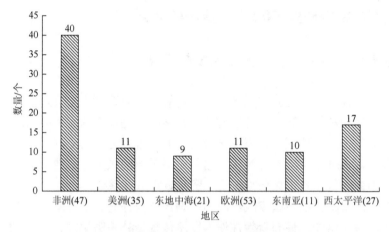

图 13-2　　2018 年各地区出台传统与补充医学政策的会员方数量

资料来源：世界卫生组织《2019 年全球传统与补充医学报告》

横坐标轴括号内数字表示各地区会员方数量

（二）世界传统与补充医学相关法律现状

自 1999 年以来，拥有传统与补充医学相关法律和监管框架的会员方数量也在不断地增加，截至 2018 年，共有 109 个会员方报告已制定传统与补充医学相关法律和监管框架（图 13-3）。许多会员方将传统与补充医学的法律法规纳入国家药物法，或与其他相关的法律法规相整合。但也有许多会员方制定了专门针对传统与补充医学的法律法规和构建了监管框架，如加拿大、美国等联邦制国家，传统与补充医学的法律框架主要是由州、省等管辖区负责，且管辖权因司法管辖区不同而存在差别。

从地区分布上来看，各地区制定传统与补充医学法律法规的情况各异。非洲地区和东南亚地区分别有 82.98%、81.82%的会员方制定了关于传统与补充医学的法律法规。欧洲地区虽然制定传统与补充医学的法律法规的会员方数位居第二，但仅约占该地区会员方数的 39.62%，在六个区域中比例最低，如图 13-4 所示。

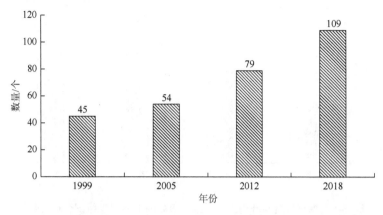

图13-3　拥有传统与补充医学法律的世界卫生组织会员方数量

资料来源：世界卫生组织《2019年全球传统与补充医学报告》

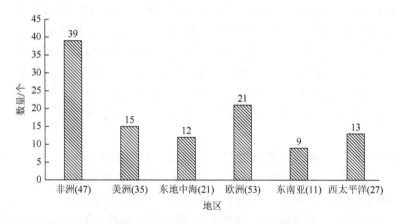

图13-4　2018年各地区拥有传统与补充医学法律的会员方数量

资料来源：世界卫生组织《2019年全球传统与补充医学报告》
横坐标轴括号内数字表示各地区会员方数量

二、世界传统与补充医学相关组织设置现状

（一）各国传统与补充医学国家办事处设置现状

传统与补充医学国家办事处是指由一个国家官方支持并授权处理传统与补充医学相关事务的政府机关。该办事处通常在卫生部门内部，或作为政府、其他部委的一部分。截至2018年，194个会员方中约有超过一半设有传统与补充医学相关的国家办事处。如图13-5所示。

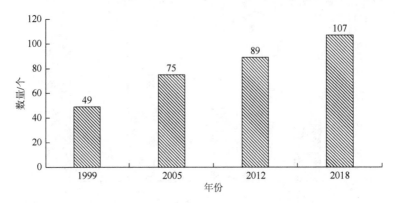

图 13-5　拥有传统与补充医学国家办事处的世界卫生组织会员方数量

资料来源：世界卫生组织《2019 年全球传统与补充医学报告》

　　根据世界卫生组织的调查，大部分会员方的传统与补充医学国家级办公室通常为卫生部门内设的一部分，负责处理和传统与补充医学相关的政策事务，但对于草本产品的监督管制通常会被划分到食品药品监督部门，如我国成立的国家中医药管理局，由国家卫生健康委员会管理，对于中医药药品、保健品的监督管理由我国国家市场监督管理总局负责。对于一些没有指定、设置传统与补充医学国家级办公室的国家如新西兰，其卫生部门对传统与补充医学负有监督职责。

　　地区分布上，非洲地区仍是设置传统与补充医学国家办事处会员方数量最多的区域。从各区域设置传统与补充医学国家办事处数量的比例来看，东南亚地区超过 90% 的会员方设置了相关的办事处，其次为非洲地区（82.98%）、东地中海地区（61.90%）、美洲地区（48.57%）、西太平洋地区（48.15%），欧洲地区设置传统与补充医学办事处会员方数量的比例最低，约占全欧的 28.30%。如图 13-6 所示。

（二）传统与补充医学专家委员会组织设置情况

　　世界卫生组织指出，提供传统与补充医学技术指导的专家组织是指由各国政府召集的一组专家，其目的在于审查和制定关于传统与补充医学的相关政策及技术指导。从 2018 年的数据来看，194 个会员方中有 47.94% 设置有专家委员会（图 13-7）。其他会员方如布隆迪在向世界卫生组织报告时反映有个别研究人员和专家以私人身份进行研究，没有正式的专家组织。

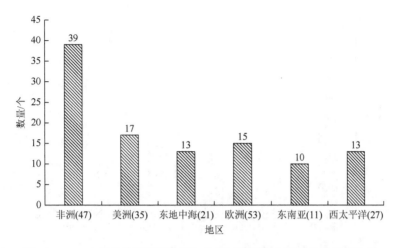

图 13-6　2018 年各地区拥有传统与补充医学国家办事处的会员方数量

资料来源：世界卫生组织《2019 年全球传统与补充医学报告》

横坐标轴括号内数字表示各地区会员方数量

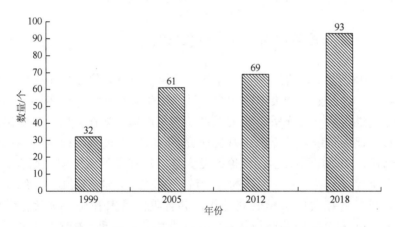

图 13-7　拥有传统与补充医学专家委员会的世界卫生组织会员方数量

资料来源：世界卫生组织《2019 年全球传统与补充医学报告》

从各区域设置传统与补充医学专家委员会会员方数量的比例来看，东南亚地区超过 90% 的会员方设置了相关的办事处，其次为非洲地区（72.34%）、东地中海地区（52.38%）、西太平洋地区（40.74%）、美洲地区（34.29%），欧洲地区设置传统与补充医学专家委员会设置的会员方数量比例仍然最低，约占欧洲地区的 28.30%，如图 13-8 所示。

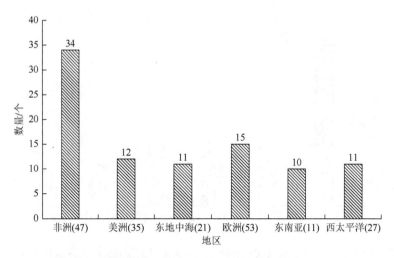

图 13-8　2018 年各地区拥有传统与补充医学专家委员会的会员方数量

资料来源：世界卫生组织《2019 年全球传统与补充医学报告》

横坐标轴括号内数字表示各地区会员方数量

（三）传统与补充医学国家研究所设置情况

　　截至 2018 年，总共有 75 个世界卫生组织会员方设置了关于传统与补充医学研究组织，约占全部会员方的 39%。世界卫生组织报道，许多国家和地区研究了关于促进传统与补充医学研究发展的相关政策，如在英国，卫生部发布相应的政策以促进传统与补充医学基础研究，同时定期调查英国传统与补充医学的使用情况；美国哈佛大学、哥伦比亚大学、加利福尼亚大学、斯坦福大学、马里兰大学等 20 多所著名大学的医学院、附属医院陆续成立了传统与补充医学中心，承担着相关的医学研究工作，并且美国国家补充与替代医学中心于2005 年成立了六个新的补充与替代医学研究中心，包括"关节炎与中医药研究中心""中药治疗中心""肠功能失调中医药治疗中心""中医药治疗癌症国际研究中心"等。

　　从区域分布来看，东南亚地区约有 63.64% 的会员方设置了相关的研究机构，其次为非洲地区（61.70%）、东地中海地区（47.62%）、西太平洋地区（33.33%）、美洲地区（25.71%），欧洲地区设置传统与补充医学专家委员会设置的会员方数量比例仍然最低，约为 20.75%。具体见图 13-9。

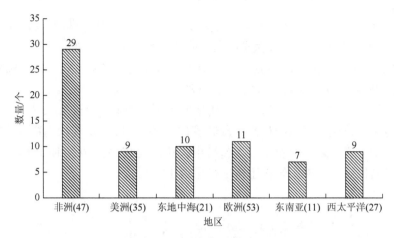

图 13-9　2018 年各地区拥有传统医学研究机构的会员方数量

资料来源：世界卫生组织《2019 年全球传统与补充医学报告》

横坐标轴括号内数字表示各地区会员方数量

三、世界传统与补充医学实践现状

（一）传统与补充医学服务使用现状

根据世界卫生组织第二次传统与补充医学全球性调查数据，截至 2018 年，194 个成员中约 88% 的国家和地区在本国或本地区内使用传统与补充医学。这些国家和地区通过出台相关法律、政策、项目来促进传统与补充医学的发展与使用。各地区传统与补充医学的使用情况如图 13-10 所示，从数量上看，欧洲是使用传统与补

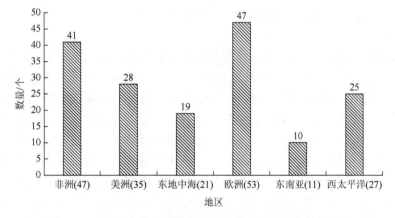

图 13-10　2018 年各地区使用传统与补充医学的会员方数量

资料来源：世界卫生组织《2019 年全球传统与补充医学报告》

横坐标轴括号内数字表示各地区会员方数量

充医学的会员方数量最多的地区；从各区域使用传统与补充医学国家或地区的比例来看，各区域使用传统与补充医学国家或地区比例均超过了80%，其中西太平洋约有92.59%的国家和地区使用传统与补充医学，其次为东南亚地区（90.91%）、东地中海（90.48%）、欧洲（88.68%）、非洲（87.23%）、美洲（80%）。

不同的传统与补充医学形式的使用情况也不尽相同。截至2012年，使用针灸疗法的传统与补充医学的会员方数量最多（113个，58.2%），其次为草本药物（110个，56.7%），有100个会员方使用传统中医药，仅82个会员方使用尤纳尼医学，其他形式的传统与补充医学使用情况可见图13-11。

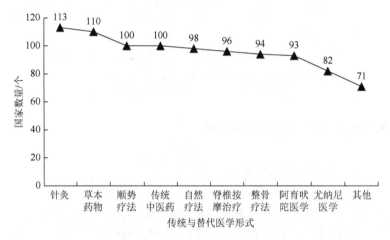

图 13-11　2012 年使用各种传统与补充医学形式的会员方数量

资料来源：世界卫生组织《2019 年全球传统与补充医学报告》

（二）传统与补充医学实践健康保险覆盖现状

健康保险的覆盖与否、覆盖范围均会影响传统与补充医学的实践和相关服务的可及性。根据世界卫生组织第二次全球性传统与补充医学调查数据，2012年有33个国家的健康保险覆盖了传统与补充医学，并报告了其覆盖范围，2018年这一数字增加至45个，各国上报的信息表明大部分国家的健康保险仅覆盖了部分的传统与补充医学。在《2019年全球传统与补充医学报告》中，世界卫生组织指出各国报告的健康保险覆盖的最多的传统与补充医学形式是针灸，其次为脊椎按摩治疗和草本药物。不同传统与补充医学项目的覆盖类型和覆盖水平差别很大。在中国，社会医疗保险和商业医疗保险均涵盖中医药服务与项目，但涵盖较多的包括针灸、草本药物、整骨疗法等。不丹将传统的不丹医学纳入了主流的医疗保健系统内社会基本医疗保险覆盖。在瑞士，传统与补充医学实践已被承认为主流医学并由许可的正规医生等提供者提供，也将在强制性基本医疗保险范围内报销相应的花费。在日本各省，大部分的中药制剂可以使用医疗保险，针灸费用可以在医疗保险中进行部分比例的报销。

（三）传统与补充医学实践提供方现状

世界卫生组织第二次传统与补充医学全球性调查数据表明，在 107 个受访的国家中，有 97 个国家的传统与补充医学由私人诊所、私立医院提供，其中有 61 个国家是由私人诊所提供，36 个国家是由私立医院提供；有 55 个国家是由公共部门提供，20 个国家中是以家庭为单位的个人自我提供。从数据中可初步了解到，大多数国家以私人部门的方式提供传统与补充医学实践。

关于传统与补充医学提供者的教育状况，2012 年有 63 个国家报告本国具有可获得性的传统与补充医学教育，其中有 41 个国家设置有提供传统与补充医学教育的大学，36 个国家具备相应的国家官方认可的培训项目，14 个国家同时拥有这两种形式的教育形式。在各国传统与补充医学大学教育层面，最常见的是提供学士或硕士学位，其次有 15 个国家能够提供博士学位，9 个国家能够提供临床博士学位，如美国 2012 年有不少于 75 所的医学院校设置有传统与补充医学课程，其中包括针灸、推拿、按摩等疗法。而对于各国传统与补充医学的培训情况，最常见的培训形式是资格认证培训，其次为本土传统与补充医学从业人员培训、传统与补充医学技师或同等学力培训，有 11 个国家中存在民间师承的教育形式。

第二节　中医药在国外的发展现状与趋势

近百年来，由于现代西方医学的流行，传统医学逐渐被淡忘。直到 20 世纪 50 年代，中国传统医学开始飞速发展，传统医学也逐渐复兴重新走进人们的视野。

中医药在国外的成长，兴起于尼克松 1972 年来华访问后，于美国、欧洲甚至全世界范围内掀起了对针灸等传统中医药的使用热潮。随着我国对外开放的政策与中医药国际化战略的实施，中医药在国外成长较快，然而世界范围内传统中医药事业存在区域发展不平衡的问题，总体来看，北美洲、欧洲、东南亚、大洋洲发展较快，南亚、中东、南美洲、非洲发展缓慢[136]。

一、中医药医疗规模不断扩大

2001 年，世界上有 120 余个国家和地区设立了中医药机构[137]。而根据目前文献的最新数据，中医药已传播到世界上 160 多个国家和地区，从业人员和诊疗机构数量不断增加，较于 20 世纪 90 年代有明显的数量增长[138]。据文献资料[139-140]，除中国以外，截至 2015 年底，世界上约有 50 万以上的中医药从业人员，针灸师超过 20 万人，注册中医师超过 2 万名，中医医疗（针灸）机构达 5 万多家。在美洲，美国正式注册的中医针灸师约有 15 000 人；加拿大拥有 3000 多家中医诊所，注册高级中医师共有 317 位，注册针灸师共 806 位，注册中医师共 454 位；古巴许多医院都开设有中医科和中医病房，中医科年门诊量达 2 万人次；巴西拥有 50 000 名左右的中医从业人员，600 多家医院开设了针灸科。在欧洲地区，荷兰拥有 1500 多家中医诊所、4000 多名中医针灸师；英国拥有 3000 多家中医诊所，伦敦占有全国约 1/3 的中医诊所数量，拥有中医针灸医师数量达 10 000 多人；法国拥有针灸师约 10 000 名、针灸诊所 3000 多所；德国有 70 多家西医医院设置了中医门诊部，全国有 50 000 名治疗师具备针灸资格；葡萄牙拥有 3000 名针灸师。在亚洲地区，印度尼西亚拥有 20 多万名中医从业人员；日本拥有 392 267 名中医针灸师、按摩师和整骨师；马来西亚有 7000 多名中医师；新加坡注册中医医师约有 3000 名。大洋洲地区，澳大利亚有 4000 多家中医和针灸诊所。在非洲，中医师主要存在于我国政府向其派遣的援外医疗队中，截至 2015 年，40 个国家的 42 支医疗队中有中医师 110 名，占医疗队员总数的 10%。在南非，仅有 500 多名中医针灸师。

二、国外中医药学历教育发展迅速

中医药教育在国外的发展非常迅速，呈现出向高水平教育培养的特征[141]。国际上已经有许多国家在正规的大学教育机构开设了中医学、中药等与传统中医药相关的专业，通常为 4～5 年的全日制教学。在美洲地区，美国尚无公立大学开设中医本科教育，传统中医药专业的教育与人才培养通常由私立性质的院校机构提供。在 20 世纪 70 年代，传统中医药开始传入美国，中医的相关教育并不规范，基本上局限于师承的单一形式，直至 20 世纪 80 年代，美国逐渐出现规模较小的中医学院、东方医学院等院校机构。2006 年，美国约有 80 所与中医药相关的专科学院，学制一般为三年，具备四种形式的中医药教育：①中医学院；②医学院校的中医教育；③西医医师的中医继续教育；④美国国立卫生研究院的中医博士后项目。其中博士后项目由美国国立卫生研究院于 1996 年设立，旨在鼓励美国医生进行高水平的替代医学的研究，以针灸和中药为主要研究方向。在加拿大约有 30 所个体办学的中医针灸学校，规模较小，艾伯塔大学为加拿大第一所提供中医课程的大学。

在欧洲地区的国家中，法国是最看重传统中医药的国家之一。早在 1989 年，法国政府已允许公立大学设置中医针灸的相关课程，1990 年中医针灸疗法正式纳入法国相关高等教育学校的专业课程。在德国，传统中医药相关的教育的发展自

20 世纪 80 年代以来较为迅速，一般为政府办的高等院校教育、普通义务教育和社会力量办学三种形式，较为普遍的形式是在医学学科的高等院校设置传统中医药、针灸疗法等课程。20 世纪 70 年代，德国的大学便在各大医学院校等高等教育机构进行传统中医药如针灸疗法的宣讲。随后经过 20 年的发展，德国设置有针灸类传统中医药课程的医学院校共计 38 所，并将该课程作为医学院学生的必修或选修课。在意大利，米兰大学医学院、帕维亚大学、布雷西亚大学医学院等均开设短期针灸培训班。此外，意大利的罗马大学、米兰大学和中国的南京中医药大学合作开展了中意中西医结合硕士的研究生教育项目，学生学业考试合格并且通过毕业论文答辩，便能够获得意大利政府所承认的中西医结合针灸硕士学位证书。

在大洋洲，澳大利亚传统中医药教育发展较为突出。澳大利亚的皇家墨尔本理工大学和中国的南京中医药大学已合作开展中医本科学历教育培养，该合作项目成为西方国家正式的本科大学开设中医药本科专业教育的开端。此后，澳大利亚又先后有维多利亚大学、悉尼理工大学、西悉尼大学等国立大学院校设置了关于传统中医的专业，学历水平从本科学士到博士研究生学位，截至 2016 年底，开设中医专业的私立院校共有 10 所[140]。

在非洲，各国医学教育体系尚未成熟，传统中医药教育的发展较为缓慢，故非洲地区主要还是依靠国外支持，其执业的中医师、中药师大部分为亚洲国家如中国、印度、泰国的人员来进行教育培训。近年来，中国政府不断加大对非洲学生来华学习中医药的资助力度。截至 2019 年底，来中国学习传统中医药的非洲人民覆盖了非洲 90% 以上的国家和地区。

在亚洲，日本已有 80 多所综合性大学医学部开设了中医学（或称为汉方医学）课程，多数药科大学也开设了相应的中医学讲座。日本的中医学教育主要以针灸教育为主，现存三种培养方式：四年制针灸大学、三年制短期针灸大学、针灸专科学校；马来西亚于 1955 年创办第一所中医教育机构——马来西亚中医学院，2013 年马来西亚通过了《传统与辅助医药法令》，马来西亚私立高等院校也陆续开设中医专业。截至 2016 年，马来西亚共有七所高等院校开设了中医专业。

三、中医药在国外逐渐获得正当的法律地位，并为其医疗保健体系所接纳和包容

在许多有识之士的不断努力和当地政府的支持下，传统中医药在一些国家已经获得了合理的法律地位。在大洋洲，如澳大利亚维多利亚州 2000 年就出台了《中医注册法》和《中医、针灸师条例》，这是西方发达国家首次针对传统中医药制定的相关法律，第一次将传统中医药的监管和保护提高至法律层面上来。在北美洲，如加拿大不列颠哥伦比亚省、魁北克省、艾伯塔省等地区也同样通过制定相关法

律法规的方式来正视和承认中医针灸等传统中医药的合理地位。在东南亚与非洲地区，如泰国、新加坡、越南、南非等国家也针对传统中医药制定了相关法律。在传统中医药诸多项目之中，针灸之类的中医疗法已经被世界诸多国家所接受，成为当前国际上广为利用的医疗手段，并在各国法律上被承认与肯定。在美国，已有州以法律形式肯定针灸中医疗法的地位，它们在不同形式、范围和程度上实施了针对针灸师的执业资格考试制度及其许可证颁发制度，考试制度有加利福尼亚州针灸执照考试和由国家针灸与东方医学资格审议委员会举办的针灸师考试两种形式。瑞士联邦政府对针灸进行了立法，并且从 1999 年起，中医药治疗费用可以从医疗保险中支付。专门针对针灸疗法及其实践进行法律制定的国家还有巴西、意大利、奥地利等。法律的制定与实施，使传统医学和当今主流医学一样，受到了法律的监管与保护，将中医药纳入所在国家的医疗保健体系也有了法律依据。

四、国外中医药科学研究得到重视

1992 年美国国立卫生研究院增设了替代医学办公室，1999 年该办公室被赋予更大权力，提升为国家补充与替代医学中心，预算呈递增式增长；而在德国，德国联邦卫生部拨款支持针灸临床疗效的研究，截至 2006 年，其出版的关于传统中医药学类的著述、译著已有 250 本，相关学术文章约有 1000 篇；在日本，截至2006 年，拥有近百个汉方研究的学术组织及团体，进行相关医药研究的技术人员接近 30 000 人，日本国内有 44 个大学（含公立和私立大学）设置了汉方医药的生药研究部；国际层面上看，截至 2006 年，有 170 家左右大型国际制药公司、40多个国际科研机构从事中药在内的传统药物研究开发活动[142]。

第十四章 推动中医药事业国际化发展

随着现代科技迅速发展，中医药面临前所未有的机遇和挑战，如何抓住机遇，迎接挑战，更好地传承与创新中医药，使其与国际医学接轨并向国际社会传播，是中医药事业发展面临的一项艰巨任务。

第一节 中医药走向世界应遵循的原则

国家中医药管理局原局长王国强指出，中医药走向世界应遵循六个原则，逐步推进[143]：①先内后外，中医药走向世界要先在国内实践中做好科研临床，提高中医药疗效，制定规范与标准；②先文后理，中医药理论与西方医学存在差异，深化中医药国际化的前提是要让世界了解中医药，让外国接受中医药理论，因此中医文化应该先行，让更多的外国人了解中医药文化精髓，使得中医药在走向世界的过程中能够有广泛的文化基础，推动中医药在世界范围内广泛发展；③先药后医，中医药走向世界要将好的产品展示给世界，才能促进更多的人了解中医的科学性；④先易后难，中医药走向世界应逐步推进，建议针灸、推拿等非药物疗法先行，通过有效疗效的诊疗方法，让更多人认识，从而逐渐接受中医诊疗方法；⑤先点后面，中医药国际化应选择满足当地实际需要、能充分发挥中医药优势的合作项目，探索中医药国际合作交流的途径、方法和机制，树立典范，发挥示范作用；⑥先民后官，在中医药走出去的过程中，民营企业应该走在前面，促进民间中医药的合作与交流，增强民间对中医药的信任，促进政府制定有利于中医药在本国或本地区应用、发展的政策和措施。

第二节 加强中医药海外立法工作

推动中医药海外发展，首先是推动中医药海外立法。在 2018 年全国两会上，甘肃中医药大学教授郭玫代表就提出建议，"由政府部门牵头，组织专家团队及相关具有技术、知识产权、品牌、营销能力的中药企业参加，组成攻关团队，系统研究目标国的相关法律法规，推动我国中医药海外立法"[144]。其次，加大中医药文化传播力度，增强国际社会对中医药的认可和接受程度，从顶层设计完善中医药走向国际化的长效保障机制，规划中医药对外交流人才库，协调解决重要海外注册和准入问题，推动中医药海外立法和进入地方医保。最后，我国中医药研究成果领先于世界其他国家，然而在研究成果保护方面，我国却远不及西方国家。中医药领域蕴含巨大而潜在的知识成果或产权保护问题，亟须加强对中医药知识产权的研究和保护。因此，要加快完善中医药知识产权保护立法，借鉴相关国际公约对传统知识保护的有力措施，基于当前有关中医药的知识产权保护制度，创造性地制定出符合中医药传统知识保护特点的法律法规，适当增加知识产权保护对象并明确权利主体，合理赋予其权利，健全知识产权保护体系，明确传统中医药知识产权保护范围及法律地位。

第三节　推动中医药事业与"一带一路"协同发展

　　中医药自古以来就是古丝绸之路沿线国家交流合作的重要内容，早已随着商贸活动的兴盛在沿线国家落地生根。为响应"一带一路"倡议，开创中医药全方位对外开放新格局，在国家顶层设计的指导下，各省区市纷纷制定相应的支持政策。其中，2016年陕西出台《陕西省中医药发展"十三五"规划》、2016年广东出台《广东省贯彻〈中医药发展战略规划纲要（2016—2030年）〉实施方案》、甘肃省深入实施"以文带医、以医带药、以药带商"的中医药国际化战略，不断加强中医药在"一带一路"沿线国家的传播。

　　中医药既是我国独特的卫生资源，也是潜力巨大的经济资源。拓展中医药在"一带一路"沿线国家的贸易市场，发展中医药健康服务产业，既是《中医药"一带一路"发展规划（2016—2020年）》的明确要求，也是促进经济结构转型、拉动经济增长的现实需要。黑龙江五大连池温泉疗养胜地将中医药疗法与泥疗、矿泉浴等保健服务相结合，对一些慢性病的治疗有良好效果，每年接待俄罗斯群众两万余人；2016年9月，广东省中医药机构已与美国、瑞典等30多个国家和地区有关机构建立了稳定合作关系，同时广东复方青蒿素产品在非洲岛国科摩罗抗疟疾中应用推广，柬埔寨和印度尼西亚军队均采购广东青蒿素复方药物作为部队用药[145]。

　　目前，中医针灸列入联合国教育、科学及文化组织"人类非物质文化遗产代表作名录"，《本草纲目》和《黄帝内经》列入"世界记忆名录"；国际标准化组织中医药技术委员会成立，并逐渐制定和颁布十余项中医药国际标准；以中医药为代表的传统医学首次纳入世界卫生组织国际疾病分类代码（ICD-11）。作为国际传统医学体系重要组成部分的中医药，正为促进人类健康发挥着积极作用。依据"一带一路"沿线各国的不同发展现状，基于当地医疗保健需求，中国长期坚持向发展中国家提供力所能及的医疗援助，得到受援国政府和人民的充分肯定，为我国塑造了良好的国家形象。

　　据国家中医药管理局统计数据显示，截至 2017 年 8 月，我国已经同外国政府、地区主管机构和国际组织签署了 86 个中医药合作协议，大部分位于"一带一路"沿线国家[146]。全世界已有 103 个国家认可并使用针灸，其中 29 个国家制定了传统医学的法律法规，18 个国家将针灸纳入医疗保险体系。中药还在俄罗斯、古巴、越南、新加坡和阿联酋等国以药品的形式注册。作为国际医学体系的重要组成部分，中医药正在为促进人类健康发挥积极作用。

第十五章　国外部分国家发展中医药和替代医学的经验

第一节　日本汉方医学的发展及启示

一、日本汉方医学的起源

汉方医学是中国传统医药学传入日本后，受其文化熏陶，逐渐形成的具有日本特点的传统医学。在江户时期，用"汉方医学"这一词来区别日本本土的"和医学"与传入日本的西方医学"兰医学"。汉方医学以中医学理论及典籍为基础发展而来，汉方医学的治疗方法以开立方药为主，少数也涉及针灸、按摩等中医传统治疗方法。

历史上认为中国医学于552年已经传入日本，710~794年的奈良时期的鉴真东渡对日本医学的发展起到推动和促进作用，日本医药界奉其为始祖。之后隋唐、宋代中日两国医学交流密切，大量医药学著作传入日本，日本在此后很长一段时间学习中医的辨证思想和用药方式，采取和中国相同的医事制度，这为日本汉方医学体系形成与独立发展奠定了深厚的基础。1603~1868年，江户时代中期，日本人将传统的中医药学与其本土医学进行结合，进而产生了"后世派"、"古方派"和"折中派"三大医学派系，其中"古方派"是日本汉方医学主流之一，这一时期是日本当代汉方医学最早的起源与形成阶段[147]。

二、日本汉方医学的发展

日本汉方医学在经历过江户时代的鼎盛时期之后，19世纪中期开始逐渐衰落。1853年黑船事件的爆发使得日本被迫结束闭关锁国，英国、美国等国家的西洋医学传入日本。1868年，日本正处于明治维新的政治改革时期，此时医学领域也受到波动，西洋医学因此获得绝对的话语权，日本社会开始掀起一阵"脱亚"风气，对东方传统文化持轻视的态度，汉方医学迅速没落。1876年医师开业考试科目全部为西医，法律上汉方医学已不被认可。

在第二次世界大战之后，由于西医手术的并发症和化学药品的不良反应与限制性，日本医学界在东方医学中看到希望，汉方医学重新兴起。1976年，日本政府最初纳入健康保险的汉方药仅为43种，经过14年的发展已有超过2000种的汉方药纳入健康保险。在1994~1999年，小柴胡汤的药物不良反应事件使得汉方药再次受到日本民众的质疑。此次事件中，共有188例患者服用小柴胡汤导致间质性肺炎，并且造成22例死亡，该事件的发生和日本发展汉方医学的模式及背景密切相关。由于日本当时处于有药少医的情形，其汉方医学的中心思想为"方病相对"，即根据疾病对应方药配伍，忽略了中医基础理论中因人而异、同病异治的思想内容，在临床用药时没有把握同一病症在不同时间、不同地点、不同机体上的差异。此次药品不良反应事件发生后，日本原厚生省药务局及时公布了有关小柴胡汤方药的副作用与安全用药的相关信息，并根据实际情况对该药说明书上的注意事项进行了修正[148]。同时相关部门对小柴胡汤制剂进行药物再评价，结果认为该方药能改善人群慢性的肝功能衰竭状况。由于中医药的实际疗效与副作用小，加上日本面临的老龄化局势，对于慢性病的治疗和调节需求较多，人们对中医药服务的需求更迫切。故这次事件性质虽严重，却未影响汉方医药的继续发展，但使日本相关的药物监督管理部门与医药企业单位对汉方药的质量与上市后不良反应的监管更为严格。

在进入21世纪后，日本的汉方药局迅速成立与发展。日本的汉方药不仅在国内具有较高的认可度，其国际影响力也不断增强。2016年，日本所有汉方方药销售额约为11.9亿美元；在植物药全球贸易额的164亿美元中，我国仅占3%的比重，而日本占据70%以上的份额。日本汉方医药自复兴后发展迅速，成果瞩目，主要特色做法如下。

（一）日本对汉方药知识产权保护意识较强

日本主要采用专利网战略、专利先行战略、"创造性"仿制等策略对本国的汉方医药进行专利保护。日本药企对国际上具有市场潜力的药物专利进行引入后再革新，进而成为日本本国拥有自主知识产权的新型药物。日本主要依照国际惯例对本国汉方药的知识产权进行法律保护，通常对汉方药的专利进行保护，其十分注重在国外进行本国药物专利的申请。日本政府鼓励汉方药的制药企业积极对药物复方制剂制备进行专利申请，通过法律保护的策略来保护本国汉方药的市场。

（二）日本重视汉方药的研发，在保留传统的特点上进行制剂创新

日本政府非常重视汉方药的基础研究，每年拨出数万亿日元的研究经费，日

本所有科技人员中有超过六成为制药行业相关的技术人员，整个国家的财政投入中有近八成为药物研究开发的相关费用[149]。日本同样重视汉方药的研发，日本株式会社三共社、株式会社津村、株式会社钟化三大汉方药生产企业每年会将 10%～20% 的销售收入用于新型药物的研究开发。日本汉方药制药企业通常以《一般用汉方制剂承认基准》的处方为基础来研究和开发新药。在日本，汉方药物的疗效评估更侧重临床试验与研究的证据支持；但在中国，中药复方制剂处方申请注册与审批时，还必须对中医理论的合理性验证。

日本汉方药制药工艺上，注重保持中药材水煎或者将药材研磨成粉入药的方式。制药企业在提取过程中通常采用低温提取，如温浸方式来确保药物有效成分不被损坏；在进行浓缩干燥的工艺环节时，常运用减压浓缩、喷雾干燥、真空冷冻干燥等技术来确保有效成分的保持，进而保证药物的临床疗效；在剂型上，日本的汉方药常为颗粒剂，日本公众认为汉方药制成颗粒剂的形式能够保留中药水煎服用的特点，颗粒剂的形式保持了中药汤剂易吸收、疗效显现较快的优点，并且解决了传统制剂服用量过大的问题，有效防止了制造环节中的有效成分损坏现象的发生，除颗粒剂外，胶囊剂、片剂等其他剂型并非完全不使用，而是根据临床诊疗需要进行选择。值得我们国人注意和学习的是，日本目前制作的汉方药颗粒十分精细，脱离传统中成药的形象，具备口感良好、外形美观的特点，许多汉方药颗粒甚至可以直接进行口服。

（三）汉方药质量控制严格，同时简化鉴别流程以降低成本

日本对药品生成质量的规范化管理开始较早。早在 1976 年，日本就颁布了《药品生产质量管理规范》，开始对制药行业的生产质量进行统一规范管理，随后于 1989 年发行了专门针对汉方药制剂的生产标准——《汉方药 GMP》。在质量标准中，日本政府除了对汉方药的性状检测、干燥减重等环节进行把控外，同时严格检测与管理汉方药物中重金属、农药的残留量。日本注重对汉方药从原始药物材料到药物成品的全过程检测和监控，进而保证汉方药物的安全性和有效性。

日本汉方药标准相比中国中成药制药标准而言，还多出一项高标准的指标要求——95% 乙醇或稀乙醇来检测药物的浸出物含量。同时，日本对汉方药的成分含量测定和药味鉴别的标准相较中国更高。在繁多的质量管控环节与严格的质量标准下，药物质量检验与管理周期变长，进而相应的成本也随之增高。而日本通过制定简化样品制备的标准进而压缩检查周期，在保证产品质量得到有效监控的基础上降低检测成本。

三、日本汉方医学的发展给我国中医药带来的启示

（一）医药相依，在加强中医药理论传承和创新的基础上进行中药生产与应用

日本汉方医学与中国传统中医药的历史发展背景类似，都曾在西医医学传入本国时经历过中医药（汉方医学）的存废之争，但发展路径却各有千秋。日本偏重单纯通过"方病相对"来应用中医药，其中日本的"小柴胡汤事件"就是盲目服用药物导致的。日本发展汉方医药的经验使我们意识到抛却中医的基础理论、专业指导而仅简单地通过"方病相对"应用中医药是不长久、不可持续的。所以无论是在国外还是在国内，学习中医的学子应当以深入学习中医基础理论及辨证论治思想为根本，同时应熟悉和学习中国优良的传统文化；在临床实践中，不能够抛却中医诊疗指导而直接对应疾病使用药物，汉方药物应在实际情况与医学理论的指导下有针对性地使用才能有效发挥药物的客观疗效，进而才能及时发现药物在治疗中存在的不足，促进新药研发。同时应当建立与完善有效的药物监督管理、上市后再评价机制，及时捕捉、更新中药及中成药的适应证与注意事项等重要信息，进而避免类似于小柴胡汤药物不良反应事件的产生，更加科学客观地指导临床实践，保证人民群众的用药安全。

（二）要严格把控中药质量关口，学习日本质量管理理念

国家和政府应当先完善中药质量管理相关的政策法规，通过强有力的执行来保证中药的高质量，尤其应当对原药炮制、有效成分、农药与重金属含量的检测等方面进行严格把控。

日本汉方药的质量管控的管理理念与药物的研究开发技术较为先进，值得我国学习。我国虽然是传统中医药的发祥地，但并非方方面面面成熟于他国，因此我国应当积极汲取他国成熟经验，在道地药材的种苗培育、种植、采摘、成分提取、有害含量控制、后续的销售、再评价等整个过程环节中进行更为严格和细致的设计、建设与管理，为我国中药材国内与国际市场的发展奠定坚实基础。

第二节　印度传统与补充医学的发展及启示

一、印度传统与补充医学的起源与历史沿革

印度传统医学内容丰富，包含阿育吠陀医学、尤纳尼医学、西达医学、索瓦-

雷格帕医学、顺势疗法、自然疗法等多个医学体系。其中，应用最广的为阿育吠陀医学，最早可追溯至公元前 2000 年。据文献记载，阿育吠陀医学在发展过程中共产生八个医学分支：五官科、内科、外科、妇儿科、解毒学、催性学、心理科、老年学；尤纳尼医学在公元前 377 年从希腊传入印度，该医学体系的中心理念为：组成人体的基本元素为水、火、空气、土。西达医学起源于印度本国，主要的利用对象为宗教人士。顺势疗法的主要诊疗思想是健康的机体服用一种药物后产生相似于某种疾病的症状，那么该种药物就能够治疗该类疾病，和疫苗防治疾病的原理相类似。索瓦-雷格帕医学体系也是印度本土的医学，它最早追溯至 1116 年的印度拉达欣人居住地，其疾病观为风、胆汁和痰是机体产生疾病的原因。自然疗法为印度传统医学中发展最少的组成内容，遵从的主要治疗法则是：不论机体患有何种类型的疾病，均能运用自然界的天然疗法进行诊疗。

二、印度传统与补充医学的发展亮点

（一）政策保障印度传统与补充医学基层服务能力

印度 2002 年《国家传统医学政策》提出：促进传统医学与现代医学的结合；加强传统医疗服务体系建设，在全国每个初级卫生中心至少配备一名传统医学或顺势疗法医生；在乡村建立传统医学及顺势疗法专科诊疗中心，在现有的邦政府医院和县（区）医院增设传统及顺势疗法科。此外，印度国家农村健康计划中印度传统医学的主流化政策，使得印度本国传统医学服务的区域范围不断扩大。与此同时，政府对于公立性质的传统医学医疗机构单位进行政策扶持，在财政上进行较大力度的补贴，因此传统医学医疗机构的大部分门诊服务、住院治疗与药物是免费的。其他发展传统医学的政策措施还包括：通过构建传统医学部与劳动部等其他部门的协作机制，发展传统医学及顺势疗法诊所，并对诊所中产生的有关医疗费用进行报销；同时鼓励和支持社会力量来发展及弘扬传统医学。目前印度传统医学发展较为成熟，当地居民在就医时往往会选择传统医药[150]。

（二）特色的执业注册与教育模式使得印度传统医学人力资源优势突出

印度在传统医学人才培养上，采用传统医学机构认证与非传统医学机构认证相结合的传统医学医师执业注册模式，有效地解决了印度卫生资源贫瘠地区医疗人员及其服务提供不足的问题。在印度，传统医学执业人员的注册管理分为两类，第一类为医学机构认证注册（institutionally qualified，IQ）；第二类为非医学机构认证注册（non-institutionally qualified，NIQ）。医学机构认证注册是指根据 1970 年出台的《印度医药中央委员会法案》（The Indian Medicine Central Council Act），经官方特别认定的医学机构进行认证并注册，非医学机构认证注册是指未经任何特定医学机构认证。《印度医药中央委员会法案》中明确指出，传统医学机构包括传统医学相关的大学、学院、传统医学理事会、考试机构等。非医学机构认证注册的模式让没有传统医学院校教育学历但拥有传统医学专长的技术人员可以获得执业资格，有力地补充了传统医学人力资源，是印度传统医学具备人员优势的主要原因。近年来，随着印度对其传统医学高等教育事业不断地投入与支持，医学机构认证注册的执业人员占所有卫生技术人员的比例显著增长。除此之外，在印度附属大学制下形成的印度传统医学教育模式的高等院校规模小而数量多，以"生床比"及"师生比"等标准作为准入条件，招生人数少，这与传统医学注重文化传承与临床实践的教学思想相契合，进而促进了传统医学临床人才的培养，也是印度传统医学能够具备人员优势的原因之一。

三、印度传统与补充医学的发展启示

（一）通过政策引导提高中医药服务于基层人民群众的能力

印度传统医学在基层的接受度较高，这与其对本土医药的优惠保障政策密切相关。目前我国尚存在传统医学医疗资源与服务在国家医疗卫生体系中所占比重较低、城乡发展不平衡等问题，建议以城乡基层为重点，加强传统医学医疗服务资源及人员投入，同时鼓励和支持基层的中医药专业技术人员进行学历教育和继续教育，并通过采取相应的扶持政策与绩效激励措施，促进传统医学人才向基层流动。

（二）对执业注册模式与中医药教育体系建设进行更为灵活的变革

印度目前采取传统医学机构认证与非传统医学机构认证相结合的传统医学医师执业注册模式，这有效解决了印度医疗卫生不发达地区医疗卫生人员不足的问题，促进了印度传统医学人力资源的发展。我国正在寻求解决师承及确有专长人员的执业注册问题，参考印度的实践经验，可在部分医疗卫生资源与服务不发达地区，尝试"非学历传统医学执业医师注册"模式，促进我国传统医学人力资源与服务的发展，政策实施初期可重点促进师承及确有专长人员得到行医许可。

在中医药教育方面，我国可鼓励民间资本举办传统医学院校教育（包括本、专科教育及中专教育等），作为我国现有传统医学教育模式的补充，重点促进面向基层的传统医学临床型人才培养；调整和完善传统医学院校教育结构和规模，制定专业设置、临床教育基地标准、师资标准、实验设施标准、基础设施标准等，把合理的"师生比""生床比"作为传统医学院校建设的达标标准及民办传统医学院校的准入标准；根据社会需求及就业情况调整传统医学院校招生人数，改变传统医学高等教育院校盲目扩招造成的毕业生质量不高、就业困难的局面；加强我国民族医学的院校教育，可以设立专门的民族医药高等院校，同时可以在具备条件的情况下在医药类院校设置民族医药学院，或是设置相关的专业及专业方向等；制定传统医学传承教育与专业学位授予相衔接的政策，把师承制度纳入院校学位教育。

第三节　美国传统与补充医学的发展及启示

一、美国传统与补充医学的管理模式

（一）美国传统与补充医学的管理机构设置

在美国，传统与补充医学的管理机构划分为两大体系，一部分为主要的、官方的管理机构，另一部分为美国传统与补充医学的民间管理机构。

美国最权威的官方的传统与补充医学管理机构是国家补充与替代医学中心、白宫补充与替代医学政策委员会。美国于 1992 年在国立卫生研究院内增加设置了替代医学办公室，1999 年将其升为国家补充与替代医学中心，拥有国家级卫生研究部门最高的威望和荣誉，其目的在于对传统与补充医学进行客观正确的评估和积极的评价。美国国会每年向国家补充与替代医学中心拨款，2011 年美国拨款 1.3 亿美元用于资助各种传统与补充医学的基础和临床研究。国家补充与替代医学中心成立以来，已取得美国政府与人民的信任，成为指导美国补充与替代医学健康发展的领导核心。为加强和支持传统与补充医学的发展，美国政府于 2000 年 3 月成立了白宫补充与替代医学政策委员会。该委员会共有 12 位委员，对国家所要资助的科研项目进行审核和负责，对传统与补充医学相关的政策法律制定与管理提出建议。此外，该委员会还设有专门的法定委员，由卫生和公众服务部部长、国立卫生研究院院长及国家补充与替代医学中心所长等担任，但不参与资助项目的审核。同时美国国立卫生研究院下设有针刺疗法特

别委员会、膳食补充剂办公室等相关的组织。针刺疗法特别委员会于 1972 年专门成立，职能在于了解各地中医中药针灸研究情况、组织学术交流和考察。1995年国立卫生研究院下设膳食补充剂办公室，主要宗旨在于开发补充剂的潜在保健作用，主要对预防慢性病开展研究，为美国食品药品监督局提供相关建议，建立、完善补充剂和营养素的科研信息库。同时在美国食品药品监管局下设膳食补充剂标签委员会，主要对膳食补充剂标签管理提出相应要求，通过研究和评估膳食补充剂向消费者提供有科学证据的信息。

美国十分注重对传统与补充医学的技术从业人员进行相应的培训、考核等管理。为了减轻联邦政府的财政负担，美国政府相关部门审批和授权多个自负盈亏的非政府组织，负责实施美国针灸与东方医学人员的考试、评估与审核、判定等相关工作。20 世纪 80 年代，民间产生美国针灸与东方医学考试及颁证委员会，后经美国教育部审核、授权，成为美国针灸人员与东方医学从业人员考核、颁布证书的正式机构。美国针灸与东方医学考试及颁证委员会每年春季、秋季各设一次考试，考试分为中药、针灸两类科目，可以使用中文、日文、英文等多国语言。截至 2018 年，已经有 34 个州的毕业生必须通过针灸与东方医学考试及颁证委员会的资格鉴定考试，只有通过考试才具备向所在州申请行医执照进行开业诊疗的资格，另外有小部分州如加利福尼亚州将进行自主命题的考试。而随着中医类院校在美国的大量涌现，美国针灸与东方医学学院评审委员会应运而生。美国针灸与东方医学学院评审委员会的主要职能和责任是对中医类院校的建设和相关设置进行评审，检查其是否符合针灸与东方医学学院评审委员会所规定的标准，通过针灸与东方医学学院评审委员会评审的中医类院校能够享受州政府的优惠政策。美国针灸与东方医学鉴定委员会对通过美国针灸与东方医学学院评审委员会审核的学校持续性地鉴定和检查该学院的业绩和水平，长期考察美国中医学院的教学质量。

（二）美国传统与补充医学教育

由于市场因素影响，传统与补充医学教育在美国发展迅速。目前美国传统与补充医学教育主要有以下四种形式。

1. 传统与补充医学学院

截至 2015 年，美国约有 90 所传统与补充医学学院，一般学制为三年制或四年制，主要专业为针灸、中药和脊椎治疗术。其中，美国已有经过美国针灸与东方医学学院评审委员会评审的针灸与东方医学院校等中医学院，该类中医学院专修传统医药和针灸，其入学资格为具备两年大学学历，上课时间较为灵活，在校修完规定学分便可参加美国针灸与东方医学考试及颁证委员会资格鉴定考试[151]。

2. 医学院内设传统与补充医学教育

自 20 世纪 90 年代起，哈佛大学、加利福尼亚大学、耶鲁大学等美国享有盛名的高等教育院校陆续在其医学院设置传统与补充医学课程。1997 年，美国公共卫生协会、美国医学院协会成立专门的补充与替代医学工作小组，将补充与替代医学纳入每年年会讨论议题，以支持和激励美国医学院学子去认识、研习传统与补充医学文化与知识。1998 年，哈佛大学医学院补充替代医学中心通过对 93.60% 的美国医学院（117 所）进行相关调查发现约有 64.10%（75 所）的美国医学院已经开设了传统与补充医学相关的课程[152]。

3. 传统与补充医学的继续教育

自 20 世纪 90 年代起，美国各个州的继续教育课程普遍设置了传统与补充医学的教育内容。而在其中，哈佛大学、加利福尼亚大学等著名高等院府每年也会举办替代医学继续教育课程，如针灸疗法、脊椎按摩疗法、中药制剂等相关的传统与补充医学内容，这对美国传统与补充医学的发展具有重要作用。

4. 传统与补充医学博士后项目

1996 年，美国国立卫生研究院设立了招收补充与替代医学博士后项目，旨在支持卫生技术人员进行高水平的传统与补充医学研究。这些补充与替代博士后青年学者研究项目主要设在国立卫生研究院下设的国家补充与替代医学中心，每年参与的青年学者主要为已经持有西医学行医执照的医疗技术人员。同时，美国哈佛大学医学院也开设了补充与替代医学博士后项目，每年会招收 2～3 名学者[153]。

（三）美国注重对传统与补充医学的科学研究

由于各种非正规医学范畴的传统与补充医学广泛地被公众使用，而美国社会各界认为应当对传统与补充医学的安全性、有效性进行科学客观的评价。1993 年，美国政府通过对国立卫生研究院原替代医学办公室（即现在的国家补充与替代医学中心）发放科研经费，组织进行了大量有关非正规传统医学的科研工作。几年来，美国传统与补充医学的科研工作不断发展，且取得了一定的成果。1993 年，美国国立卫生研究院替代医学办公室资助研究项目共计约有 30 个，而 2000 年则有 123 个研究项目获美国国家补充与替代医学中心资助。科研经费也从 1993 年的

8万美元增长为2000年的3624余万美元。2005年，美国政府用于传统与补充医学研究的经费总额已达1.23亿美元[154]。

美国国家补充与替代医学中心在科研管理方面具有以下特点。

1. 重视临床研究，注重研究方法

美国国家补充与替代医学中心非常重视那些在循证医学上显示为极具前途和重要性、能够反映传统医学实质和特征的、大规模（Ⅰ期）临床试验。其资助的传统医学临床研究项目基本上为随机双盲对照试验，大部分为Ⅲ期临床试验或多中心随机对照临床试验。美国国家补充与替代医学中心所提供的资助很大部分投入到了Ⅲ期临床试验中，其研究设计大都非常严谨。这类研究为证实传统医学疗法的有效性、安全性提供了较为客观的依据。

2. 重点扶持研究中心，保证研究的持续性

在美国国家补充与替代医学中心重点资助下成立了不同的替代医学研究中心，这些研究中心不仅可以保证有关传统医学的科研工作顺利开展，还可以使得有关研究长期稳定地进行下去。

3. 强调人才培养，不断补充研究队伍

为了给补充与替代医学研究培养科研人才，提高此类研究的科研水平，美国国家补充与替代医学中心有计划地开展了有关传统与补充医学科研方法的博士及博士后培训项目。这些项目的开展，对提高传统医学研究的水平有着重要的促进作用。

（四）美国传统与补充医学资格获得与执业管理

美国政府与卫生界将中医针灸作为补充疗法和替代疗法，尚未将其纳入美国主流医学体系，但是对针灸有较完整的立法，绝大多数州都承认中医针灸的合法使用，各州之间法律内容略有差异，大致对申请针灸执照的资格有以下的必备要求。

（1）要求申请针灸执照者必须通过针灸专业考试。自1985年开始，美国针灸与东方医学考试及颁证委员会开始举行针灸医师资格认定考试，每年基本会设立2次。截至2018年，美国94%的州已经认可该委员会的考试，其考试成绩已成为申请州内针灸行医执照资格的硬性要求之一，少数州进行自主命题举行考试，如加利福尼亚州[155]。

（2）接受过正规中医针灸相关的院校教育。包括正规全日制中医针灸学院毕业，至少完成 1000 个小时的培训，并获得毕业证书。

（3）签订且遵守相关的职业道德保证书，并应该有两名推荐人员。在满足以上条件及各州额外规定后，存在两种申请针灸执照的情况：①对于少数举行自主命题的州，在通过该州卫生局举行的针灸行医执照考试之后，可以申请取得州卫生局及执照管理局的针灸师执照，执业范围仅在注册州内；②对于大部分州，意欲从业的人员需取得针灸与东方医学考试及颁证委员会针灸执照考试的合格证。若想行医，则必须向所在州卫生局及执照管理局进行申请，取得针灸执照之后方可行医。

从美国的规定可以看出，中医师等传统医学从业人员在美国执业的规模大多较小，绝大部分是通过开设诊所的方式行医。并且美国该类医疗机构通常以传统与补充医学自身的特长来开展诊疗，如在美国的传统中医药类诊所完全只提供把脉、针灸、推拿、开具中药等相关服务，并非通过结合西医服务项目来进行创收。在美国，一家中医针灸类诊所年收入为 20 万～30 万美元，除去税收和各种成本，获得 6 万～10 万美元的纯利润[151]。

二、美国传统与补充医学的发展给我国中医药带来的启示

（一）采取精简统一的管理模式，充分发挥社会力量在中医药事业管理中的作用

在美国，传统与补充医学管理组织的设置十分精简、统一，这使得对传统与补充医学相关事宜的管理职能相对较为集中，整个组织运转效率快[122]。同时美国政府主张"小政府"的行政角色设置，将传统与补充医学从业人员的资格认定、院校审查等职能授权于自负盈亏的非营利性组织，使得政府的管理负担、财政支出大大减小。而在中国，中央中医药管理部门承担全国中医药事业宏观把控的责任，地方各级机构处理地方中医药事业发展的具体事务，但在行政体制上管理职能较为松散，主要是领域内的管理体制、运营机制较为僵硬，导致我国中医药事业统筹规划存在障碍。针对我国中医药领域存在的行政管理困境，应当借鉴西方如美国精简有效的行政管理风格，以人本理念为中心，根据精简、统一、效能原则来设置中医药行政管理组织模式，着力推进中医药行政管理体制改革，强化各部门的合作与分工，促进中医药事业发展。

（二）强化传统与补充医学安全性、有效性的证据研究

美国注重对传统与补充医学的安全性、有效性进行研究，尤其是看重通过寻

找科学证据来支撑传统与补充医学能否供人民群众安全有效地利用。在对传统与补充医学开展研究的严谨性与科学性、相关科研人才的培养模式等方面，美国有许多经验值得我们借鉴。我国应该通过多种形式培养中医药技术人员，激励更多相关科研人员进行更加科学客观的研究以支持中医药事业，只有这样才能有效发掘出中国传统医学这一瑰宝的精髓，获得国际主流医学的认可，更好地适应新世纪中医药现代化的需要。

（三）注重发展传统医学本身的优势

我国中医药的发展应当以自身特点为长，客观定位特色的发展宗旨。中医作为独立于主流医学的体系，应当发挥自己诊疗的特色，在进行中医药诊疗服务时，应尽量不去依靠西医学的诊断检查及治疗手段。中医药服务应当集中精力发挥自己的优势，而非与西医进行恶性竞争，应当与西医服务相辅相成，满足人民群众的多样化需求。和西医的医学思维相反，中医学的研究侧重点并非疾病本身，而是从整体观念出发研究机体内部系统、人体和自然界的关系，进而调整机体状态驱除疾病。脉诊、舌诊、针灸疗法、脊椎按摩等中医特色诊疗方法能够有效缓解、治疗某些病症。据此，美国的中医诊疗机构通过发展传统医学服务的特色与长处进而开创了特有的医疗市场，发展迅速。相比较而言，在中国，中医药服务发展很难专注于中医诊疗技术的提升与使用，通常依赖某些西医诊疗手段。现实情况中，我国基层医疗机构甚至某些县级中医院缺乏中医特色科室的设置，人民群众对于中医药服务的可及性难以保证。美国传统中医药医疗服务机构规模虽小，却独具市场竞争力，其中中国中医药医疗服务的发展可借鉴之处在于抓住中医药自身的发展优势，而非效仿或依赖西医。

第五篇　中医药综合改革试点经验

第十六章　石家庄市中医药综合改革

第一节　石家庄市中医药综合改革第三方评估

一、石家庄市中医药综合改革成效明显

自河北省石家庄市 2012 年获批为"国家中医药发展综合改革试验市"（简称"试验市"），石家庄市按照《石家庄市"国家中医药发展综合改革试验市"建设实施方案》的政策要求，紧紧围绕中医药事业发展的重点工作，通过持续深化体制改革，创新发展方式，提升基层中医药服务的能力，满足人民群众多样化的医疗服务需求，群众获得感方面取得明显成效。经国家中医药综合改革试验区建设第三方评估组（简称评估组）多层次、多角度、多方面的调查研究认为石家庄中医药综合改革工作进展顺利，中医药事业改革成绩显著。具体任务及完成情况如下。

（一）基层中医药服务网络比较完善

截至 2017 年底，石家庄市达到二级中医（中西医结合）医院标准的县级中医院共计 16 所，其中达到三级中医（中西医结合）医院建设标准的县级中医院共有 2 所，但还未进行三级医院等级评审和认证；在全市 206 个乡镇卫生院中，64%的乡镇卫生院已配有"国医堂"，全市所有社区卫生服务中心（共 52 个）均配置有"国医堂"；全市 36%的乡镇卫生院已配备标准化的中医科室、中药房；约 70%的社区卫生服务站（共 163 个）设置了"国医馆"；约 25%的村卫生室（共 4020 个）已经建设为中医药特色的示范村卫生室；全市社区卫生服务中心，超过 80%以上的乡镇卫生院、社区卫生服务站与村卫生室均能为当地居民提供相应需求的中医药服务。

（二）基层中医药人才建设得到加强

2012 年以来，石家庄市开展了名中医评选活动，截至 2017 年，累计为乡镇卫生院和社区卫生服务中心招聘专科以上学历中医药人员 316 名；从2013年开始，

市级相关部门每年对 100 名中医技术骨干进行为期 3 个月的培训，各县市区自行培训 100 名中医技术骨干；2012 年有 800 名基层卫生技术人员参加中医适宜技术培训，并且 2013～2017 年均有超过 1000 人参加培训。

2015 年底，石家庄市建成国家级重点中医专科 15 个，每所县级中医医院已经拥有 1 个省级重点中医专科或 1 个市级重点中医专科；县级以上公立综合医院中医科床位数占医院总床位数的 5.70%；52 个社区卫生服务中心均开展了超过政策规定种类数目（6 种）的中医药技术方法，96% 以上的乡镇卫生院开展了超过政策规定种类数目（6 种）的中医药技术方法，全市近 90% 的社区卫生服务站、73% 的村卫生室开展的中医药技术方法不小于 4 种。

（三）中医药预防保健服务体系明显健全

2016 年，全市 0～36 个月儿童和 65 岁以上老年人的人群中，中医药健康管理覆盖率分别为 64.60%、64.90%；积极探索中西医结合公共卫生服务模式，在石家庄市桥西区试点进行了高血压与糖尿病慢性疾病人群的健康管理项目，在石家庄市第四医院、石家庄市妇幼保健院开展了妇女儿童中医健康管理；积极推进社区家庭医生的中医药卫生服务签约试点工作，共组织创建了 24 个家庭医生团队，将耳穴埋豆治疗高血压纳入了试点基础中医药服务包，形成全国领先、形式独特的中医药公共卫生服务模式；积极推进中医"治未病"健康工程建设，石家庄市中医院目前已经建成了中医药"治未病"中心，全市共计 14 个县级中医院配置有"治未病"科；在相关的科学研究成果上，石家庄市已完成了国家中医药管理局"耳穴埋豆预防高血压和 II 型糖尿病纳入国家基本公共卫生服务项目"的课题研究项目。

（四）县级公立中医医院综合改革成效显著

截至 2017 年，完成中医药综合改革任务的县级中医院共有 16 所。全市中医的诊疗类服务收费在之前标准上提升了 50%；将农村中医药工作县乡村一体化管理列入公立医院综合改革内容，发挥县级中医医院龙头作用，通过采取"六统一"的政策措施：统一机构设置、统一人员调配、统一技术服务、统一饮片配送、统一业务管理、统一绩效考核，提升乡镇卫生院中医科和村卫生室的中医药服务能力；以石家庄市中医院为核心，创建了石家庄市中医医疗集团，成员单位达 70 家（含 15 个县级中医院、4 个民营中医院），规范运行机制，创新运营模式，形成区域医疗联合体，2017 年已有 6 个区域医疗联合体。

（五）政策环境不断优化，中医药产业逐步壮大

推进医药企业重组整合，石家庄市于 2016 年铸造年销售额超亿的现代中药品牌产品共 17 种；鼓励和支持院内制剂研发及应用，2016 年全市院内中药制剂共研发出 93 种，年销售额达 1100 万元；全市中药材合作社有 39 家，创建中药材示范园 26 个，平山连翘、灵寿丹参、井陉皂角等传统中药材品牌的市场知名度和美誉度进一步提高；"大宗道地药材金银花 GAP 共建共享基地"项目通过了工业和信息化部专家评审；积极支持石家庄乐仁堂医药有限公司、神威药业集团、石家庄以岭药业股份有限公司等领头企业做大做强，连花清瘟胶囊、清开灵注射液、五福心脑清软胶囊、通心络胶囊等产品的市场占有率不断扩大；截至 2016 年，全市共有 14 家中药制药企业，总产值达 84.1 亿元。截至 2016 年底，已建成 26 个规模化、集约化、生态化的中医药种植示范园，井陉县洞阳坡建成中草药良种、种子、种苗和种植加工示范基地。

（六）中医药信息技术应用日益普及，信息化基础建设得到改善和加强

截至 2017 年 6 月，16 所县级中医医院中有 10 所中医医院建成以电子病例为核心的医院信息系统。在巩固已有"国医堂"建设成果的基础上，通过信息化设施建设与充分利用，在鹿泉开展"智慧国医堂"试点，功能涵盖辅助开方、远程诊疗、预约诊疗等，实现县与县之间不同"国医堂"间的信息共享、互联互通。

（七）中医药文化建设展现新气象

全市深入开展以"大医精诚"为核心理念的职业道德教育，将中医"大医精诚"的理念融入医务人员的医疗服务行为，石家庄市第一医院乞国艳被国家中医药管理局树立为先进典型；各级医疗机构不断加强中医药文化建设，石家庄市中医院创建成为"全国中医药文化宣传教育基地"，3 个县级中医院被确定为"河北省中医药文化建设示范单位"；通过建立中医药相关的养生保健讲师团，开展中医药文化进社区、进乡村、进家庭的活动共计 412 次，受益人群达到 120 万余人次。2012 年中医药文化活动进入 35 个机构，之后逐年增加，到 2016 年达到 86 个机构。每个综合医院的中医科设立了中医药文化宣传橱窗。

（八）医务人员和居民获得感不断增强

1. 居民中医就诊量和费用情况

改革前，2012 年石家庄医疗卫生机构中中医诊疗人次达 1555.40 万人次，占总诊疗人次的 18.70%；改革后，2016 年中医诊疗人次（1916.98 万人次）占总人次的 20.60%，即相对于 2012 年，2016 年中医诊疗人次增加了 361.58 万人次，增长率为 23.25%，且中医诊疗人次占诊疗总人次的比例上升了 1.9 个百分点。

改革前，2012 年全市中医出院人次为 18.89 万人次，占总出院人次的 12.60%；2016 年中医出院人次为 26.75 万人次，占总出院人次的 14.90%，即相对于 2012 年，2016 年中医出院人次增加了 7.86 万，增长率为 41.61%，且中医出院人次占总出院人次的比例上升了 2.3 个百分点。

2012 年，石家庄中医次均门诊费用为 158.2 元，西医次均门诊费用为 225.6 元，中医次均出院费用为 6339.45 元，西医次均出院费用为 8452.6 元。石家庄 2016 年医院西医次均门诊费用为 251.6 元，中医次均门诊费用为 176.12 元，中医次均门诊费用相对于西医低 30%；2016 年西医次均出院费用为 11 235 元，中医次均出院费用 8426.25 元，中医次均出院费用相对于西医低 25%。

2. 医疗机构中西医从业人员满意度情况

评估组按照中医西医 1∶1 的比例在各级医疗机构进行问卷调查，通过中西医科室间的横向对比发现，中医从业人员对目前收入的满意度（57.40%）高于西医从业的满意度（46.80%），对工作前景的满意度（85.10%）高于西医的满意度（68.10%）、对工作晋升机会的满意度（85.10%）高于西医的满意度（83.00%）、对执业环境的满意度（87.20%）高于西医的满意度（78.70%）、但中医对接受的继续教育的满意度（89.40%）低于西医的满意度（93.60%）。具体见图 16-1。

3. 居民中医知识知晓情况

评估组对 1000 位居民进行问卷调查，2016 年数据显示：与三年前相比，76.90%的居民对中医药事业的总体关注度增强，76.00%的居民中医药服务的使用频次有所增加，40.40%的居民对中药更加信任，30.40%的居民增加对中医药相关知识和理论的掌握。具体见图 16-2。

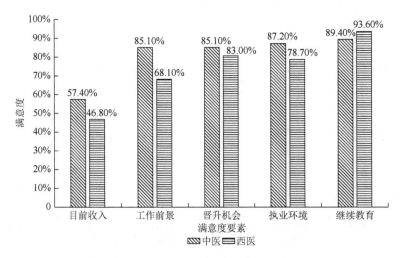

图 16-1　医疗机构中西医满意度对比

资料来源：石家庄市中医药综合改革试验区第三方评估

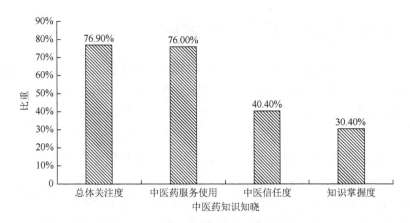

图 16-2　中医药知识知晓情况变化

资料来源：石家庄市中医药综合改革试验区第三方评估

4. 居民中医药服务利用情况

对 2015 年利用过中医药服务的患者进行调查发现，91.00%使用过中医药服务的居民认为目前的就医环境已经得到了很好的改善，89.70%的居民认为医疗机构诊疗技术水平有了很大的提升，77.50%的居民认为医疗机构提供的中医药适宜技术种类增多且能够满足居民需求，77.10%的居民认为医疗机构提供的中药种类能够满足群众的医疗需求，44.20%的居民认为利用中医药服务降低了人群的经济负担。具体见图 16-3。

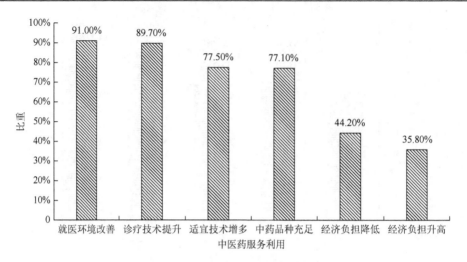

图 16-3　中医药服务利用情况变化

资料来源：石家庄市中医药综合改革试验区第三方评估

二、试验区改革探索取得的主要经验与做法

自 2012 年改革以来，石家庄市主要围绕提升基层中医药服务能力和充分发挥中医药在公共卫生服务方面的作用两个主题，进行深入研究、积极探索，在此过程中取得的可复制、可推广经验和做法如下。

（一）领导高度重视，强力推进，综合施治，做好顶层设计

自 2012 年石家庄市获批为"试验市"以来，一直受到各级领导高度重视。国家卫生和计划生育委员会副主任、国家中医药管理局原局长王国强四次亲临石家庄市视察指导工作，石家庄市连续三年在全国中医药工作会议上做经验介绍，河北省政府、国家中医药管理局分别在石家庄召开"国医堂"现场介绍会。2013 年以来，石家庄市政府连续五年把"试验市"建设列入石家庄市的政府工作报告，中国共产党石家庄市第十次代表大会明确提出要加强"试验市"建设。国家的高度重视和关注，使石家庄各级政府深刻认识到了发展中医药这一大好机遇，也进一步增强了搞好试验区建设的信心和决心，各部门密切联系、协作配合，强有力地推动了中医药事业的发展。

自"试验市"获批以来，任何改革、项目的实施都有设计严密、操作可行的顶层设计支持，石家庄市各级政府、医疗机构及相关人员都是按照各个方案一步一步地去实施、执行。从《石家庄市人民政府办公厅关于印发〈石家庄市"国家

中医药发展综合改革试验市"建设实施方案）的通知》、《河北省乡镇卫生院和社区卫生服务中心中医药综合服务区（国医堂）建设基本标准（试行）》、《社区卫生服务站"国医馆"建设标准》到后来《石家庄人民政府办公厅关于印发石家庄市国家中医药综合改革试验市建设规划（2016—2020年）的通知》（石政办发〔2015〕45号），再到2017年下发的《石家庄市家庭医生中医药签约服务试点实施方案》、《石家庄市智慧"国医堂"建设试点实施方案》等都具有很强的可操作性。顶层设计是改革的蓝图，是协调各方利益的"尚方宝剑"，在依法治国的今天，顶层设计是改革落实到位的重要保障。同时形成好的顶层设计需要反复论证、积极征求各方意见，通过召开多次座谈会去了解和学习不同试验区建设的优秀经验，这也对政府管理能力提出更高的要求。

（二）通过"一堂一馆"模式提高基层中医药服务能力

石家庄市"一堂一馆"建设的实践证明，"一堂一馆"有着丰富的内涵，它不仅是精美的装修、简单中医科室聚集，更体现了"以人为本一体化服务"的理念。"一堂一馆"建设以提高中医药服务提供能力为核心，通过集约化、整合型的服务方式，利用现代管理技术，为常见病、多发病患者提供连续、可负担、安全有效的中医药医疗服务，达到"以较低的成本实现较好的健康结果"的目标。

"一堂一馆"的中医药服务模式带来的好处是多方面的。首先，从群众的角度来看，中医药服务区域变大，基础设施和环境也大幅改善，会增加群众的就医体验满意度，减少就医流程，提高大众对中医药文化的认知、认同，对中医药的需求也会越来越多；其次，从基层医疗机构的角度看，以较小的整合成本，把中医药科室整合在同一区域，有利于科室间管理，加强不同科室间的协作，为培育中医药特色服务奠定基础；再次，从中医人员的角度看，"一堂一馆"模式不仅改善了从医环境，也会增加中医人员在医疗机构中的话语权，提升其自信心和自豪感，激发工作积极性；最后，对中医服务体系来讲，可显著增强石家庄市基层中医药服务提供能力，加强医改惠民效果，强化新医改推行的分级诊疗功能。

（三）因地制宜，完善基层中医药人才引进培养机制

针对基层中医药人员学历较低、年龄较大，且人员引进困难及留下难这一问题，石家庄市积极探索人才引进和培养的经验值得借鉴、推广。

在人才引进方面，改变标准、拓宽途径。石家庄以事业招聘为主，每年通过给予编制及其他优惠政策吸引大专以上学历的医学院校毕业生到基层工作；为农

村定向培养中医学生；将有中医药一技之长人员纳入乡村医生编制管理。

人才培养方面，政府主导，依托市、县级中医院、河北省中医学院搭建培训基地，建立定向培训、按需培训、持续培训的基层人才队伍建设体系；充分发挥医联体、行业协会的作用，开展系列活动，如积极组织名老中医及中医专业医疗技术人员到基层开展群众义诊、基层医务人员医疗技术培训与业务指导；鼓励中医专家办中医知识、技能培训学习班，通过完善多形式、多途径的中医药学习机制，为提高基层中医药人员服务能力提供重要支持。

新乐市化皮镇某村医本是一名西医人员，2013 年感受到中医发展势头良好，便通过自学中医、参加县级培训、根据需求自费参加中医培训班等多种形式学习中医知识、适宜技术，现已对小儿常见病治疗有自己独特的中医见解，附近许多患者都会慕名而来，每天中医门诊量近 30 人次，占总门诊人次的 45%。

（四）政策扶持社会举办综合性中医药服务产业

河北石家庄市平安健康家园是中国第一家"一站式"的健康管理组织。其主要优势在于利用中西医疗技术与多年服务经验，为顾客提供全面的健康管理服务。该公司的健康管理服务注重继承中医精华、利用现代科学技术、结合中西医优势，建成了集健康体检、营养保健、运动健身、功能恢复、休闲保健于一体的综合性健康管理服务机构。从目前运行结果看，人均每年的健康管理消费额为 1000～1500 元，服务人口近万人，每年收入是 1000～1500 万元。因为公司秉承"公益之心，商业手法"，整个健康家园获利较小，但前景看好。未来公司若适当控制好营业面积和人力成本，通过"连锁式"发展模式，在当前较好的政策指导下，其健康服务和健康管理一定能获得长足发展空间。

（五）"五个依托"探索中西医结合公共卫生服务模式

为推进中医药参与公共卫生服务和完善中医药预防保健服务体系，石家庄市整合现有公共卫生服务资源，突出"五个依托"，探索中西医结合公共卫生服务模式。

一是依托疾病预防控制机构开展慢性疾病人群中医药健康宣传与干预指导。石家庄市卫生健康委员会印发《石家庄市中西医结合基本公共卫生服务高血压、糖尿病中医健康管理试点工作实施方案》，在桥西区具备中医健康管理能力的社区卫生服务机构开展了试点工作，结合实际情况制定了高血压、糖尿病中医健康管理的技术规范，明确了服务的对象、标准、流程和绩效考核办法，对 400 余名社区卫生服务人员进行了中医药服务培训。

　　二是依托健康指导团队开展中医药健康宣传与健康生活方式指导。石家庄市卫生健康委员会编印了《健康指导员中医保健指导手册》，以专业防治机构为龙头，社区卫生服务机构为基地，为桥西区每个社区卫生服务中心培训了 5 名以上健康指导员，每个社区卫生服务站培训了 2 名以上健康指导员，向广大居民传播中医药相关的疾病预防保健知识、提供相应的健康指导。

　　三是依托家庭医生团队为签约家庭提供中医药健康管理服务。石家庄卫生健康委员会印发了《石家庄市家庭医生团队中医药签约服务管理办法》，全市 549 支家庭医生团队中均配备了专兼职中医药人员，为群众提供中医药常见病和多发病辨证论治、慢病群众中医健康干预、65 岁以上老年人中医健康指导、中医药健康宣传教育等 8 种人性化中医药服务。

　　四是依托医疗机构、孕妇学校开展孕产妇中医健康知识宣传教育和干预指导。在石家庄第四医院、石家庄市妇幼保健院把中医健康知识列入孕妇学校授课计划，运用中医理论为孕产妇进行中医哺乳健康知识宣教；针对人群特点，创新服务形式，采用手机微信或网络服务等形式，为孕产妇提供母婴中医健康知识咨询交流新平台。

　　五是依托妇幼保健机构开展中医药妇女儿童健康管理服务。制定了《石家庄市妇女保健机构中医药服务基本标准》，开展了中医药特色优势妇幼保健机构试点建设，在石家庄市妇幼保健院建设了高标准的中西医结合妇女健康管理中心。

三、试验区改革面临的挑战与问题

（一）政府职能部门协调存在一定障碍

　　虽然石家庄已建有中医药工作局际联席会议制度，由石家庄市政府领导担任召集人，设立联席会议办公室，统筹制定中医药发展政策，协调解决重大问题，但中医药改革的职能分散于多个政府部门，每个部门均难以将协助中医药事业发展作为优先重点工作任务，因此有些部门缺乏自主改革和主动担责意识，导致组织的领导力量凝聚不足。在"试验市"改革实施过程中，尚未建立有效的问责机制，因此难免会出现在解决复杂的问题的时候协调不畅。

（二）医保政策助力中医药发展有待进一步提升

　　当前中医报销政策采取西医按项目支付的方式，而西医按项目支付"重物轻人""人贱物贵"，严重弱化中医的真实价值，扭曲了患者就医价值取向。中药成本几块钱，西医检查治疗几千元，效果还没有中药好。还有一些中医适宜技术迟迟不纳入医保报销政策，也影响了中医适宜技术推广和应用。

2016年石家庄市新型农村合作医疗（简称新农合）与城镇居民基本医疗保险合并，改革前新农合医保门诊报销每人每年30元，且在乡镇卫生院进行就医的报销上限为200元；在城镇居民与新农合合并成为城乡居民医保后，每人每年门诊医保40元。另外，两保合一之后，基层医保药品报销目录遵循《河北省基本医疗保险、工伤保险和生育保险药品目录（2016年版）》，新农合医保目录中的部分药品并未纳入。医保政策的变化对乡镇、村卫生室的门诊量产生不利影响，根据调查，多数乡镇卫生院领导表示机构整体效益有所下滑。

当前乡镇卫生院、村卫生室采用药品零加成，医生收入来源主要是公共卫生服务，医生每一张处方，可以获得医保支付的3元提成，但每个居民的医保费一年仅有40元，金额的限制导致医生从处方中的获益减少。

（三）中医药从业人员不足，人员结构失衡

虽然政府在人才引进方面已做出不少努力，但中医药人力资源仍显不足，就全国而言河北省仅处于平均水平。2016年石家庄市每千人中医类执业（助理）医师数为0.35个，每千人中医药师数为0.045个；8%（17个）的乡镇卫生院中医类别医师占医师总数的比例低于20%。

抽样调查结果显示，石家庄市基层中医药从业人员平均年龄在40多岁，还有70余岁的老中医在岗服务；社区卫生服务中心及乡镇卫生院的大部分基层中医药人员的学历水平为大中专教育，村卫生室低学历比例更高。当前，大多数高学历医务人员仍集中在城市的二、三级医院中，究其原因，仍是基层医疗机构薪酬待遇不具有吸引力，城乡间经济条件和工作环境差异较大。

（四）中医药服务的价值与价格不相称，价格偏低

从石家庄市现场评估情况发现，大部分中医服务的收费价格标准近10年并未发生变化。社会经济发展带动诊疗成本不断上升，物价部门与卫生部门并没能根据现在的实际情况对中医服务价格进行合理的调整，同时在收费方式上面也没能体现中医服务的价值，如按摩这一项中医服务，定价集中在20～30元/次，医生需要花费大量的时间和精力对患者进行治疗，但服务的定价难以体现其劳务价值。

（五）县级医院发展面临发展难题

一些政策制约县级中医院发展。①学科建设是促进中医药发展的重要的、有效的、可持续性手段，但县级中医院重点专科建设很难申请到国家级重点专科，部分县级医院的省级重点专科建成已有 20 年的发展历史，却难以再提升水平。学科建设所存在的"天花板"现象，需要改进上层设计，引导构建国家级基层重点专科体系。而在中医科研上，西医标准束缚了中医科研的手脚，中医科研规范和评价标准也亟待解决。②多数中医药文化项目只限定地级市以上中医院才能申报，中医药文化项目难以下沉到县级医院，从而造成县级中医院的中医文化发展处于不对等地位。

省级、市级等优质医疗资源不断扩张，对县级医院造成不小冲击，如河北医科大学第二医院、河北省人民医院、爱尔眼科医院纷纷在县域内建分院，对县级医院冲击很大。

县级医院信息化水平低，在推行国家医改政策如分级诊疗、支付方式改革、医联体、信息化建设等方面心有余力不足，难以达到改革目标，自身盈利受限，需要政府增加投入以支持信息化建设。

四、深化试验区建设的建议

（一）健全协调和组织机制，确保各级政府、各职能部门支持改革实施，使好的政策上升到制度层面

第一，保障改革顺利不仅需要有内容明确、重点清晰的顶层设计，同时需要各方协调合作来执行、实施，况且在深化中医药改革的过程中，一定会面临许多体制、机制上面的障碍。作为"试验市"，许多领域都需要先行先试，高效的协调和组织机制是不断深化"试验市"改革的重要前提。联席会议制、领导小组制在短期内可以有效地协调多个部门的决策，规划和实施复杂的改革任务，但如果想将改革不断继续下去，需要建立制度化平台来加强不同利益相关者之间的协调，将问责机制和激励机制制度化、正规化。

第二，为放大中医的惠民效果，让中医真正为人民群众的健康起到保驾护航的作用，"试验市"改革探索的一些有益经验、模式，应考虑将其制度化、规范化，完善政策机制上升到制度层面，从制度层面保证中医发展不受临时环境因素干扰。

（二）以"一堂一馆"内涵建设为中心提升基层中医药服务能力

以"一堂一馆"内涵建设为中心，在基础设施、人员配备、基本公共卫生中医药健康管理项目、满意度等方面提标升级；提高基层管理者的管理能力；不同地区的基层机构可根据辖区内居民的常见病、多发病，培育、发展自己的中医特色，满足居民医疗需求，吸引居民就医；加强对全科医生的规范化培训，完善对在职人员的培训机制，按需培训，搭建多形式平台。

（三）完善符合中医服务发展规律的医保政策

一方面，去基层医疗机构就诊的居民绝大多数为门诊患者，现今城乡居民门诊医保政策不利于引导居民在基层就医，可研究将基层中医药门诊服务适当地纳入医保报销范围；另一方面，可研究降低中医药报销门槛，提高中医药报销比例，构建以服务价值为导向的中医药补偿制度和激励机制，体现中医在健康维护中的真实价值，扭转"物贵人贱"激励政策。

（四）构建合理的激励机制，吸引中医药人才扎根基层

应当提高基层中医药医务人员的基本工资水平，其薪酬增幅要以人力市场的常规趋势为依据；对于绩效奖金，增加基本工资占总收入的比重；通过建立合理的非物质激励机制吸引、留住农村和边远地区的中医药医疗服务人员；将基层人员绩效评价体系进一步完善，将医疗服务质量及对该地区的卫生支持等纳入绩效考核，而不是简单的考核创收水平。

第二节　石家庄市中医药综合改革案例

一、案例一：河北省石家庄市国医堂（馆）标准化建设实现新跨越

为进一步提升基层中医药服务能力，改善基层中医药服务质量，促进中医药特色优势的发挥，使居民享受到安全、有效、及时、方便的中医药服务，河北省石家庄市按照统一标准，于 2012 年在社区卫生服务中心建设"国医堂"、2013 年在社区卫生服务站建设"国医馆"。随后把"国医堂"标准化建设逐步向乡镇卫生

院推进，2016年又对国医堂（馆）建设提标升级，拓展内涵，进入跨越式发展快车道，初步形成了功能完善、全国领先的"一堂一馆"基层中医药综合服务模式，被国家中医药管理局树立为改革样板。

（一）主要做法

1. 提升国医堂（馆）中医文化氛围

国医堂（馆）的建造上充分体现了中医药的特色文化，大门贴有凝聚中医药文化精髓的对联，走廊、诊室张贴宣传中医药知识和方法的宣传栏、宣传图片，标识和标牌都尽量使用中医药术语，与科室的中医药特色相呼应，形成了浓厚的中医药文化氛围。

2. 完善国医堂（馆）就诊环境

国医堂（馆）设置相对独立的中医药综合服务区，其将中医的诊疗室、中药房和煎药室等中医药科室进行集中设置，且"国医堂"、"国医馆"的占地面积均已达到规定要求。在中医诊疗设备上，国医堂（馆）配有相应的火罐、针灸、刮痧板等诊疗器具，并至少配有四种其他类别的中医诊疗设备（牵引、中医光疗、中医电疗、中医磁疗、中医热疗等）。中药煎药室与中药房设置在同一区域，面积与业务规模相适应，配备相应的煎药设备设施，严格执行定期消毒制度，煎药操作记录完整。"国医堂"配制中药饮片不低于 350 种，"国医馆"配制中药饮片不低于 150 种。

3. 加强基层中医药人才建设

石家庄市卫生健康委员会积极组织基层医疗机构人才招聘，社区卫生服务中心、乡镇卫生院优先招聘紧缺型中医药人才。按照"村来村去"原则实施农村订单定向中医学生培养，河北中医学院招录农村高中毕业生进行两年培训与学习，经考核合格后作为乡村医生对其进行管理。中医药从业人员参加省、市级卫生计生行政部门批准或认可的各类中医药知识与技能培训，参与率和合格率不低于85%，培训率达100%。

4. 加强中医医疗质量管理

制定中医医疗质量控制措施与方法，建立中医医疗质量考核制度。采购中药饮片应当选择合法正规的供应单位，需要考察供应单位是否证件齐全，并定期评估其供应的药品质量与安全性；建立中药临床使用的不良反应监测与报告制度；

严格执行中医适宜技术操作规范,规定中医适宜技术操作合格率大于或等于95%。各级中医药医疗服务人员应当遵守《中医病历书写基本规范》,中药处方格式及书写符合相关政策规定,定期开展处方点评工作。

5. 实施"品牌化"管理

每个国医堂(馆)的创建都需要基层机构向区卫生健康局提出验收申请,再组织相关专家进行初次评审。评审合格后,石家庄市卫生健康委员会根据单位的申请进行验收,验收合格的单位颁发"国医堂(馆)"牌匾。石家庄市卫生健康委员会定期进行抽查,抽查不合格的机构限期整改。任何单位未经石家庄市卫生健康委员会批准不准加挂"国医堂(馆)"牌匾。

(二)主要成效

1. 基层中医药服务网络比较完善

2017 年,石家庄市所有社区卫生服务中心(52 个)建成"国医堂",64%的乡镇卫生院(132 个)中已配置有"国医堂",35%的乡镇卫生院(74 个)已设有标准化中医科、中药房;近70%的社区卫生服务站(163 个)设有"国医馆";约25%的村卫生室(1020 个)成为中医药特色的示范村卫生室。全市社区卫生服务中心、超过80%以上的乡镇卫生院、社区卫生服务站与村卫生室均能为当地居民提供相应需求的中医药服务。

2. 基层中医药人才建设得到加强,服务能力不断提高

2012 年以来,石家庄市政府累计为社区卫生服务中心和乡镇卫生院招聘专科以上学历中医药人员316 名;从2013 年开始,市级每年对100 名中医技术骨干进行为期3 个月的培训,各县市区自行培训100 名中医技术骨干;2012 年有800 名基层卫生技术人员参加中医适宜技术培训,并且2013~2017 年均有超过1000 人参加培训。全市所有社区卫生服务中心、96%的乡镇卫生院(198 个)开展了政策规定数目(不少于6 类)的中医药技术方法,近90%的社区卫生服务站(146 个)、73%的村卫生室(2954 个)开展的中医药技术方法至少有4 种。

3. 人民群众对基层中医药服务的利用进一步提高

自2012 年至2016 年底,基层医疗机构中医药诊疗人次数逐年上升。社区卫生服务中心/服务站中医诊疗人次数从2012 年的2 396 805 人次上升到2016 年的2 880 145 人次,增加483 340 人次,同比增加20%;乡镇卫生院/村卫生室中医诊

疗人次数由2012年的2 590 147人次上升到2016年的3 130 807人次,增加540 660人次,同比增加21%。

二、案例2:河北省石家庄市基层中医药"智慧国医堂"建设

河北省石家庄市按照"统一标准、统筹规划、试点先行、稳步推进"原则,开展"智慧国医堂"建设试点。通过充分发挥信息化在促进优质资源的共享、诊疗流程的优化、服务质量的提升中的积极作用,推动"互联网+基层中医医疗"建设,实现区域内信息共享、互联、互通,让群众享受到更加优质、安全、便捷的中医药服务。

(一)主要做法

1. 构建"智慧国医堂"服务体系

在全市79家社区卫生服务中心和乡镇卫生院的"国医堂"开展了河北省中医馆健康信息平台建设,利用中医智能临床辅助决策系统优势,进一步规范"国医堂"中药处方和病历书写;推进中药饮片合理应用,对中药饮片处方实施动态监测,对不合理用药及时予以干预;建立非药物疗法数据库,根据体质辨识和中医诊断情况,生成适宜技术治疗方案,辅助医生运用中医方法进行治疗。

2. 探索建立人性化的中医健康促进体系

将中医馆健康信息平台与河北基层医疗卫生机构信息管理系统对接,实现了健康档案、基本诊疗和电子病历等36个模块嵌入式整合,与所有基层卫生业务软件的一体化集成,使中医公共卫生服务可量化、可评估、可考核。利用国家中医药管理局适宜技术操作规范数据库,构建石家庄市适宜技术操作规范,引导中医医生输入患者的体质辨识和中医诊断情况,生成适宜该患者的技术治疗方案,辅助医生运用多种中医药方法治疗基层常见病、多发病。

3. 探索建立智能化的患者就医服务体系

建立了"一馆(中医馆信息健康平台)、一卡(一卡通)、一号(微信公众号)、一码(监督二维码)"的基层医疗卫生机构中医药信息化服务新模式。在区级试点社区卫生服务中心"国医堂"设置二级会诊中心,在社区卫生服务站"国医馆"设置远程会诊室,与省、市级医院远程会诊系统对接,积极建立基层首诊、急慢分治、分级诊疗、上下联动的分级诊疗服务模式。

4. 探索建立标准化的信息技术支撑体系

依托河北省中医馆健康信息平台，建立一套科学实用、符合"国医堂"中医药特色与规律的标准度高、安全性强、扁平化、人性化的信息技术管理体系。

5. 实施"国医堂"及时化、系统化管理

石家庄市在患者中推行"二维码"中医药健康服务，对所有"智慧国医堂"的位置、法人、规模、中医药人员资质等信息编码管理，"一堂一码"，群众通过收集扫描二维码就能了解"国医堂"的专家信息、中医诊疗特色项目和特色疗法，随时随地向患者提供相关信息。同时，建立"国医堂"中医药资源数据库，对中医药机构的人员、设备、床位、中药等资源进行量化式、系统化管理，打造集约化、高效服务提供模式。

（二）主要成效

1. 信息化建设得到深化

截至 2017 年 6 月，16 所县级中医院中有 10 所中医院已建成以电子病例为核心的医院信息系统。在全市 79 家社区卫生服中心和乡镇卫生院的"国医堂"开展河北省中医馆健康信息平台建设。

2. 患者就医体验大幅优化

就医流程的简化使得居民的就医时间缩减，能够享受全面、专业、个性化的医疗体验。同时，智慧系统会辅助医生给患者提供安全可靠的治疗方案，保证了医疗服务的安全稳定。截至 2017 年 6 月，445 名患者在社区卫生服务中心享受了中医药远程会诊服务。群众对"智慧国医堂"服务环境、服务质量、服务项目、服务时间的综合满意度达到 86.70%。

3. 中医药服务质量明显提升

截至 2016 年 10 月底，石家庄开展"智慧国医堂"试点以来，基层医疗卫生机构中医药人员网络学习培训率达到 97.80%，中药处方合格率达到 94.50%，电子病历合格率达到95.20%；各中医医疗机构均能够提供 8 类以上中医药技术方法，非药物疗法使用量较去年同期提升 36.30%。

第十七章　上海市中医药综合改革

第一节　上海市中医药综合改革第三方评估

一、评估主要结论

从评估的总体成效看，上海市浦东新区提前和圆满完成"国家中医药发展综合改革试验区"设计方案中确定的主要目标和任务。"国家中医药发展综合改革试验区"根据国家与上海市政府发展中医药事业的核心方针与精神，围绕《浦东新区创建国家中医药发展综合改革试验区方案》提出的发展改革总体设计，在中医药发展体制机制、医疗服务能力、科技创新、人才培养、相关产业发展、中医药文化弘扬及交流合作等方面取得突破性进展和长足进步，老百姓的获得感、体验感、满意度得到显著提升，中医药服务从业人员待遇和满意度也明显提高，中医药事业全面推进发展。浦东新区在中医药综合改革中高高举起振兴民族医药大旗，积极探索和奋发有为的系列举措，打出发展中医药的组合拳，进一步彰显了中医药保护人民健康的作用，提高了中医药对社会经济发展的贡献度，浦东新区中医药发展改革经验将为更全面地推进中医药事业持续健康发展提供有益借鉴。

（一）中医药事业取得全面发展

1. 管理体制机制创新突破，政策投入保障切实有力

2006 年，浦东新区建立了中医药事业发展联席会议制度，2008 年成立浦东新区中医药协会。2009 年浦东新区成为"国家中医药发展综合改革试验区"后，进一步加强机制体制建设。随后通过在浦东新区卫生局设置中医药发展与科教处，在疾病预防控制中心、眼牙病防治所、妇幼保健所等公共卫生机构配置中医预防保健科，在卫生监督所设置中医监督科，成立"浦东新区中医药发展中心"，从组织体制上对中医药事业进行监督管理。

浦东新区政府十分重视中医药工作，将其纳入了国民经济与社会发展规划、政府工作报告，并且单立政府专项五年发展规划，政府先后发文《浦东新区中医药产业发展"十一五"规划》及《浦东新区中医药事业发展"十二五"规划》，现《浦东新区关于进一步推进国家中医药发展综合改革试验区建设三年行动计划

（2018 年—2020 年）》也已经完成编制并已发文，为浦东新区中医药事业发展奠定了基础，创造了良好的政策保障环境。

同时，浦东新区加大资金投入力度。在"十一五"期间，政府投入中医药事业的专项发展资金累计 2 亿元；"十二五"以来，区财政确保中医药的专项经费每年至少为 2000 万元，中医药的公共卫生服务经费至少为 1500 万元；制订下发《上海市张江高科技园区中医药发展扶持办法》，投入 4623 万元用于扶持中医药产业项目，不断加大对中医服务、中药研究开发、产业发展、创新体系建设和人才培育等方面的投入力度并取得了初步成效；2014 年，上海市发布《上海市进一步加快中医药事业发展三年行动计划（2014—2016 年）》，深化"浦东国家中医药发展综合改革试验区的内涵建设"，总投入 964 万元，在中医药医疗、保健、科研、教育、产业、文化等领域，从解决瓶颈、难点问题入手，着力推进试验区的内涵建设。

2. 中医药服务体系明显优化，中医药综合服务能力显著提升

2012 年，浦东新区"20 分钟中医药便民工程"如期完成。所有的公立医疗机构都能够提供一些中医药医疗服务，初步建立以二级及以上的公立中医医疗机构、综合医院中医科室为引领力量，社区卫生服务机构为基础力量，社会办中医医疗机构为补充力量的中医药三级服务网络；建立了九大医联体，开展对口支援，强化整合服务模式。2014 年，浦东新区名中医诊疗中心在浦东新区中医医院罗山分院挂牌成立。

1）中医服务功能建设进一步强化

开展了医疗机构中医科室标准化建设项目。2011 年起，浦东新区对区内各级医疗机构开展中医药科室标准化建设项目，截止到 2017 年，浦东新区共完成了 5 批医疗机构（中医科室）标准化建设工程，全区所有中医（中西医）医院、综合性医院、专科医院、社区卫生服务中心已全面完成建设，另有 6 家分中心、29 家社区卫生服务站、149 个村卫生室也实施了标准化建设，崭新的中医药综合服务区已成为浦东新区一道亮丽的风景线。

创新中医医疗质量控制管理模式。浦东新区依托曙光医院成立浦东新区中医医疗质量控制中心，2012 年起实施中医质控卫生监督管理模式。通过不断探索，建立了浦东新区中医医疗质量控制体系，网络覆盖全区，质控标准不断完善。2016 年，浦东新区实施全区医疗机构中医综合评价工作。

推进中医适宜技术推广应用。浦东新区委托 2 家中医医院作为适宜技术推广基地，借助其师资力量，从 2010 年起每年遴选 8 项中医适宜技术向全区医疗机构推广应用。截至 2016 年底共培训推广 52 项中医适宜技术，培训人员达 2767 人次，并在一线临床开展推广应用 94 226 例；2013 年编制并出版《常用中医诊疗技术操作指南》，包括 137 项中医诊疗服务项目的操作规范，开展了对全区中医执业人员

全覆盖培训；2013 年，浦东新区卫生部门遴选了包括推拿、指压在内的 10 项中医诊疗技术，对 618 名乡村医生开展培训，在实践考核合格并向上海市卫生和计划生育委员会备案后，颁发合格证，准予其开展相应服务；2016 年编制出版《全国医疗服务价格中医项目技术操作指南》第二版，内容涵盖 375 项常用中医诊疗技术操作规范。

2）中医药服务能力建设有序推进

提升综合性医院、专科医院中医药服务内涵。浦东新区 6 家区综合性医院按照《综合医院中医临床科室基本标准》要求加强建设，除东方医院、周浦医院（2017 年申报）外，均成功创建成为全国综合医院中医药工作示范单位；15 个综合性医院、专科医院中医科共建设 94 个中医专病项目，包括了脂肪肝、失眠、月经病、糖尿病肾病、乳腺病、不孕症、面神经炎等病种；共建立 7 个中医特色服务病区，病区中的诊断、治疗、护理、康复、健康教育等多个环节全程运用中医药思维和技术，通过中医药特色服务病区的建设，逐步形成了本单位、本地区的中医药优势品牌；充分利用综合性医院、专科医院中西医并存的优势，采取多种方式在西医临床科室中推广中医药诊疗服务和特色技术，取得了良好的成效。

加强村卫生室中医药服务工作。浦东新区将符合条件的中医非药物诊疗服务项目纳入新农合报销范围，统一村卫生室中医非药物服务项目目录和收费标准，并将普通针灸、穴位注射、穴位敷贴等 10 项中医适宜技术作为村卫生室常规中医诊疗服务项目；完成了村卫生室中医药服务新农合报销比例与补偿政策统一。截止到 2017 年底，全区所有社区卫生服务站/村卫生室均具备中医药服务能力，且均配有中医执业（助理）医师。

3）建立中西医结合公共卫生服务体系

浦东新区围绕中医药在公共卫生服务领域预防、保健等项目的特色功能，不断在公共卫生工作中融入中医药服务，不断拓宽相关服务的领域范围，探索和实践中西医结合的公共卫生服务新模式。2012 年起，浦东新区实现了辖区内疾病预防控制专业机构覆盖和全部医疗机构覆盖；并将中医预防保健纳入基本公共卫生服务规定项目，按照 3 万元/万人的经费标准补贴浦东新区卫生服务中心开展中医公共卫生服务。截至 2017 年，浦东新区共开展 15 项中医预防保健服务项目（国家 2 项、浦东新区 13 项），稳步推进中西医相辅相成的新型公共卫生服务模式。

4）积极推进中医"治未病"工作

"治未病"工程项目基本完成。全区有 35 个社区试点推广"降低脆性骨折风险"等 5 项"治未病"项目。2010 年，建设浦东新区中医医院、上钢社区卫生服务中心等"1＋3"中医"治未病"中心（分中心）。全区共建成 3 个"治未病"中心——浦东新区中医医院"治未病"中心、上海市第七人民医院"治未病"中心、曙光医院"治未病"中心。各中心同时与多家社区医院合作，为社区居民开展中医体质辨识、中医五音辨识、中医证素辨证等服务，并提供个性化的中医预防保健建议。

5）推进社会养生保健机构规范化管理

2012年1月，浦东新区正式获批为国家中医养生保健服务机构准入试点区。按照国家中医药管理局和上海市中医药发展办公室的要求，浦东新区结合实际情况，由卫生监督所具体负责工作的实施与推进；委托浦东新区中医药协会成立了中医养生保健专业委员会，引导浦东新区中医养生保健服务机构以行业协会准入的规范化管理模式健康有序发展。

3. 学科建设体系不断健全完善，人才培养更上新的台阶

浦东新区高度重视中医学科建设和人才培养，通过合理规划和科学设置，形成了立体式中医药学科人才培养体系。中医药学科人才培养项目设计上覆盖医、技、护、药、防、管各专业领域，在突出高端的同时兼顾基层与社区，重视中医师带徒的传统传承方式，注重人才培养的梯度建设，注重各医疗机构的内部培育机制，从而形成可持续的阶梯状学科人才培养发展模式。2010～2017年已立项建设了浦东新区中医特色专科、中医临床示范学科等6类共76个学科建设类项目；浦东新区名中医、中医领军型人才等5类269个人才培养类项目；其中，社区名中医和社区优势专病两类项目为社区量身定制。2016年度，浦东新区中医学科人才培养与卫生科教人才培养体系有效衔接，项目设计覆盖中医临床、中西医结合临床、中药、中医护理、中医管理、中医预防保健等专业领域，2016年度、2017年度立项申报3个中医药相关的领先人才、3个学科带头人、10个社区医疗服务人才、20个优秀青年医学人才。

为进一步统筹利用高校与区域内的优势资源，浦东新区与上海中医药大学合作共建上钢、周家渡、惠南社区卫生服务中心，探索发展高校与社区卫生服务中心合作模式，加强社区基地标准化、规范化建设，促进教学、科研、医疗卫生资源合理利用，提升社区卫生服务中心整体水平；建成上海市浦东新区公利医院等5家上海中医药大学国际教育学院实践基地，为开创中医药国际教育工作新局面打下基础；加强中医药继续教育培训，与上海中医药大学合作建立"浦东新区中医药继续教育基地"，利用基地开展中医专业"硕士研究生课程进修班"、上海市级继续医学教育项目——"中医'治未病'预防保健服务建设体系研讨会"；区级继续医学教育项目——"中医经典著作研读培训班""名中医经验传授"等，促进中医从业人员的理论水平和实践技能不断提高；加强规培基地建设，东明、惠南等9家社区成为国家中医药管理局中医类别全科医师规范化培训基层的培养基地，东方医院、上海市第七人民医院、浦东新区中医医院、浦东新区光明中医医院成为中医内科、中医针推等8个学科的上海市住院医师规范化培训教学基地。

4. 中医药研发创新不断进展，产业化能级水平进一步提升

不断加强中医药创新载体建设，目前浦东中医药研发技术平台体系日趋完善。2010～2012 年，浦东新区开展了两轮中医药研发创新体系项目，共资助 25 个项目，涉及临床前研究、临床试验、制剂技术的提高、研发建设平台等多方面内容，其中中药新药研发项目 22 个，支持研发平台 2 个，制剂技术研究项目 1 个，有力地推进了浦东新区中医药研发和成果产业化。中医药产业研发技术平台的打造，有助于构建浦东新区现代中医药产业发展创新体系，为中医药的研发创新提供了全面的环境支持和服务保障。

同时，通过浦东新区卫生和计划生育委员会卫生科技项目中设立中医药及专利转化专项、张江高科技园区中医药发展扶持项目设立创新研究建设专项、浦东新区科技和经济委员会设立中医药研发专项等举措，多方位不同层级地资助和支持中医药研发创新项目建设。

2015 年以来浦东新区开展了中医药科研成果征集工作，建立了供需方信息库；开展浦东新区中医药创造发明与成果专利征集评优活动及表彰会议，提高浦东新区中医药专业人员科技创新的积极性；开展有关知识产权培训及成果推介工作，6 项专利与企业达成合作意向；进一步完善"浦东中医药科技成果转化服务平台"网站功能建设并正式开通运营，提供科技成果、市场需求、专家人才、政策法规等方面的信息查询服务；持续开展中医药知识产权外包服务，委托国内著名的生物医药领域的知识产权事务所在专利挖掘、专利咨询、专利注册、专利评估、专利交易、专利保护等领域为浦东新区中医药工作者提供免费服务，2015～2017 年该项工作自启动以来共完成 16 个发明专利申报、36 个实用新型申报、49 项咨询服务、4 项专利评估，开展专利挖掘培训会 5 场，2 项专利交易服务已启动，已递交的专利申请中，17 个实用新型已授权，8 个发明进入实质审查，2 个发明通过初步审查。2017 年 1 月，"浦东新区中医药创新促进中心"正式成立，全面发挥浦东新区中医药科技创新服务、公共服务、技术服务、产业化及成果推广服务等平台功能，成为具备研发、孵化、转化等服务功能的综合平台，引领各类创新要素向中医药发展的重点领域和关键环节聚集，推动更多自主知识产权的中医药科技成果落地转化。"浦东新区中医药创新促进中心"在 2013～2017 年两轮研发创新项目中遴选出 10 个有转化前景的产品，并邀请风投公司、基金公司进行路演，最终对其中 4 个项目有转化合作意向。

浦东新区以张江"药谷"为依托，中医药产业资源进一步积聚，中医药产业集群进一步孕育和发展，综合竞争力显著提升。2009～2017 年，共有中国科学院上海药物研究所、国家中药制药工程技术研究中心等 45 家中药企业和研发机构总部落户浦东新区。浦东新区积极开展中医药产业招商引资工作，分别与青海、吉林、云南等地开展中医药产业合作交流，签署合作协议或意向协议 4 份；引进一批中医药企业入驻张江高科技园区和上海国际医学园区，如上海国际医学园区积极推进并引进贵州神奇药业有限公司、上海绿谷制药有限公司、仲景宛西制药股份有限公司等 8 家知名中医药相关企业入驻，注册资金达数亿元。2017年，浦东新区拥有生产中药制剂药品生产企业 18 家，共拥有 109 个中药制剂批准文号，中药饮片生产企业 6 家，中药批发企业 4 家，药品零售企业 783 家。"张江中医药产业集群"作为国内唯一一个生物医药类集群入选"中国产业集群品牌 50 强"。

　　2010 年，浦东新区启动了"中药产业化项目"和"中医常用诊疗仪器设备研究和开发项目项目"，共计投入 1635 万元，支持一批中药项目的产业化、市场化和中医常用诊断、治疗、教学仪器设备及技术标准的研究开发。"十二五"期间，浦东新区通过张江高科技园区管理委员会设立中医药发展扶持项目，制订下发了《上海市张江高科技园区中医药发展扶持办法》，为"十二五"期间张江区域中医药产业化发展提供了经费支撑，并由浦东新区中医药事业发展联席会议办公室牵头张江高科技园区管理委员会联合发布项目招标指南，委托上海张江生物医药基地开发有限公司具体实施管理工作，启动并实施了 3 轮张江基金中医药产业发展专项，包括 11 项"浦东新区中医药产业化推进专项项目"类、6 项"浦东新区中医仪器设备产业化推进专项项目"类、8 项"浦东新区中医药产业创新研究建设专项"类，资助经费共 2988 万元，对优秀的项目给予支持和资助，以进一步推动企业产品的产业化和市场化进程。通过政府支持，进一步促进了中医药产品结构调整和产业升级，浦东新区中药产业规模和创新实力得以可持续发展，中医药产业取得累累硕果。例如，国家中药制药工程技术研究中心经二次开发，在汲取传统中医药精髓的基础上，针对当代毒品特性，运用现代多部位复合提取技术和先进制剂工艺，经十余年临床验证的纯中药戒毒药品——济泰片，取得国家药品监督管理局注册批准（国药准字 Z20044197），目前已入选国家公安部指定戒毒药品目录及本市医保目录；上海绿谷制药有限公司用于治疗心血管疾病的创新中药"注射用丹参多酚酸盐"经工艺改良，项目结题第二年（2012 年）产品销售额突破 5亿元，近几年销售额仍增长迅猛，成为上海创新中药产业的新增长点；2013 年上海诗丹德生物技术有限公司建立浦东新区首家专业的中药相关产业物质库及公共技术服务平台，使平台成为专业的中药标准物质研究开发技术服务单位、国内著名的中药活性物质分离、制备外包技术服务机构，并以此建立围绕单个药材系统化的优质中药标准物质、原药材、提取物、活性部位、化合物的物质库；国家中药制药工程技术研究中心研究开发的"双黄连分散片"通过对经典的双黄连制剂进行反复的科研攻关，在中药现代化产业化中试（孵化）技术平台上，运用了一系列现代中药制药工艺技术，研发出双黄连的分散片制剂，并获得多项专利授权等。

5. 中医药文化得到充分弘扬，交流与合作不断拓展

2012～2017 年，以主题宣传活动、中医六进、中医药技能竞赛为内容的中医药文化系列宣传活动持续开展，共举办中医药文化宣传主题活动 200 余场，包括"保健拳操荟萃展演比赛""中医书画征集与评选展示""药茶征集推广与茶艺比拼""中医养生保健功法比赛"等多种形式，全区发放数万本中医药科普读物，直接参与总人数达 8 万人次，并利用网络、媒体等对各项活动的开展进行了广泛的宣传，展示了浦东新区基层中医工作人员良好的精神面貌。针对社区群众、机关干部、企业员工的自身实际需求，以"顺应季节、养生防病""冬病夏治""慢性肝病防治"等主题，组织开展中医药进社区、军营、学校、机关、农村和企业，为社区居民、机关干部、企业员工等人群提供中医药服务体验，每年直接参与人数有 2000 多人次，发放中医按摩仪器、中医宣传书册等宣传品上万份，活动的全程内容与动态由"浦东中医药网"、"浦东科普网"、《上海中医药报》、浦东电视台、浦东新区中医药发展中心微信公众平台、浦东广播电视台、《浦东时报》等多家网络和媒体机构进行多方位地报道及宣传，使更多的群众从中受益。同时，组织面对全区 70 多家卫生单位的"浦东新区卫生系统中医药技能竞赛"，2013 年度分中医护理、针灸、推拿、骨伤、中药鉴别、中医体质辨识等 12 个比赛单项，直接参与人数达 1236 人；2014 年度分中医护理、骨伤、推拿、针灸、中药、体质辨识等 14 个分项的比赛内容，直接参与人员近 1000 人次；2015 年竞赛项目包括"非中培训技能竞赛（社区医生组和乡村医生组）""望闻问切技能竞赛""方剂方歌知识竞赛"等，有效地促进了中医药服务人员的技能与水平提高。2016 年重点关注中医经典《黄帝内经》，开展《黄帝内经》读书心得体会和《黄帝内经》知识竞赛两个大项，在全区范围内掀起了一股学经典、读经典的热潮。2016 年起，为了鼓励和表彰举办活动的优秀组织单位和个人，全区召开中医药文化宣传活动总结表彰会议，并设置了 8 个主题活动的单项奖，形成浦东新区中医药文化特色品牌。

浦东新区积极探索中医药文化基地建设新模式，引导和扶持民间中医药文化建设的优秀项目，浦东新区康桥镇益大本草园已被命名为上海市中医药文化科普教育基地，其基地内的浦东中医馆已成为中医药文化和浦东中医成果的集中展示区；在上海市浦东新区公利医院打造了一个展现浦东城市形象、浓缩浦东中医精华的展示馆。位于周家渡社区卫生服务中心的"仁德馆"，建设面积为 176 平方米，包含"海新魂、群英谱、丰硕果"三个部分展示，反映新一代中医人，尤其是"轮椅上的白衣天使"陈海新的典型事迹。

二、改革创新取得丰硕成果

上海市积极思变、深化改革，不断探索试验区建设新模式、新机制，在推进中医药医疗、预防、教育、科技、产业、文化等交流合作、全面发展的同时，聚焦中医药发展机制体制、难点热点、瓶颈问题等，大胆尝试、探索创新、勇于突破，形成了体系化模式与机制，取得了成功经验，为国家发展中医药事业提供了非常有益的借鉴。

（一）体制机制建设

1. 主要做法

浦东新区在 2006 年建立了中医药事业发展联席会议制度，由区政府主要领导为召集人，分管领导为常务召集人，建立了政府引领、职能机构协助、专业部门具体实施的协作平台与机制；2008 年成立浦东新区中医药协会；2010 年区卫生局下设中医药发展与科教处；2011 年在疾病预防控制中心配置了中医药预防保健科；2013 年成立浦东新区中医药发展中心，在精神卫生中心、妇幼保健所等设置了中医预防保健科。

2. 可复制推广的经验

建立区域性中医药发展组织管理体制，形成政府、卫生、社团三个层级的中医药组织管理体系。政府层面通过中医药事业发展联席会议制度，明确各部门职责任务，在区域内构建中医药统一管理、部门分工、协作配合、形成合力的格局；卫生层面成立专门的中医药管理部门及职能部门，充分保障中医药管理组织力量；社会层面成立学术团体，通过购买服务和激活使用机制来提高效率。

（二）中医药特色服务补偿工作

1. 主要做法

2011 年起以"补项目、补重点、补特色"为补助原则，补贴了所有中药饮片和部分（20 个）较常使用的中医诊疗项目；2012 年政策补偿覆盖了全部的中医诊疗项目、推广应用的中医适宜技术和中药饮片，区内所有公立医疗机构也被全部覆盖；2013 年起将卫生室中医药服务纳入补偿，将非药物服务项目收入总金额的

10%~15%作为中医药服务的补偿额度；2014 年以来公立医院调整中西医的补偿投入量，西医补偿为 9 元/工作量，中医为 15 元/工作量。

2. 可复制推广的经验

（1）基于全成本核算的中医药特色服务项目补偿办法，从"补项目、补重点、补特色"的补助方案起步，逐渐实现全项目、全机构补偿覆盖。

（2）优化公立医院补偿机制改革，体现扶持中医的差异化，构建以质量为核心的考核体系。

（三）中医质控体系

1. 主要做法

浦东新区加强与卫生监督管理部门协作，实施中医质控卫生监督管理模式，实现质控与监督执法的有效衔接；探索建立了质控分中心管评分离模式，先后成立了 7 个质控分中心，质控关口前移，重视基层培训指导，对中医医疗服务进行全覆盖监管，使新区的中医质控管理工作逐步走向规范化、科学化。2016 年，浦东新区开展中医综合评价工作，建立区属医疗机构的中医药医疗服务核心评价指标体系，运用信息化平台系统，以季度通报的形式对区属医疗机构开展中医综合评价。

2. 可复制推广的经验

（1）建立全覆盖的中医质量控制体系，质控内容覆盖中医药的全面工作，质控范围覆盖各级各类医疗机构。

（2）建立质控分中心管评分离模式，在明确分中心对辖区医疗机构承担督导任务的基础上，实施质控分中心交叉考核和对分中心绩效评估制度。

（3）建立中医质控卫生监督管理模式，实现质控与监督执法的有效衔接，质控中心对各医疗机构进行督导考核，卫生监督对所查出问题进行专项执法。

（4）建立委托中药饮片代加工企业飞行检查机制，并将督导情况反馈至浦东新区医疗机构。

（5）建立中医综合评价工作信息化采集平台，使评价工作规范化和科学化。

（四）中医适宜技术推广运用

1. 主要做法

浦东新区建立了由上海市卫生健康委员会牵头，中医药协会统筹管理，新区

2 个中医适宜技术推广基地具体落实的管理模式，每年以国家中医药管理局及上海市中医药发展办公室推荐的中医适宜技术目录为依据，遴选出适合浦东新区实际需求、实用性强的适宜技术，邀请适宜技术持有人到浦东新区进行授课及技能推广，浦东新区各级各类医疗机构委派中医或非中医类别医师参加培训，通过理论和实践培训并考核合格后颁发证书，并在原单位进行推广和使用，做好相关的信息登记。中医适宜技术推广和使用也被纳入中医质控考核范围，良好的体制机制建设、稳定的资金投入确保了此项工作的有序推进。

2. 可复制推广的经验

（1）在国家中医药管理局及上海市中医药发展办公室推荐的中医适宜技术目录中进行遴选。

（2）建立区级中医适宜技术培训基地及区级中医适宜技术培训推广队伍。

（3）将中医适宜技术推广与应用纳入医疗机构质控考核。

（五）中医药科室标准化建设

浦东新区医疗机构中医科室标准化建设是浦东新区作为"国家中医药发展综合改革试验区"的重要建设内容之一，紧紧围绕"优化中医药网络化服务体系，加强中医药科室功能布局及流程设置，提升中医医疗服务能力"的建设原则，按照《医疗机构设置基本标准》及国家中医药管理局对各医疗机构中医科室有关房屋、科室设置、人员和设备等建设标准，坚持中医功能科室集中优化布局，重点围绕中医门诊、治疗室、中药房、中医病区等建设；有条件的医用已建机构，鼓励将收费挂号纳入集中区域；中医氛围布置注重通俗易懂、直观简约、学术与科普统一；打造浦东新区各级各类医疗机构布局合理、流程优化、文化氛围浓厚、各具特色的中医药综合服务区；浦东新区每年设立专项资金，其中二、三级医疗机构由浦东新区卫生健康委员会统一部署，逐年推进，各社区卫生服务中心（社区卫生服务站/村卫生室）委托浦东新区医疗机构管理中心具体负责实施；建立了"年初预算、立项招标、启动大会、中期督导、第三方审计、项目验收、绩效评估"的工作模式和机制。

（六）上海市第七人民医院的快速转型及创三甲工作

2011 年初，上海市卫生和计划生育委员会结合浦东新区地域特点，决定将上海市第七人民医院转型为中西医结合医院，以提升上海市、浦东新区中医药服务能力，弥补区域卫生资源中西医结合空白。转型期间，上海市中医药发展办公室给予了大力支持和指导；浦东新区在政策配套上给予倾斜，在资金投入上给予支持；同时充分发挥上海中医药大学人才培养、学科建设、中医医疗等领域的优势和作用，浦东新区卫生和计划生育委员会与上海中医药大学签约合作共建大学附属医院；医院进一步加强自身建设，以评促建，大力开展人才培养、学科建设，提升中医优质护理水平，加强中药药事管理等，不断加强中西医结合内涵建设。仅通过两年时间，上海市第七人民医院由一所二级甲等综合性医院成功创建为三级甲等中西医结合医院。

（七）中医预防保健体系建设

1. 主要做法

浦东新区充分发挥现有公共卫生服务模式，在条线管理和工作内容上与现有防病体系结合协作，形成"区卫生健康委员会—防病专业机构预防保健科—各医疗机构中医预防保健网"三位一体的组织管理架构和服务网络；相关防病机构下设中医药相关的预防保健科室，配有相应专业技术人员，制定、实施公共卫生工作相关规范并管理绩效考核；创新性地开展了"非中医类别执业医师预防保健服务规范化培训"，对以社区为重点的公卫医师（公共卫生执业医师和公共卫生执业助理医师的总和）、西医全科医师、乡村医生的"西学中"培训，使工作队伍专业化水平得以提高；开发中医公共卫生服务项目，其中13项具有浦东新区特色的中医预防保健项目为区级项目，同时推进65岁以上老年人体质辨识、0～36月儿童中医调养两项国家项目；开展绩效考核工作，完善考核评估机制，中医公共卫生绩效考核分值占中医条线分值的45%；信息化实施同步配套，将中医健康档案与西医档案有效融合。

2. 可复制推广的经验

（1）建立区域性中西医结合公共卫生服务体系，系统确立组织管理、服务网络、工作规范、服务流程、人员培养、质控考核、监测评估、投入保障、绩效分配的模式与机制，该模式在浦东新区已基本建立并实现稳态运行。

（2）开创性实施"非中医类别执业医师预防保健服务规范化培训"模式，并突破非中医执业医师开展中医预防保健服务许可。

（八）养生保健机构规范化管理工作

浦东新区委托浦东新区中医药协会成立了中医养生保健专业委员会，出台《浦东新区中医药协会中医养生保健会员单位管理办法》，制定《浦东新区中医养生保健服务机构准入试点工作实施方案》《浦东新区中医养生保健服务机构设置标准和服务项目列表》，开展了从业人员培训工作，引导浦东新区中医养生保健服务机构以行业协会准入的规范化管理模式健康有序发展；通过严格的监督考核、筛选，将符合条件的中医养生保健服务机构授予中医养生保健专业委员会会员单位；实施星级评审制度，建立各养生机构会员单位的准入、退出、校验机制，完善入会的支撑体系、配套扶持政策与质控体系。

（九）中医药学科人才培养体系建设

1. 主要做法

浦东新区重视中医药学科人才建设，截至 2017 年，已立项建设了浦东新区中医特色专科、传统型中医临床示范学科、"已病防变"特色专病、社区优势专病等 6 类共 76 个学科建设类项目；浦东新区名中医及名中医工作室、中医领军型人才、中医中青年骨干、名中医继承人、社区名中医等 5 类 269 个人才培养类项目。其中，社区名中医和社区优势专病 2 类项目为社区量身定制。同时，浦东新区还要求各级医疗机构同步建立自身培育孵化机制，并且积极组织和推荐区内优秀中医药学科及人才申报市级及国家级项目。

2. 可复制推广的经验

建立立体式中医药学科人才培养体系，中医药学科人才培养项目设计上覆盖医、技、护、药、防、管各专业领域，在突出高端的同时兼顾基层与社区，重视中医师带徒的传统传承方式，注重人才培养的梯度建设，注重各医疗机构的内部培育机制，从而形成可持续的阶梯状学科人才培养发展模式。

（十）上海中医药大学（附属）社区卫生服务中心建设

2014 年，浦东新区卫生和计划生育委员会与上海中医药大学签约合作共建大学（附属）上钢、周家渡、惠南社区卫生服务中心，探索大学社区教学实践基地新模式。浦东新区联合大学共同制定基地建设方案，明确硬件建设、师资培养、教学任务等目标要求，通过举办师资培训班、师资技能竞赛、教学研讨会等形式，提高社区师资队伍素质；同时，大学充分利用社区慢性病等人群信息资源，加强民众健康大数据的采集，开展相关科研活动，并指导社区医生联合开展大样本研究，有效促进社区中医的医疗、教学、科研水平整体提升。

（十一）中医药文化宣传系列活动

浦东新区的中医药文化宣传系列活动已持续举办多年，包括三个版块，分别为主题宣传活动、中医六进（进农村、进社区、进校园、进企业、进军营、进机关）、中医药技能竞赛。主题宣传活动采取发动辖区内医疗机构积极申报，经评审遴选优秀活动立项的方式，平均每月至少开展两场，包括中医药主题微电影比赛、药茶征集推广与茶艺比拼、简易保健技能征集评比和传授竞赛、中医书画征集与评选展示等多种不同形式的活动；中医六进面对不同人群，契合需求，组织开展中医药文化科普宣传、中医养生保健方法推广等活动；中医药技能竞赛由浦东新区卫生健康委员会组织，分单位技能训练与竞技、全区总决赛两个环节，竞技内容涵盖可收费的全部诊疗项目、15 个中医药公共卫生服务项目，发动全区医务工作者广泛参与。2016 年起，通过召开中医药文化宣传活动表彰会议，将各类文化活动中涌现的优秀单位与个人进行集中表彰，设置了 8 个主题活动的单项奖，分别是"最佳创意奖""最佳组织奖""最佳活动奖""最佳人气奖""最佳推广奖""最佳传媒奖""最佳导演奖"和"最佳表演奖"，打造新区"中医奥斯卡"特色品牌。

（十二）浦东新区中医药创新促进中心建设

浦东新区积极创新中医药科技成果转化体制机制，委托上海市浦东新区公利医院试点启动中医药创新促进中心建设。中医药创新促进中心主要围绕以下几方面开展建设工作。

1. 积极探索开展组织管理架构建设

中医药创新促进中心在浦东新区卫生健康委员会领导下，实行以理事会为核心的专业管理层运作体制，并依托区域内外的中医药人才优势，建立理事会、专家委员会、研发团队等机构，全面承担中医药产品研发与转化的决策制定、管理、组织、协调职能。以专家委员会为中心的咨询和智囊机构，由本市中医药临床、科研、研发领域的专家及知名企业、知识产权部门的负责人和技术专家组成。以管理层为中心的执行和管理机构，采取理事会领导下的主任负责制，其工作职责包括：领导中医药创新促进中心管理、学术活动的开展及教育培训计划的制订和完善，充分发挥中医药创新促进中心的服务平台作用；负责管理队伍和科创队伍建设，开展年度考核；负责监督固定资产管理、经费管理等各项工作；其下属各部门分别履行项目管理、经费管理、信息情报管理、技术服务、知识产权服务、法务服务、人才培养、团队建设、成果推介等具体工作。研发团队是中医药创新促进中心的科技创新和产品研发的组织，其成员由浦东新区医疗卫生单位中医药人才、区域外相关产业的科创人员、专业研究人员，经报名、培训、考核、筛选等程序，择优录取，获得"浦东新区中医药产品研发创新专项"的项目负责人自动纳入研发团队。研发团队成员根据自身研究方向或工作领域，归入"中医药理论/技术研究""中药和中医保健品研发""中医诊疗器械研发"和"中医药衍生品研发"等研发小组。

2. 不断完善中心配套文件制度

在理事会、相关领域专家的支持指导下，中心制定了许多配套规范文件与方案，包括《浦东新区中医药产品研发与转化中心建设方案》《浦东新区中医药产品研发与转化中心理事会章程》《浦东新区中医药产品研发与转化中心经费管理制度》《浦东新区中医药产品研发创新专项管理办法》《浦东新区中医药科技孵化专项资金管理办法》等，进一步明确了中心区域定位、组织原则、建设目标、实施方案、项目管理、经费管理、工作制度等诸多环节。

3. 开展全方面技术服务和知识产权服务

中心建立服务模式和机制，整合浦东新区内外中医药相关的实验平台、情报中心、人才队伍、专业设备、技术储备等资源，形成比较完整的中医药科技创新资源共享机制，在培育研发服务、产品试制服务、咨询指导服务、信息情报服务等领域，为研发团队、孵化和科创项目承担者、成果转化所有权人等提供强有力的技术支撑。

4. 加大产业化及推介应用服务

中心设置了专门的推动产业发展的职能部门，通过与生产、投资企业搭建协作平台、组织供需方见面会谈等形式，对研发的各类产品进行展示、推广，通过建设硬件设施如办公中心、展示中心等保障硬件要求。同时，充分结合上海市浦东新区科技创新、产业发展项目，推进先进、成熟、适用的中医药研发成果产业化。

5. 推进中医药创新促进中心硬件设施的配套建设

2018 年，为保障中医药创新促进中心有效运行，浦东新区卫生和计划生育委员会立项资助"公利医院中医药服务综合楼建设Ⅰ、Ⅱ期项目"，启动了基础建设，将上海市浦东新区公利医院中医药综合楼二层打造为中医药创新促进中心的实体机构，总面积为450平方米，建筑充分体现了传统文化氛围和江南特色，区域划分为科技创新研究区、成果展示发布区、知识产权服务区、会务服务区等功能区域。

（十三）探索发展中医药健康服务业

1. 主要做法

浦东新区注重中医药健康服务业发展模式的创新，结合区域特色实际情况，制定了《浦东新区中医药健康服务业发展建设方案》，统筹规划发展目标与主要任务，主要围绕以下几个方面开展中医药健康服务业工作。

1）积极开展中医药健康服务业试点项目建设

2017年，在中医医疗与预防保健产业、中医文化教育旅游产业、健康产品研究开发等方面共开展23个试点项目，通过试点项目建设，形成成熟模式后再予以推广，如"中医药新剂型、新服务形态研发与推广"项目，项目根据市场需求，围绕"一人一方一剂型"的施治理念，进行酒剂、茶方和散剂等新型中药饮片服务形态的拓展和开发，将临床经验组方通过应用便捷的新型中药服务模式提供给患者使用，截至2017年，已开展5种组合酒和22味单剂酒、4种组合茶和数十种单剂茶及8种单剂散的工艺研究和预试验，酒剂、茶方已在临床开展使用，患者反响良好，散剂尚在工艺优化阶段。中医医联体建设项目，在上海市第七人民医院（三级中西医结合）和浦东新区光明中医医院（二级中医医院）试点开展，以区域中医医联体为平台，推进以中医医疗为主要内容的中医医联体建设。通过项目建设，进一步建立和完善了基层中医药服务指导帮扶机制，加大对基层医疗卫生机构的支援力度，并根据各医联体内社区卫生服务中心业务特点及功能定位，采取接受进修、轮流下派、适宜技术培训等多种形式对下级医疗机构开展中医药业务指导，建立了个性化、针对性的基层指导与对口扶持机制，使基层医疗单位的临床专业水平得到提高，社区居民就诊满意度得到了提升。

2）加大中医"治未病"、疗养康复体系建设

中医"治未病"示范点建设，通过探索"治未病"科室的规范建设和管理制度，进一步明确公立医疗机构中医"治未病"门诊内涵，对一批效果明确的病种或中医特色诊疗技术，形成菜单式服务方案，创新服务形态与模式。浦东新区在公利医院与周家渡社区卫生服务中心"治未病"门诊进行了试点建设，基本形成了各自的"治未病"门诊的服务内容及工作模式，初步建立了"治未病"门诊建设的运行机制，加强了人才队伍建设。此外，积极开展中医"治未病"科的理论体系建设，编辑临床操作指南，为各级各类医疗机构开设中医"治未病"科提供科学、规范的理论支撑体系。

　　中西医结合康复示范点建设，通过对上海市第七人民医院、浦南医院及南码头社区卫生服务中心进行试点建设，研究康复医学在中西医融合方面存在的问题，在现有执业管理要求下制订开展中西医结合康复的工作方案，遴选 3～5 种康复科常见病并建立中西医结合康复治疗方案，研究科学合理的服务内容及服务流程，配置具有针对性的中西医结合康复诊疗设备，完成中西医康复区域的硬件改造和流程改造，探索中西医康复人才的培养模式，最终形成了各具特色的中西医结合康复运行机制，并编辑出版了《常见疾病的中西医结合康复治疗与评定》。

　　3）依托医疗机构推动中药产业发展

　　中药精制饮片及颗粒配方的应用推广项目，探索在医疗机构开展中药精制饮片及颗粒配方的应用推广，支持建立硬件配置、优化服务流程、完善运行机制等，开展效果评估，并形成模式推广应用。通过周浦医院、浦东新区中医医院"中药精制饮片及颗粒配方的应用推广"试点建设，调查、考察、了解市场需求和常用精制饮片及配方颗粒，建立了科学、合理、规范的硬件配置建设模型与采购配送销售流程，明确了临床使用规范和营销宣传办法，形成了质量控制体系和扶持激励政策。公立医疗机构膏方规模化运作试点建设，通过在浦东新区公利医院探索试点，建设医院系统化、规模化的膏方服务模式和运营机制，形成中医养生服务内容、收费机制、用人模式及相关保障机制。

　　4）医养结合，促进中医药在养老服务业中的作用

　　中医护理模式的研究与推广项目，探索三级中西医结合医院、中医医院、综合医院的中医护理内容及收费模式的机制建设。以中医护理产业为核心，建立完整的中西医结合护理流程和技术规范，包括住院、门诊、居家护理，研究并实施中西医结合护理干预措施，明确保障机制、激励机制及效果评价体系，形成较为成熟的中医护理工作模式。通过浦东新区中医院"慢性阻塞性肺气肿（肺胀）门诊—住院—居家一体化中医护理工作模式的构建与实施"、第七人民医院"中风病中医护理模式的研究与推广"、浦东新区公利医院"构建以健康为中心的持续中医护理服务体系及实证研究"三个试点项目建设，探索中医优势病种的中西医结合护理模式，形成了切实可行的运行模式和机制，并编辑出版了《常见疾病中西医结合护理规范》。

　　5）探索中医药多产业融合发展

　　浦东新区在中医药健康服务业试点项目的设计中，注重丰富中医药健康服务手段，融合其他学科或领域的技术方法，将中医药与养老、康复、旅游、文化、互联网等相结合，实现中医药健康服务业跨界融合发展。例如，"中医医养结合服务试点"，通过浦东新区公利医院与养老机构的合作，在养老机构中开展中医药服务，并探索养老机构中医药保健服务定价机制与有偿服务机制。项目由周浦医

负责开展，与周浦镇长乐养护院合作，在长乐养护院内选定部分区域建设专业中医药服务区域，并为养护院人员提供中药汤剂、针灸等临床服务；提供具有中医特色的家庭病床服务；周浦医院中医科负责对养护院的护工及工作人员开展中医养生保健知识与技能培训，包括中医药膳、中医养生功法易筋经传授等，让中医的养生保健融入长乐养护院老人的日常饮食起居中去。2017年，浦东新区中医药协会开展"浦东中医药教育产业化研究与建设"项目，对浦东新区区域内中医药教育培训机构的培训活动开展调研、筛选和评估论证，汇集形成了8个系列19门课程。浦东新区中医药协会联合上海传承导引医学研究所、上海银燕悬灸研究院等7家机构共开发13门中医养生保健培训课程，完成50个中医养生保健培训视频课程产品、3D动画课程产品、微课程产品等；制作中医3D铜人教学、中医导引与健康管理、四季养生、外国人学中医等6门中医药研发、生产及项目管理的培训课程；开展易筋经十二势导引法培训54个班次，共计培训1600余人次。通过探索试点，整合了浦东中医药教育培训社会化产业化公共服务平台，减少了中医药教育资源的重复建设投入。此外，公共服务平台对各家培训机构和培训课程的评估、认证，提升了相关培训机构和课程的专业性及权威性，扩大了其市场影响力，提高了其经济效益。依托上海前滩尚博创意产业园，初步形成了具有合作互补、孵化效应和辐射力的中医药文化培训产业集群基地。再如在浦东新区公利医院试点的"中医健康管理"项目，开展以中医体质辨识为核心的中医健康体检项目，建立个人中医电子健康档案系统及数据处理系统，尝试开发中医健康动态跟踪管理的移动信息产品。客户在体检后，可以在手机应用客户端或者微信端查看相关的体检报告，也可以通过电脑或者手机应用客户端登录个人空间进行相关问卷的填写，进行中医体质辨识及相关的风险评估，完成后能远程收到医生为其制订的干预计划，包括运动方案、饮食方案等。同时，顾客可以在登录个人空间以后，与医生进行在线交流。在中医养生旅游方面，浦东新区试点开展了"中医养生旅游"项目，完成了面对常规人群、亲子家庭、外籍人士三条旅游路线的设计并开展试运营。浦东新区政协对这一领域也高度关注，2016年聚焦"中医旅游产业"这一主题成立课题组，形成《关于推进浦东新区中医旅游产业发展的调研报告》，为浦东中医旅游产业发展提出了合理的建议与对策；2016年9月，浦东新区申报"国家中医药健康旅游示范区"，希望能以此为契机，将浦东新区打造为优势突出、综合实力强、具备辐射影响力的国家中医药健康旅游示范区。

同时，浦东新区大力推进中医药健康产品研究与开发。2016年，浦东新区卫生和计划生育委员会启动了"中医药研发创新专项"，该专项重点聚焦健康产品研发领域，扶持中医药理论技术创新、中药与保健食品研发、中医器械研发、中医药衍生品开发等领域的科技创新和新品的研发研制，首轮扶持了10个项目，包括

"养生蜜饯的开发""一种提高免疫力的酥饼开发"等；张江基金中医药发展扶持专项 2016 年度资助项目中，包括中药及保健食品研发项目 3 个，中医仪器设备研发项目 2 个。

2. 可复制推广的经验

可复制推广的经验主要有：①建立事前论证、事中督导、事后评估的项目管理机制；②局部试点，探索创新，取得经验，逐步推广。

实践证明，以上这些改革创新工作模式都取得了很好的成效，可复制、可推广。建议大力宣传浦东新区的体制机制创新及健康服务业的探索创新工作；鼓励中医药特色服务的补偿政策、建立区域性中医药创新促进中心可转化为国家层面的政策文件，以促进中医药特色优势充分发挥；在全国范围内大力推广浦东新区中医质控体系、中医适宜技术推广、中医科室标准化建设、养生保健机构规范化管理、中医学科人才体系建设、大学附属社区卫生服务中心建设、中医药文化建设的工作模式；在有条件的区域推广中西医结合公共卫生服务模式。

三、改革面临的突出问题与挑战

（一）试验区工作组织管理体制仍待完善

试验区建设方案的制订，是围绕中医药医疗、预防保健、科研、教育、文化、产业化、国家交流与合作的"七位一体"全面发展而展开的。浦东新区的"国家中医药发展综合改革试验区"建设工作，应在国家、上海市及浦东新区间形成合力，共同为中医药综合改革探索新途径、解决新问题。而目前来自国家、全市、全区的合力有所欠缺，指导、评估试验区改革试点方案与成效的机制还不完善，这在一定程度上影响了工作的推进。

（二）试验区政策瓶颈尚待突破

浦东新区作为"国家中医药发展综合改革试验区"，要在中医药发展的道路上有所突破和探索，但每遇到政策瓶颈，往往很难突破，如中药新剂型开发与应用、经典外用制剂自制与使用、中医养生保健机制的准入与监督管理机制等。中医药人才政策束缚亟待跟进解决，目前各级医疗机构的中医人员编制还不明确，普遍存在中医人才总量不足等现象，加之中西医全科医师培养体系分离，不利于基层有效开展中西医结合的医疗服务和公共卫生服务。

四、深化试验区建设的建议

（一）建立更高效、更符合中医药发展规律的管理体制和运行机制

浦东新区综合改革取得很大成绩，在各方面取得体制机制突破，中医药事业发展成绩斐然。但还需要在更高起点上深入发展与改革，会面临更多困难和难题，必须付出更大决心和努力。因此，应在国家、上海市及浦东新区间形成最大合力，建立国家级、市级、区级纵向联动机制，明确作为"国家中医发展综合改革试验区"的改革方向、改革新重点，解决瓶颈问题和重大问题。同时需要利用第三方等外脑资源，对试验区总体规划和推进效果进行事前论证、事中监管、事后评估，对成功经验及时总结，或转化为国家政策，或向全国进行经验推广。同时，对事中监管或事后评价中发现的试点设计、试点策略方向不妥、效果不佳的项目及时给予纠偏或终止，从而发挥试验区先行先试的作用。

（二）继续探索中医药人才建设策略

中医药发展人才是关键，任何时候、任何地区发展和探索中医药事业，必须抓住"人才建设"这个牛鼻子。为更好推进浦东新区中医药人才队伍建设，建议国家根据基层情况调整专业人员培养需求，科学合理测算和逐步配齐各级各类医疗卫生机构中医药人员编制，出台有吸引力的人才待遇政策，进一步明确全科医学在中国应为中西医结合学科，并且对现有全科医生强化中医适宜技术的技能培训，解决执业范围许可问题。

（三）试验区建设在全面发展的同时应进一步聚焦重点工作

进一步围绕"实施健康中国战略"发展需要，突出中医药在医改和人民健康中的贡献度，重点推进中医药服务能力提升，以科技创新促进中医服务，利用好"张江高科"生物谷、药谷的产业优势，把中医、中药做大做强，成为全国乃至世界的中医中药发展示范中心，在世界医学舞台上展示中医药的作用和影响力，也为世界医学发展贡献中国智慧和中国方案。

第二节　上海市浦东新区中医药综合改革案例

一、案例 1：浦东新区国家中医药科技成果转化机制建设

2013 年，浦东新区以获批为"国家中医药管理局科技成果转化基地"为契机，加强政府及各职能部门协作配合，不断创新思路，探索实施中医药科技成果转化工作模式。通过优化科技创新体系、加大科技创新投入、打造科技成果服务平台、创建科研转化机制，推进中医药科技创新资源的聚集和成果的转化与应用，提升中医药服务能力和中医药产业技术水平。

（一）主要做法

1. 建立中医药科技创新体系

建立多部门、多领域、产学研协同联合的创新体系，成立浦东新区中医药创新促进中心，打造融研发、孵化、转化为一体的综合服务平台。在临床研究方面，通过医疗机构内部培育、浦东新区卫生健康委员会立项资助等形成了覆盖中医药临床基础研究、重大疑难疾病研究、民间中医药挖掘与保护的临床科研体系；在平台建设方面，成立上海中医健康服务协同创新中心，凝聚了九支专业研究队伍；在产学研用方面，集聚区内创新要素，形成了"发现—孵化—研发—评价—转化—投资—生产"的科技创新链。

2. 探索中医药科技创新投入保障机制

通过浦东新区中医药研发创新专项、浦东新区卫生健康委员会卫生科技项目中设立的中医药及专利转化专项、张江中医药发展扶持项目设立创新研究建设专项、浦东新区科技和经济委员会设立中医药研发专项等举措，多方位不同层级地资助和支持中医药研发创新项目建设。2014 年以来，浦东新区卫生和计划生育委员会单列"国家中医药科技成果转化基地建设"项目，支持经费 120 万元用于中医药领域的知识产权服务、技术开发服务、技术与产品应用推广服务等。浦东新区通过张江高科技园区管理委员会单设中医药发展扶持项目，制定并下发了《上海市张江高科技园区中医药发展扶持办法》，委托上海张江生物医药基地开发有限公司具体实施管理工作，启动并实施了三轮张江基金中医药产业发展专项。

3. 构建中医药科技成果转化机制

以被批为"国家中医药管理局科技成果转化基地"为契机，制订了相关建设方案，突出科技创新服务平台、公共服务平台、技术服务平台和产业化及推广服务平台等四大平台建设，从科技成果创造、成果转化中介服务、成果转化技术支持等方面提供全方位、全过程的服务。

（1）科技创新服务平台。通过政府资金投入，支持中医药科技成果创新研发及培育孵化，采取项目扶持等方式，促进中医药基础理论成果、临床诊疗技术成果的不断涌现；促进中医医院院内制剂、中医诊疗手段、预防保健器械等的研发，使科技创新服务平台成为浦东新区中医药科技成果创造的发动机。

（2）公共服务平台。提供科技成果及其市场需求、相关技术人才等方面的信息服务，开展中医药科研成果转化知识的宣传与咨询、转化技能培训、评估与鉴定、培育与开发、推广与产业化及知识产权、融资对接等服务。

（3）技术服务平台。整合浦东新区现有的实验室、科研设施设备、临床研究机构及中医药研究人员等资源，形成比较完整的中医药科技创新资源共享与人力资源交流的服务机制，为中医药科技成果的研发、培育提供有效载体。

（4）产业化及推广服务平台。通过政府资金引导，加速浦东新区科研院所及企事业单位先进、成熟、适用的中医药科技成果推广；将基础理论成果、软科学研究成果、医疗技术类成果在全区范围推广应用，形成规模效益；药品器械类成果通过商品化、产业化推进并产生经济效益。

4. 建立中医药知识产权保护机制

浦东新区出台了《浦东新区中医药行业知识产权保护三年行动计划》《中医药知识产权制度应用指南》《浦东新区科技发展基金知识产权资助资金操作细则》《浦东新区科技发展基金知识产权资助资金 2018 年度申报指南》《2016 年知识产权资助申报指南》等文件，完善中医药知识产权保护政策；建立中医药知识产权保护联盟及中医药专利数据检索平台，开展中医药知识产权外包服务。

5. 建立中医药科技信息服务机制

建立可供供需双方查阅的信息库，开通"浦东中医药科技成果转化服务平台"网站功能建设并正式开通运营，提供科技成果及其市场需求、相关的人力资源等方面的信息，定期举办中医药科技成果转化推介会，打通线上线下对接的渠道；成立中医药创新促进中心，全面发挥浦东新区中医药科技创新服务、公共服务、技术服务等平台功能，推动更多自主知识产权的中医药科技成果落地转化。

（二）实施成效

1. 科技创新投入力度得到加强

截至 2017 年 6 月，浦东新区科技创新资金资助 25 个中药新药研发重点项目，浦东新区卫生和计划生育委员会资助 25 个卫生科技成果转化专项，张江基金资助 16 项中医药创新研究专项，资助金额达 1020 万元；浦东新区立项 80 个院内中药制剂规范化研究项目，资助金额达 600 万元；推进并落实 45 个张江中医药产业化项目，资助经费达 4623 万元。

2. 推进了中医药科技成果的创新研发及培育孵化

浦东新区基础理论成果、软科学研究成果、医疗技术类成果，在全区范围推广应用，形成规模效益；药品器械类成果通过商品化、产业化推进，形成经济效益。截至 2017 年底，立项支持了"新区院内制剂和经验方规范化临床验证"项目 66 个、院内制剂药效学研究项目 4 个，卫生科技项目中医药及专利转化专项 51 个，科技基金-创新资金的医疗卫生专项中医临床研究项目 24 个。

3. 中医药科技成果转化加速

截至 2017 年 6 月，浦东新区完成 16 个发明专利申报、36 个实用新型申报、49 项咨询服务、4 项专利评估。已递交的专利申请中，17 个实用新型专利已授权、8 个发明进入实质审查、2 个发明通过初步审查。

二、案例 2：浦东新区探索中医药全方位融入公共卫生服务建设

浦东新区作为首批"国家中医药发展综合改革试验区"，坚持改革创新、先行先试的改革发展理念，围绕中医药在公共卫生预防服务、保健服务、健康教育等项目上的特色功能，不断推出中医药服务融入公共卫生工作新举措，拓宽中医药服务领域，在实践中总结出中医药全方位融入公共卫生服务的新模式。

（一）改革措施

1. 探索中医药服务与防保体系整合机制

浦东新区卫生和计划生育委员会 2010 年成立中医药发展与科教处，统筹推进

全区中医药工作,对中医预防保健工作实施全方位管理。在浦东新区疾病预防控制中心、妇幼保健所、眼牙病防治所、精神卫生中心等防病专业机构设置中医预防保健科,构建"浦东新区卫生和计划生育委员会—防病专业机构预防保健科—各级医疗机构中医预防保健网"三位一体的组织管理架构和服务网络,编辑出版《未病先防,已病防变:中医健康教育读本》《常见病中西医结合预防保健服务操作指南》,为中医预防预防保健工作提供操作指南。

2. 中医药防治传染病基地建设

围绕浦东新区传染病医院和南华医院的国家中医药防治传染病基地建设,制定和推广慢性病毒性肝炎、麻疹、感染性腹泻等传染病的中西医结合治疗规范,将技术辐射到社区卫生服务中心,形成了以中医医疗为主体、以中医预防保健为补充的工作模式,并出版《常见传染病中医药防治方略》,促进中医药全面参与传染病、突发公共卫生事件防治工作。

3. 中医药预防保健人才队伍建设

针对基层医疗机构中医预防保健人才紧缺现状,组织师资对各基层医疗单位非中医类别执业医师开展中医预防保健服务规范化培训。允许非中医执业医师开展中医预防保健服务,保证培训后西医能够为居民提供中医适宜技术服务。

4. 建立中医药公共卫生服务监管机制

制定中西医结合公共卫生服务考核体系,明确各级部门在该项目中的职责和任务,并将其纳入卫生考核范畴。浦东新区卫生监督所中医监督科,负责中医预防保健服务的监督和执法,各专业疾病防治站所、卫生监督机构组织专家共同对分管部门、单位开展监督和绩效评估,评估结果与中医药卫生经费分配挂钩。浦东新区卫生健康委员会定期召开工作季度例会,了解中医预防保健工作情况,加强监测,及时发现问题和改进,不断优化评估方案。

(二)改革成效

1. 形成了一套规范的业务流程和管理制度

自"国家中医药发展综合改革试验区"建设以来,浦东新区不断开展区域性组织架构、管理职责、服务网络、运行机制、经费保障等中西医结合公共卫生服务体系建设的探索,并不断在操作规范、服务流程、人员培养、成效评估等领域深化研究。通过近几年运行,中西医结合公共卫生服务模式得到了巩固和加强,形成了一套规范的业务流程和管理制度。

2. 实现了中医预防保健服务的"两个全覆盖"

浦东新区基本形成多层次的中医医疗、预防保健服务格局，中医预防保健服务的可及性、安全有效性进一步得到提高。浦东新区的中医药服务在专业预防保健、医疗机构得到全覆盖。浦东新区政府认可中西医结合公共卫生服务模式，并匹配3万元/万人中医预防保健服务经费，为中医预防保健服务提供政策支持。2016年，全区中医公共卫生服务达75.5万人次。

3. 建立中西医结合健康档案数据库

截至2016年12月，浦东新区健康档案信息系统已录入60余万人的中医"治未病"健康档案，成为辖区内医疗保健服务及跟踪随访的重要信息来源，成为流行病学调查、大数据采集和处理的原始数据库。

4. 中医预防保健队伍得到加强

截至2016年12月，浦东新区"非中医类别执业医师预防保健服务规范化培训"共有2392名西医师接受培训，其中84%的人培训合格（2000人），该类人员均已加入各级卫生机构的中医预防保健服务人才队伍中，通过中西医结合模式推动了浦东新区公共卫生服务的有效开展。

第十八章　江苏省泰州市中医药综合改革

第一节　江苏省泰州市中医药综合改革第三方评估

一、中医药综合改革成效显著

评估结果显示，江苏省泰州市充分利用中医药健康服务业积淀历史文化禀赋，以泰州市中医药健康服务协会（简称协会）组织为新阵地，遵循《国家中医药综合改革试验区建设方案》的设计思路，通过推动体制机制创新，构建引领发展、服务发展和规范发展"三大机制"，协调处理了协会、政府、会员单位"三大关系"，在内核创新、融合创新等方面实现了"三个迈向"，有效发挥了行业组织对中医药健康服务业发展的促进作用。

（一）建立健全中医药社会组织管理框架

协会成立于 2017 年 3 月 29 日，定位为服务于中医药健康服务业的专业性、服务性、非营利性组织。协会紧跟发展需要，设有项目投资咨询部、专家技术指导部、人才培训部和服务标准认证部 4 个专业部门；成立医疗、养生保健、康复、健康旅游、养老、健康产品 6 个专业技术委员会，主要开展人员培训、技术推广、信息宣传、项目咨询、认证评估等 5 项服务；协会实行会员制、选举制、会费制，并出台了 27 项内部管理规章制度。截至 2019 年 10 月，已吸纳 182 家会员单位，覆盖医疗、康复、文化、保健、养老、旅游、中药等 20 多个领域。

（二）发挥引领作用，探索行业、政府间协作新机制

协会推进中医医疗机构、基层中医馆与旅游、养老、康复、中药生产种植机构之间的项目协作、技术协作和服务协作，截至 2018 年，参与行业合作的机构数达 32 家；同时协会积极了解会员单位发展需求，及时向政府及相关部门反馈，并寻求和落实支持政策；协会还主动与泰州市发展和改革委员会、泰州市民政局、泰州市文化广电和旅游局等多部门开展联合调研，围绕行业

发展突出的共性问题，建立多部门工作协调机制，制定行业规章，促进中医药行业良性发展；协会下设中医药健康服务业项目投资咨询部，面向各类投资主体开展项目立项、规划选址、土地征用、设备购置、技术开展、企业运营管理、市场效益评估等方面的咨询服务，协会已成为政府助手、行业推手和上下能手。

（三）以服务会员单位为使命，促进"医药养食游"融合发展

经过两年多的工作推进，截至 2018 年 6 月，基层中医馆基本覆盖了全市所有乡镇卫生院与社区卫生服务中心（共 136 家）；1126 家村卫生室和社区卫生服务站均配备 1 名以上中医骨干医生，掌握 6 项中医适宜技术；基层中医诊疗量占同类机构诊疗总量的 33.37%，80% 的基层卫生医疗机构通过全国基层中医药先进单位复核或再复核；三年来新增社会办中医医院 3 家、中医综合诊所 15 家、中医门诊部 11 家、中医备案诊所 34 家、盲人医疗按摩所 5 家；泰州市中西医结合医院、高港中医院、靖江市中西医结合医院分别完成提档升级，姜堰中医院顺利通过三级中医院复核。协会积极协助、指导、促进医药企业前伸后延、跨界融合，截至 2018 年，泰州市有中药制药企业 18 家，2017 年中成药销售额超过 260 亿元。以扬子江药业集团、济川药业、苏中药业集团股份有限公司等为代表的全国百强企业快速发展，分别有蓝芩口服液、蒲地蓝消炎口服液、黄葵胶囊等中成药产品，市场反应良好，单品种年销售额 40 亿元的 2 个、30 亿元的 4 个；中药资源得到有效保护和合理利用，培育了一批名优中成药的种植基地，其中新增黄葵花、延胡索、泰半夏等中药种植面积达 5 万亩（1 亩≈666.67 平方米），效益为普通农产品的 5～6 倍，截至 2018 年 7 月底，泰州市中药材种植面积已达 22.73 万亩，已开发 56 种具有中药特色的饮品、食品和日用品，带动一大批中药衍生企业蓬勃兴起。协会促进各级医疗机构与养生保健机构合作，推行养生机构中医顾问制度，引医助养，泰州市中医院与泰州市社会福利中心、颐年养老院构建合作机制，成立了医养融合康复中心，建立了中医药结合养老的健康养老服务方式，能够为老年人供应中医医疗护理、健康管理和康复养老连续性服务，截至 2018 年，泰州市拥有中医药养老康复机构（中心）305 家，从业人员达 8 万人，90% 的乡镇卫生院配置有中医康复科室，70% 的养老机构具备提供中医药服务的能力。协会建立健康旅游服务企业驻点顾问制度，协助医药企业开通旅游参观线路，结合泰州市本身人文地理优势，在主要旅游景点开设中医诊所、养生保健场所、运动功法锻炼场所；泰州市以成为首批国家中医药健康旅游示范区创建单位与"一带一路"国际健康旅游目的地为契机，完成泰州市中医院泰和堂国医馆、江苏龙凤堂中药有限公司、江苏中药科技园等多个重大项目建设，共投资 100 多亿元，开通中医药

特色旅游线路 3 条，开发中医药旅游产品 129 种，形成"名医带我去旅行""小学生中医药文化夏令营""养生旅游季"等十大中医药健康旅游品牌，建设 36 家市级中医药健康旅游基地与项目。

（四）落实"服务标准、行业自律"两大举措，推动中医药行业规范发展

协会下设中医药健康服务业服务标准认证专业部门，探索建立中医药健康服务机构、人员、技术和产品认证与管理制度，同时推动中医诊所医疗服务、文化建设、质量控制、院感控制和中药饮片质量控制等基本规范的实施，逐步完善对社会办中医机构"放管结合"的工作机制；协会在执行和推广国家 20 余种中医药健康服务行业标准的基础上，结合地方实际，按照行业标准严于政府标准，出台并实施包括《泰州市中医养生保健机构标准化建设考评细则》《泰州市中医药特色康复机构（科）建设与管理考核细则》《泰州市中医药健康旅游基地与项目建设标准》等七项中医药健康服务标准，部分地方标准填补了行业空白；同时协会以《泰州市中医养生保健机构标准化建设考评细则》为质量准则，对中医药养生保健服务机构实行"星级认证"，引导、鼓励和帮助名院、名企、名馆等制定中医药健康服务、生产工艺、管理路径等行业新标准，探索建立系统规范的人员、技术、产品资格认定机制；协会通过与中医医联体合作研究制定行业、联合体章程与自律公约，认真贯彻国家的各项法律、法规，规范从业行为，强化中医药行业行风监督管理，维护公平竞争、优质服务的市场秩序，消费者对中医药健康服务的满意度达 85%。

（五）协会协调市场与政府的关系，创新社会治理新路子

协会运行顺应"简政放权、放管结合、优化服务"要求，正确处理政府、市场、社会组织关系。管理关系上，协会挂靠卫生计生部门，接受民政部门专业管理；职能发挥上，泰州市联合泰州市发展和改革委员会、泰州市经济和信息化委员会、泰州市科技局、泰州市商务局、泰州市人力资源和社会保障局、泰州市物价局等部门在相关政策方面给予指导和支持；通过授权，政府把中医药信息统计与发布、技能培训、产品鉴定、项目管理等职能交由协会负责；通过委托，政府把中医药行业标准制定、发展规划制订、法制与养生文化宣传、行业管理等职能交由协会承担。

推动中医药事业治理能力现代化是党和国家赋予的新使命，泰州市于 2016 年起开展"国家中医药综合改革试验区"工作，发挥行业组织在中医药事业中的重要作用，提高城乡居民对中医药的获得感、认同感，在内核创新、融合创新等方面实现了"三个迈向"。一是从实验形式翻新迈向实验内核创新。形式化创新是管

理方式、服务流程等环节的表面化更新，而协会创建了以行业管理为主、会员准入为门槛、行业协作为基础、行业标准为手段、政策扶持为激励的管理模式，对治理体系中深层次、内核性的组织、功能、制度等要素和机制进行创新。二是从碎片化经验迈向整体性创制。泰州市逐步摆脱碎片化创新逻辑，着眼于中医药健康服务业的系统化、整体性创新。通过建立政府牵头、多方参与的跨部门协调和协同工作机制，构建同向发力、相互支持的横向联动机制，清晰地明确了谁来议、议什么、怎么议的问题。三是从单极化突破迈向融合性创新。新时代中医药发展承载着新的历史使命，往往容易聚焦于中医药某个单一方面。泰州市推动中医药深度融合，转变中医药发展方式，完善中医药健康服务体系，打造"医药养食游"发展模式，中医药与医疗、养生、保健、养老、旅游的融合趋势进一步凸显，全方位展现了泰州市中医药发展新业态。

二、可复制可推广的做法与经验

（1）建立高层领导牵头、多方参与的跨部门协调和协同工作机制，建立优势互补、相互支持的横向联动机制，为社会组织发展提供了有力的组织保障和制度保障。

（2）充分发挥行业组织的自律作用，建立了以行业管理为主、会员准入为门槛、行业协作为基础、行业标准为手段、政策协调为激励的管理模式。

（3）推动中医药供给侧结构改革，转变中医药发展方式，完善中医药健康服务体系，中医药与医疗、养生、保健、养老、旅游的融合趋势进一步凸显，持续释放发展潜力。

三、试验区改革面临的挑战与问题

（1）协会发展的政策扶持和保障力度仍需加大。协会组建期间，泰州市卫生和计划生育委员会①积极帮助协会申请专项经费，为协会安排办公场所，选备、选派专职管理人员等，但政府及各部门还需继续努力形成稳定、完善的组织保障和政策支持。

（2）协会的公信力建设尚待加强。协会是伴随着政府机构改革自上而下产生的，带有一定的行政色彩。由于政府职能"简政放权、放管结合、优化服务"转变仍处在攻坚阶段，协会发展受到一定影响。协会在行业内部的认同度、公信力、影响力尚需加强，有待进一步发挥协会应有的组织、协调、监督等作用。

---

① 泰州市第三方评估时间为 2018 年，此时机构名称为泰州市卫生和计划生育委员会，还未更名泰州市卫生健康委员会。

（3）协会的服务职能有待进一步完善。中医药健康服务涉及面广、发展形式多样、发展路子广泛。目前中医药健康服务协会以人员培训、技术推广、信息宣传、项目咨询、认证评估为主要职能，在中医药科研评价、中医药协同创新、中医药信息化建设等方面的作用发挥还需进一步加强。

（4）支撑发展的人才不足。笔者在调研中了解到，中医药健康服务高级专业人才、实用型人才与管理人才缺乏；从业人员总量不足，专职人员所占比重偏低。这些问题在一定程度上影响了中医药健康服务业的可持续性发展。

四、深化试验区建设的建议

（1）建立稳定的扶持政策，引导协会健康、可持续发展。协会建设和发展应坚持新形势下卫生与健康的工作方针，以中医药改革与发展为核心。政府及各相关部门应该为协会建立持续、稳定的政策支持环境，从组织保障、资金支持、政策倾斜等方面充分运用宏观手段，大力指导、协助、促进协会的可持续发展。

（2）以内部治理为突破口，加强协会公信力建设。协会要明确自身定位，进一步厘清与政府、市场之间的关系，依法依章治会，加强组织建设；应建立良好的遴选机制、沟通机制和决策机制，使协会真正成为自我管理、自我约束的自治组织；协会要积极回应会员单位需求，完善激励机制，培养各会员单位对协会的认同感和使命感；全面优化、巩固和提升协会的影响力，以更加主动的姿态为会员单位服务。

（3）在实践中明确协会职能需求，拓展协会职能发挥空间。对于协会的职能定位，应该以实际发展需要和实践经验为出发点，将政府已下放的职能真正落实，对已明确而尚未下放的职能要加快进度，尚不明确的职能要主动与政府部门协商获得，形成协会与政府的密切配合的治理模式。

（4）优化人才队伍及配套政策建设。加强中医药健康服务业从业人员业务培训，提升其专业技能，聘请国内外知名技术与管理专家担任顾问，对重大投资项目、技术引进与升级改造、行业规划与标准化建设等提供强有力的智力支撑；协会应完善落实人员编制、职称评定等配套制度，提供稳定可期的工作环境，提高专职人员比例；鼓励各单位为协会发展提供专业性人才，营造协会会员单位优势互补、协同发展的积极氛围。

第二节　江苏省泰州市中医药综合改革案例

一、案例1：泰州市探索社会组织引领中医药事业发展的新机制

2016年，泰州市正式获批为"第二批全国中医药综合改革试验区建设单位"，

以"建立完善社会组织在中医药健康服务业中发挥作用"为改革主题，泰州市于 2017 年成立中医药健康服务协会并出台相关政策支持社会组织发展，通过多元参与、理性协商，协会建设解决其中医药发展问题，进一步加强了政社合作，激发了中医药行业发展活力。

（一）主要做法

1. 建立健全规范的运行机制

协会成立前期，泰州市成立中医药健康服务协会筹备领导小组，泰州市卫生和计划生育委员会联合其他相关部门成立工作班子，对 5000 多家中医药健康服务业单位进行摸底调查，对 30 多家骨干单位进行现场考察，在此基础之上，制定协会的组织框架与总体目标。协会定位为运用中医药优势为大健康产业服务的专业性、非营利性组织；协会积极发动宣传、发展会员，建立完善的组织架构，成立专业技术委员会；协会实行会员制、选举制、会费制，定期召开理事、常务理事会议，按照规章制度规范化运行。

2. 探索拓展行业协会新职能，创新工作机制

协会明确与政府及相关部门的沟通、协作机制，工作项目的委托、转移机制，行业内部的协作机制，建立社会组织自律机制；协会建立业务培训平台，组织会员单位开展多种形式的中医药培训；建立宣传平台，成立中医药宣传新媒体联盟，畅通信息共享渠道；建立专家咨询平台，提供高层次的中医医疗、咨询、项目开发等服务；建立项目孵化平台，主动培育和开发中医药健康服务项目。

3. 建立促进协会发展的保障机制

泰州市优化中医药发展政策，多次召开专题会议，部署中医药工作。在组织领导层面上，泰州市卫生和计划生育委员会与泰州市政府组织专题调研、第三方论证，推动协会的建立与运转，截至 2018 年 6 月，泰州市卫生和计划生育委员会联合多部门召开专题会议共 12 次，对协会进行了调研指导。泰州市政府积极探索简政放权，将中医药信息统计发布、技能培训、设备产品指导鉴定等职能交由协会负责；在资金保障与支持方面，泰州市卫生和计划生育委员会积极协助协会申请专项发展经费，并鼓励协会运用自身的灵活性进行多渠道筹资；在硬件与人员支持上，泰州市卫生和计划生育委员会为协会安排办公场所，选备、选派专职管理人员。

（二）主要成效

1. 行业协会规模不断扩大，已具备规范化组织形态

从 2017 年 3 月成立之初到 2018 年 8 月，协会从无到有，共吸纳 182 家会员单位，206 名个人会员，包含了 16 个专业门类，覆盖医疗、康复、文化、保健、养老、旅游、中药等 20 多个领域。协会建立了 4 个专业部门，下设 6 个专业委员会，出台并实施了 27 项内部管理规章制度。截至 2018 年 8 月，政府实际投入 65 万元用于协会建设，召开会员代表大会、常务理事会、理事会、监事会共 9 次。

2. 沟通、协作、共享发展的工作机制进一步优化

协会与泰州市发展和改革委员会、泰州市食品药品监督管理局、泰州市民政局、泰州市文化广电和旅游局、泰州市物价局等部门的工作协调机制，开展了中医药行业的物价调查，对 25 项收费低的中医医疗项目价格提高 30%以上，极大地调动了中医药服务行业人员的积极性；推进中医医疗机构、基层中医馆与旅游、养老、康复、中药生产种植机构的联合协作，建立机构协作签约机制，合作数达 32 家。

3. 协会多平台建设得到加强，成效明显

协会已搭建较成熟的业务培训平台，培植了 2 家专业培训机构，组织培训累计 391 人次，骨干会员单位受托培训中医药技术人员 2000 人次；建立中医药宣传新媒体联盟，共有 31 家骨干单位及旗下 36 个公众号加盟；建立专家咨询平台，协调会员单位建立院士、国医大师与博士后咨询工作站 12 个；项目孵化平台协调指导会员单位与大研究所、大医院技术合作数累计 14 项，全市完成 15 项中医药健康服务亿元以上重大项目。

4. 行业标准化与服务规范化建设得到进一步加强

协会在执行和推广国家 20 余种中医药健康服务行业标准的基础上，创新结合地方实际，按照行业标准严于政府供给的标准，出台并实施 7 项中医药健康服务标准，部分地方标准填补了行业空白；同时引导、鼓励和帮助名院、名企、名店、名馆、名校等研究推出行业新标准，泰州市中医药服务业行业标准化建设实现新跨越。

二、案例 2：泰州市探索"医药养食游"融合发展

泰州市作为江苏省唯一的"国家中医药综合改革试验区"，坚持改革创新、先行先试的发展理念，驱动中医药健康服务业立体多元发展，积极培育发展新动能和新增长点，探索并构建出"医药养食游"一体化健康服务新体系，积极打造中医药健康服务业发展新高地。

（一）主要做法

1. 加强组织领导，完善协调机制

泰州市建立健全政府内部及相关部门间的沟通机制，以泰州市卫生和计划生育委员会为牵头部门，将泰州市"医药养食游"融合发展作为重点工作统筹推进，定期召开工作例会，了解进展、发现问题、及时改进。各部门通过联合开展调研、出台政策、举办重大活动、推动项目建设，形成齐抓共管的合力。

2. 采取事前论证、事中追踪、事后评价的科学工作方法

发展前期，泰州市卫生和计划生育委员会与各部门对全市中医药健康企事业单位开展摸底调查，进行现场调研、分析现状、发现问题、总结经验，厘清试验区"医药养食游"融合发展的思路；委托和联合南京中医药大学管理学院团队对泰州市医疗、康复、养老、中医药文化、健康旅游等进行调研，并形成《泰州市中医药健康服务业白皮书》，分析泰州市中医药健康服务业现状及发展规律，为决策提供依据。

3. 推动中医药健康服务业各要素有机融合

泰州市发挥已有特色，突出研发能力建设，注重中医药相关产业的品牌打造，企业发展模式的创新，注重"医药养食游"各领域的协调发展，通过构建具备独特竞争力的中医药健康服务业体系，组织中医药行业发挥自身优势，放大医药产业的品牌优势，推动健康制造业向价值链高端发展，提升中医药健康服务升级。

4. 集聚中医药健康服务业发展资源

泰州市注重通过宏观政策举措引导，积极组织相关部门协作跟进，投入政策资源，开展授权试点，将中医药健康服务业人才纳入全市人才工作规划，引导和支持泰州市高等教育院校设置相关学科专业，为泰州市中医药健康服务业培养护理人才、营养师、养老护理员等专业技术人才；组织企业和研究机构对泰州铁皮

石斛、泰半夏等特色中草药等进行深度开发，推出一批具有泰州市品牌特色的营养保健品、健康食品等。

（二）主要成效

1. 重点明确，资源禀赋升华为发展优势

泰州市把"药"做强，把"医"做特，把"养"做大，把"游"做新，把"食"做精，以构建医疗卫生服务高地、康体养生养老福地、健康药食材产地、休闲度假旅游胜地为发展重点。目前以中国医药城为主要载体，扬子江药业集团、济川药业等知名医药企业作为产业发展龙头，延伸与深化医药产业链条；利用泰州市自然资源、华侨城平台的特色，以及地处长三角城市群的区位优势，着力打造中高端养生休闲区、城市生态休闲区、沿江特色产业休闲区等五大休闲旅游板块，推动古城秀水、湿地资源、垛田风光、大江风貌等生态文化特色相融合，打造"水城慢生活"的旅游品牌。

2. 涌现出一批"医药养食游"融合发展的典型案例

济川药业投资数十亿启动建设集医药产品、健康保健、体检疗养于一体的健康科技产业园，2018 年已从资本市场募集 8.43 亿元资金，重点实施 11 个重大项目建设；创建"中医膏方旅游节""银杏节""亲水节"等一系列的健康文旅品牌，产生了较好的社会效果和经济效益。作为国家 AAAA 级旅游景区，泰和堂集中医诊疗、养生保健、文化教育、休闲教育等功能为一体，名老中医定期在泰和堂坐诊，内设刮痧室、灸疗室、足疗室，同时具备旅游娱乐和中医药医疗养生的双重功能。泰州市社会福利中心与泰州市中医院合作，通过专业医疗平台的构建与资源的利用，让老年人能够更加便捷地享受到医、养、护"一站式"服务。

3. 中医药行业经济效益显著，中医药国际影响力不断提升

2017 年，泰州市中医医疗机构业务收入近 17 亿元，中医药健康旅游收入约为 20 亿元，年增长 20%，开发中医药旅游产品 129 种，建设 36 家市级中医药健康旅游基地与项目。截至 2018 年 7 月底，泰州市共拥有 22.73 万亩的中药材种植面积，已开发 56 种具有中药特色的饮品、食品和日用品，中成药销售额超过 260 亿元。2016 年由国务院新闻办公室主办的"外交官看中国"之走进泰州市中医院泰和堂国医馆活动吸引众多媒体及专家关注，泰和堂的发展模式获得一致称赞。2017 年泰州苏轩堂国医馆在美国纳斯达克上市，进一步增强了泰州市中医药的国际影响力。

第十九章 河南省许昌市中医药综合改革

第一节 河南省许昌市中医药综合改革第三方评估

一、中医药综合改革试点成绩

截至 2018 年 6 月，许昌市"中医药产业聚集发展探索"的阶段性目标任务基本实现，中医药发展改革稳步推进。许昌市充分发挥中医药历史、中药材种植、中药饮片加工等资源优势，在产业链条的完善与深化、传统产业与新兴业态高度融合、现代服务业集群发展等方面取得突破，逐步探索出中医药产业发展的创新模式，通过中医药产业发展带动中医药事业整体有效运行，促进产事业融合发展。

（一）建立了系统化的中医药产业发展体制机制

许昌市从市县管理、规划设计、政策扶持、资金投入四大方面进行体制机制完善与创新。在管理体制上，构建以市级层面领导班子为主、相关市县部门负责人为辅的市县联动领导小组，通过联席会议制度统筹协调中医药产业发展；在规划设计上，印发《"健康许昌 2030"行动规划》，强化中医药事业的顶层设计，重点开展"国家中医药综合改革试验区"的建设，《许昌市人民政府办公室印发关于加快推进国家中医药综合改革试验区建设实施意见的通知》，进一步明确试验区"一区三基地"的总体规划；在政策扶持上，鄢陵县出台了《鄢陵县招商引资优惠政策》等三项相关政策文件，解决基地基础设施建设、项目用地、项目资金等问题，禹州市出台了《〈关于加快中药材生产工作的实施意见〉考评细则》等五项相关政策文件，重点解决中药材种植基地、企业总部落户等政策问题；在资金投入方面，引导试验区申报政府与社会资本合作项目，截至 2018 年 6 月，已设立中医药专项建设基金 2 项，并通过扩宽渠道争取国家、社会资金支持。

（二）搭建线下线上融合发展的中医药交易平台

依托禹州市中药材专业市场，新建产业园交易市场，加强中医药交易市场规范化建设。禹州市复兴成为全国四大中药材专业市场之一，2018 年有药商 600 余家，经营中药材 2000 余品种，2017 年线下交易额约为 35 亿元。禹州市与深圳市海王集团股份有限公司签订合作协议，募集 30 亿元建设海王中医药健康文化产业园，初步形成中药材交易市场、电子商务信息交流中心和第三方检测中心。新型中药材交易市场初步建成，截至 2018 年 6 月，许昌市共有 14 个大型现代化物流仓库、1 个中药材交易大厅、1 个电子商务平台，参与电子平台贸易的药商数量达 2800 户，2018 年上半年线上贸易规模达 950 万元。

（三）建设科技成果转化平台，中医药科技力量蓄势待发

2018 年，许昌市通过出台关于科技产业创新的系列政策文件，吸引涵盖高端设备制造类、智能化诊疗设备类、治疗仪器设备类、中医药制药类等企业，共开展 10 个合作项目。河南省首批科技成果转移转化基地基本建成，与 20 多所高校达成技术转移合作意向，与"科易网"等技术转移专业服务机构合作建成了科技创新平台、技术转化的服务平台等五大平台，为中医药企业开展产学研合作、成果转移转化提供了优越条件。

（四）中医药产业链条拉长拓宽，三产融合发展

2018 年，许昌市综合利用中医药资源，结合地域特色明确中医药产业发展方向，以中医药服务为纽带，带动第一产业、第二产业、第三产业的深层次融合发展，建成 192 个道地中药材原生态种植基地，规模化种植面积稳定在 60 余万亩；中药饮片加工产业园初步建成，2017 年中药饮片产值达 8 亿元；完成了禹白芷、禹白附、禹南星、禹州金银花、禹州丹参、禹州半夏 6 种药材的国家地理标志认证；按照"文化为魂、产业为基"的发展理念，通过建设华夏药都健康小镇助推中医药产业的转型升级；研发中医药健康养生产品 150 余种，生产各类纯香草精油 1000 余斤，蜡梅花茶年产值达 3.1 亿元，开发中医药养生膳食 100 余种；已建成 11 条以中医药文化为主题的精品旅游线路，2017 年接待游客 500 万余人次。许昌市鄢陵县、禹州市及华夏药都健康小镇成功申报河南省中医药健康旅游示范区（基地）。鄢陵县建成"洗住吃、医护养"一站式服务的"温泉养生小镇"，2017 年共吸引约 30 余万人次的国内外游客，收入约 1600 万余元。

（五）外引内培，中药材研发加工稳步推进

2016～2018 年，许昌市利用本地独特的中药炮制理论和加工技艺，培育出具有完全知识产权产品的药企 9 家；出台药企落地优惠政策，引进修之合药业

有限公司、久源堂药业有限公司、绿禾药业有限公司 3 家国内知名企业；中药饮片加工产业园基本建成，截至 2018 年，已有九州通医药集团、中国汉广中药材集团有限公司和深圳海王集团股份有限公司 3 家公司入驻，新研发中药品种 2 个、化妆品品种 3 个、保健品品种 11 个，销售规模分别达 2800 万元、3300 万元、2050 万元。

（六）营造中医药服务新业态，探索中医药产业新模式

鄢陵县出台《鄢陵县康养产业招商引资优惠政策》，鼓励社会力量建设集中医馆、综合康养服务中心、医养结合护理院、疗养院、生态疗养馆、中医养生馆等设施为一体的中医药综合康养服务中心，将中医药产业与养生养老有机结合；加快建设总投资 80 亿元的建业生态新城、25 亿元的碧桂园十里花海、4.2 亿元的鄢陵县中心医院怡馨园护理院和 13.5 亿元的花都温泉小镇、花都颐庭等 12 个中医健康养生养老项目。鄢陵县积极培育中医药新业态，为中医药产业发展探出了新路子。

经过建设，许昌市中医药平台支撑得到强化，齐抓线上线下交易平台，成功实现禹州市中药材专业市场的线下复兴，2017 年交易额突破 35 亿元，较 2016 年增长 8 亿元；新建的线上新型电子商务中药材交易市场表现突出，2018 年上半年线上贸易规模达 950 万元，较 2016 年同期增长 360 万元。许昌市中医药产业链得到优化升级，重点明确、前伸后延，以第二产业为基，新建中医饮片加工产业园，2018 年与 2016 年相比，中医药产能显著增强，中药饮片加工量增长 1 万余吨，中药提取量增长 3000 余吨，年产值突破 8 亿；向前延伸，做大做强第一产业，2018 年中医药规范化种植面积较 2016 年增加 10 万余亩；向后突破，打造第三产业核心品牌，重点发展乡村农业休闲旅游，新开发中医药旅游线路 11 条，2017 年游客接待量较 2016 年增加 200 万余人次。

许昌市中医药产业集聚，高质量发展。成功打造以中药加工为龙头、品牌建设为支撑、服务贸易为平台的中医药产业创新基地；截至 2018 年，大力引进 3 家国内知名药企入驻，先后培育出具有完全知识产权产品的药企 9 家。许昌市聚集了中医药行业高端人才、创新创业团队，并辐射带动了中医药事业发展。

二、可复制可推广的做法与经验

国家中医药综合改革试验区建设第三方评估专家认为，许昌市在以下四个方面的做法可供复制和推广：①加强中医药发展改革体制机制建设，完善统筹协调机制、规划引领机制、政策扶持机制、资金投入机制、人才支撑机制，为推动中医药综合改革试点提供了有力保障；②结合区域中医药资源特色，发挥政府的引

导作用和市场配置资源的决定性作用，合理确定地区中医药发展方向，整体推动第一产业、第二产业、第三产业融合发展，不断延长其产业链；③营造中医药服务新业态，探索出中医药产业新模式，将中医药与医疗、养生、保健、旅游有机结合起来，持续释放发展潜力，推动中医药养生、养老产业多元化发展；④构建中医药现代贸易新模式，线上线下共同促进中医药贸易流通，建立大型现代化物流仓库、中药材交易大厅、电子商务平台等基础设施，优化中医药材贸易网络，保障中医药服务的贸易多渠道有序进行。

三、面临的问题与挑战

（一）中医药支撑性产业发展缓慢

尽管许昌市中医药产业发展速度快、专业市场优势明显，但尚未形成中医药产业的核心竞争力，缺少闻名全国的标志性企业、标志性产品，道地药材的品牌影响力较小，自主创新能力亟待提升。

（二）产业链条多集中在中低端，整体水平有待提升

现阶段，许昌市中药产业的经营水平较低，产业链多以中药材生产粗加工、销售等环节构成，产品附加值较低，不利于中药产业集群的规模和产业化水平的提升。

（三）中药产业集聚度不高，企业间发展缺乏"黏性"

通过调研发现，许昌市在企业间信息公开、资源共享的公共服务平台建设上较为落后，多数企业虽处在中药工业园区及中药产业链中，但对于整体发展趋势的认识和技术更新能力存在滞后性，企业间的沟通协调不足，企业间抱团发展的积极性不高。

（四）中药材规范化监管有待进一步加强

尽管许昌市在加快推进中药材流通追溯体系标准化建设、交易市场规范化建设等方面做了一系列改革，但在调研中了解到中药材质量监管关口存在一定程度的滞后，产业链各环节监管力度配置不合理，特别是部分种植源头未实现全覆盖

监控,这在很大程度上加重了后端监管的负担,不仅增加了监管成本,还影响了中医药贸易的健康发展。

四、深化试验区建设的建议

(一)增强中医药产业的竞争力,进一步精准产业发展定位

许昌市应继续深入进行产业研究,找准产业发展定位,培养中医药产业的核心竞争力。笔者建议许昌市政府进一步细化中医药产业发展规划,落实产业发展举措,以更加清晰的思路、更加精准的定位、更加有力的措施,对产业发展进行倾向性的引导,抢占发展先机,打造出中医药产业的核心品牌。

(二)加大研发力度,促进产业链优化升级

许昌市应引导中药生产企业提升中药产品研发能力,强化自身企业的技术实力,以创新驱动、价值共享的新机制,逐步将中药产业链由"种植—加工—销售"向"种植—加工—研发—生产—销售—服务"转变,提升中药新药的研发投入比重,促使龙头企业在优化自身经营结构的同时,推动许昌市中药产业进行优化升级,以自身的科研技术突破带动许昌市整体中药产业进步。

(三)大力培育产业群体,强化产业的集聚效应

许昌市应加大力度推动本地知名药企与国内外著名药企合作发展,做大产业规模;同时通过政府引导,进一步发挥研发中心集聚功能,以许昌市本土知名药企为龙头,提高企业的产品研发能力,加强企业间的信息沟通交流,促进许昌市大企业与中小企业的联合发展;以现有的工业园区为载体,通过创造良好的基础设施和投资服务环境,形成示范带动效应,驱动全市产业聚集的形成和发展。

(四)加强中药材监管规范化建设,保障中药材质量

质量是中药材的生命,也是中医药事业发展的基础。笔者建议将监管"关口

前移"，借助新技术，从种植源头上和生产工艺上严把质量关，保障药材的药效、质量和安全性，促进中医药产业高标准、规范化和可持续性发展。

第二节　河南省许昌市中医药综合改革案例

许昌市牢牢抓住获批为"国家中医药综合改革试验区"的机遇，充分利用禹州市资源优势，重点加强道地药材的种植和加工，扩大中药材种植规模，注重种子种苗基地建设、规范化使用有机生态肥、加强野生道地药材驯化，建立健全中药材生产加工保障体系，全面提升了中药材质量，促进了禹州市中药材产业可持续发展。

一、主要做法

（一）建设规范化、标准化、规模化中药材良种繁育基地

2018年河南禹州成立道地药材大数据（禹州）认证中心，建设高标准的种子种苗繁育基地和道地药材展示基地，开展中药材种苗提纯复壮、新品种选育；与河南中医药大学开展合作，制定种子种苗质量标准及相应的配套栽培技术，建设种苗质量标准体系和中药材育种技术体系；同时，以特色道地药材为重点，按照国家中药材生产质量管理规范的相关规定来建设中药材种植基地和产业化生产基地，确保药材生产优质、稳定、高效，推进中药材良种产业化，从源头提高药材质量。

（二）建设"10777"高效种植示范区

2016年，禹州市联合发展基础较好的10家种植专业合作社，成立"禹州市道地药材种植专业合作社联合社"，以禹白芷、禹南星、禹白附、禹二花、丹参、地黄、半夏7个品种作为发展重点，在张得镇、小吕乡、郭连镇、方岗镇、鸠山镇、文殊镇、古城镇7个乡镇建立7个道地药材高效种植示范区；按照"因地制宜、因势利导"原则，在山岗地区发展迷迭香、连翘、金银花等多年生灌木药材，在平原地区发展丹参、白芷、菊花等草本药材；采用"药商带药农"方式，发展"订单种植"；同时与国储林项目相结合，在条件适宜的乡镇发展银杏、杜仲、皂刺等木本药材种植；与光伏发电项目相结合，采用"药光互补"模式，种植迷迭香、金银花等适合的药材品种。

（三）规范化使用化肥，推广有机生态肥料

成立禹州中药材种植协会和道地药材种植专业合作社联合社，强调中药材种植的元素循环，通过有机肥料、生态肥料等弥补作物从土壤中带走的营养；强调生态系统平衡，对病虫草害以预防为主，尽量避免使用除草剂、添加剂等强力的化学物质灭杀；坚持不使用化肥、不使用化学农药、不使用植物生长调节剂、不使用转基因成分的肥料，不使用不经腐熟处理的有机肥料。

（四）做好中药材产品地理标志认证和野生道地药材驯化

积极申报道地药材国家地理标志产品认证，打造禹州道地药材的知名品牌；建设濒危稀缺中药材种植基地，做好野生道地药材和濒危稀缺动植物中药材的驯化种植，支持对资源紧缺型、濒危野生型动植物中药材按照相应的采种规范进行种植研究、人工培育，减少市场对野生稀缺中药资源的依赖，实现由野生向家种的转变，实现人工规模化种植。

二、主要成效

（一）中药材规范化种植获得较大发展

禹州全市 2018 年完成草本药材种植面积 15.25 万亩，新增木本药材种植面积 2 万亩，全市所有中药材种植面积达到 51.85 万亩，较 2013 年增长 30%；道地药材种子种苗繁育基地共建有 3 个，面积 300 余亩，主要繁育品种有丹参、白芷、南星、半夏、白附、迷迭香等。

（二）"10777"示范区工程稳步推进

2018 年，7 个道地药材高效种植示范区共种植药材 11.25 万亩，每个示范区集中种植区域面积均大于 1 万亩，中药材种植专业合作经营组织达到 230 家，其中建有 1 家国家级种植合作社，3 家省级种植合作社，6 家许昌市级合作社，150 家较大规模的种植企业及经营大户。示范区种植正带动许昌市中药材种植业的全面发展。

（三）"绿色"化肥规范使用，减量增效

规范化推广有机生态肥的使用，以丹参种植为例，规范使用有机生态肥每亩比普通种植增产 100~150 公斤，丹参酮类含量每克达到 0.6~1.0μg（标准含量为 0.25μg），丹参酚酸 B 含量每克达到 6.3~6.9μg（标准含量为 3μg）。药材销售产值达 1.2 亿元，实现利税 180 万元，实现了社会效益、生态效益和经济效益共赢。

（四）中药材产品地理标志认证成功完成，野生道地药材驯化工作稳步推进

截至 2018 年，许昌市成功完成了禹白芷、禹白附、禹南星、禹州金银花、禹州丹参、禹州半夏 6 种药材的国家地理标志认证，数量位居全省各县（市、区）第一，填补了自 2007 年农业部承接农产品地标认证以来许昌市农产品地理标志认证的空白，打造了许昌的"金招牌"，助力了品牌战略的实施。许昌市已顺利野生驯化禹州漏芦、黄精等品种 2 个，为带动和促进区域经济发展注入"绿色原动力"。

第二十章　北京市东城区中医药综合改革

第一节　北京市东城区中医药综合改革第三方评估主要结论

自 2009 年北京市东城区（简称东城区）被批准为"国家中医药发展综合改革试验区"以来，通过试验区的建设，通过传承与创新中医药特色文化，促进了中医药文化传播；深化了中医药事业发展的体制机制改革，汇聚了东城区的中医药资源，提升了中医药服务于人民群众的能力；通过聚集东城区中医药品牌企业，提高自主创新能力，推动产业发展，营造中医药产事业协调发展的新气氛。东城区建设"国家中医药发展综合改革试验区"的总目标是发挥东城区丰富的中医药医疗、科研、文化资源优势，搭建中医药创新发展平台；促进中医药医疗、保健、科研、教育、产业、文化综合发展，为经济建设、人民群众的健康服务。通过任务分解和核实，2015 年东城区总体目标已经基本实现，绝大部分指标超过预定任务要求。

一、中医药事业综合发展稳步推进

（一）积极传播、弘扬、传承中医药文化，打造中医药文化传播平台

东城区通过建设中医药文化博物馆、创作中医药文化作品，举办中医药文化节等，积极实施中医药"文化传承工程"。东城区内现有中国中医科学院医史博物馆、同仁堂博物馆、广誉远中医药历史文化博物馆等，每年接待中外游客及社会各界群众近万人，国家中医药博物馆也已经初步拟定选址，已报国家中医药管理局。在中医药文创作品方面，制作地坛中医药养生文化园的旅游宣传推介片《养生园里话养生》、试验区建设宣传片《紫禁之东绘岐黄》、中医药文化建设宣传片《橘井泉香紫禁之东》。在首届中国（北京）国际服务贸易交易会（简称京交会）上，东城区利用"3D"技术，展示了"经络宇宙"互动体验、"穴位互动虚拟体验"、"i 健康互动体验"，用直观浅显的方式让观众在趣味中了解中医药知识。截止到 2019 年 6 月，东城区进入各级名录的"传统医药"类别的非物质文化遗产代表性项目 12 项，其中国家级 2 项，北京市级 2 项，区级 8 项。自 2009 年开始，东城区连续九年在地坛公园举办中医药健康文化节活动，以百姓喜闻乐见的形式宣传中医药，形成地坛中医药文化传播品牌，北京市鼓楼中医医院

每天在地坛中医药养生文化园开展义诊咨询活动，累计受众达 100 余万人次。

在建设文化基础工程的同时，东城区创新中医药普及媒介，推动中医药文化走进社区、校园，推向广大群众。以北京宏志中学、北京一七一中学、北京史家小学、帽儿胡同小学、和平里第一小学、和平里第四小学、定安里小学等学校为实验校，东城区政府开创性地在东城区小学、中学开展了"六个一"中医药文化进校园工程，"六个一"即一经（《中医启蒙三字经》）、一书（《青少年中医药文化知识普及读本》）、一园（校园"百草园"）、一操（中华传统养生健身操）、一网（东城区数字德育网）、一班（杏林实验班）。北京市中医管理局以东城区为示范，重点在海淀区、石景山区推广并逐步辐射全市。通过建设"百草园"、中医药养生文化园等实体建筑使得民众能够切实体验中医药文化。自 2010 年建成全国第一个中医药主题公园——地坛中医药养生文化园以来，至 2018 年共接待海内外旅游参观团 320 个；和平里第一小学等实验校及幼儿园均利用操场、教室为孩子们设立各种形式的"百草园"；中医药特色健康管理社区创建以来，全区 17 个街道办事处均建设了"百草园"。

中医药"人才兴业工程"实施效果良好，有效保障了中医药人才提供。东城区建设燕京医学研究与首都中医药文化宣传基地，形成具有首都特色的"优秀名医工作室站群"，培养了一批优秀的中医药人才；通过整合北京知名临床专家资源，探索学院式培养与传统师承培养相结合的中医高等教育新模式，建设优秀中医药人才传承培养基地，通过整合北京知名临床专家资源，探索学院式培养与传统师承培养相结合的中医高等教育新模式，建设优秀中医药人才传承培养基地；加强国家级、市级名老中医学术思想传承，开展区级知名中医评选，截至 2018 年，东城区拥有 50 个国家级名老中医传承工作室、42 个市级"薪火传承 3 + 3"工作室，给予专项经费支持的知名中医传承工作室 20 个、东城区知名中医 20 名，真正发挥了名老中医工作室学术传承、特色服务、人才培训、学术交流及中医文化展示的平台作用；充分利用北京中医药大学东直门医院、北京市鼓楼中医医院、北京中医医院的名老中医这一宝贵资源，选送具有一定理论和实践经验的本科以上青年中医全科医师业务骨干作为培养对象，培养市级老中医药专家学术经验继承人，跟随名师进行为期三年一对一的"师带徒"学习，培养了一大批理论深厚、技术精湛、扎根基层、贴近百姓的"社区名中医"。

（二）中医药健康服务平台建设良好，中医药服务能力有效提升

建成以三级中医医院为指导、二级中医医院为支撑、社区卫生服务中心为基础、综合医院中医科与社会办中医医疗机构为补充力量的中医医疗服务体系；建成北京中医医联体系，实现了预约挂号、双向转诊的信息系统软件对接，提升了

基层中医药服务能力的一体化医疗服务模式；建成南北两个中西医结合医院。2012 年北京恒和中西医药结合医院落户东城区；东城区第一妇幼保健院获批北京市中西医结合妇幼保健研究所；2015 年 8 月，北京和平里医院转型为三甲中西医结合医院；2017 年 8 月，东城区第一人民医院通过二甲中西医结合医院评审。

在强化中医医疗服务体系建设的同时，东城区积极完善中医药预防保健体系，加强"治未病"中心建设，东城区区属医院组建高血压、糖尿病、冠心病、脑卒中、医体结合等 11 个"治未病"服务团队；创新"互联网+"、"大数据+"中医药的"治未病"服务模式，集健康养生文化创造性转化、健康观念转变、"治未病"智慧监管于一体，形成"治未病"数据化、可视化、清单化、痕迹化、责任化的功能；积极组织开展群众喜闻乐见的文化活动，寓教于乐宣传中医药知识；结合家庭保健员培养工作，积极培育社区健康志愿者队伍，组建中医传统养生团队 187支，促进了中医适宜技术的广泛推广，以"健康、中医、社区"为主题，开展中医药特色健康管理社区主题宣传活动，有近万名居民参加，使居民切身感受到了社区中医药文化的浓厚氛围；同时积极发挥社会团体在推进中医药预防保健体系建设中的作用，从行业管理入手，制定并发布了《东城区中医药养生机构行业管理办法（试行）》和《东城区中医药养生机构行业标准（试行）》。

通过构建中医药现代服务管理体系，支撑中医药医疗预防保健服务体系良好健康运行，探索中药集中煎制与配送试点建设。北京市鼓楼中医医院和北京市隆福医院利用现代物流管理方式，创建电子标识、全过程追溯的标准化体系，实现了医院处方传送，煎药场所药品调剂、煎制、包装、配送等一条龙服务的新型服务模式；2014 年，东城区通过自主研发的"中医药社区卫生信息系统"和"中医体质辨识信息系统"等，有力支撑了社区中医药工作开展；对中医药健康资讯类、推拿按摩类、贴敷类、艾灸类、刮痧类等 7 类中医服务进行严格的规范，并对辖区内 100 余名养生保健机构从业人员进行了免费培训。

（三）中医药产业平台发展良好，有效带动经济发展

截至 2013 年底，东城区中医药产业实现增加值 30.33 亿元，占全区经济总量的 1.90%，年均增速 19.40%，顺利完成预期指标。自 2016 年起，东城区政府颁布了一系列促进中医药产业发展的政策，采用购租房补贴、贷款贴息、聚集区建设补助、项目资金匹配、申请知识产权保护补贴、人才培养补助等形式对包括中医药在内的产业进行政策支持。截至 2016 年底，共有 29 家中医药企业申报的 55个项目累计获得政策支持资金 1342.80 万元，有力地提升了中医药企业的综合竞争力，企业抗市场风险能力不断增强。

促进产品研究开发转化与产品标准化建设，不断强化中医药产业支撑，积

极推进中药院内制剂的扩展使用。截至 2015 年底，全区共有中药院内制剂品种 544 个，一直向北京市食品药品监督管理局、北京市人力资源和社会保障局争取政策，积极推动院内制剂在医联体、对口支援的医疗机构和社区卫生中心（站）使用。

在中国中医科学院、北京中医医院、北京市鼓楼中医医院的共同努力下，在北京市中医管理局、北京市食品药品监督管理局的大力支持下，开发信息系统、开展中药集中煎制场所建设和搭建药品集中配送网络，实现了药品来源可溯源、配送安全有保证、处方隐私能保护、服务价廉方便的目标。2012 年 12 月 13 日，由中国中医科学院、北京市中医管理局为指导单位，中国中药协会、中国医药保健品进出口商会、中国民族医药学会、北京中医协会为支持单位的东城区中医药产业联盟正式成立，截至 2017 年，中医药产业联盟成员单位累计 41 家。

中医药保健养生与旅游结合，拉动区域经济发展。积极开发特色中医药旅游体验产品，大力宣传推介区域内特色中医药旅游资源。2017 年底，建成七个北京中医药文化旅游示范基地，2017 年东城区获批"国家中医药健康旅游示范区"。近几年，东城区旅游收入和接待人次持续保持稳步增长，在北京市名列前茅。2016 年第一季度至第三季度，东城区旅游收入共计 381.20 亿元，同比增长了 4.20%，旅游综合收入位居全市第三。截至 2017 年 5 月底，全区 18 家 A 级和主要旅游区（点）游客次数达 3107 万人次，同比增长 9%；实现营业收入 4.80 亿元。全区限额以上住宿业累计实现营业额 30.70 亿元，同比增长 1.60%；接待境外游客 35.30 万人。

2012 年，成立了东城区中医药产业联盟，以首都中医药"十病十药"项目为切入点，推介项目达 59 项，签约转让 8 项，成交金额共 1.30 亿元。2011 年 12 月 16 日，北京同仁堂"止渴养阴胶囊"正式开始生产。东城区还吸引北京固生堂、北京惠民中医儿童医院、北京恒和中西医结合医院等一批具有较强发展潜力的企业入驻，辖区内中医药企业从 2010 年 238 家增至 2016 年的 294 家。

二、中医药事业保障措施实施效果良好

（一）东城区政策环境不断优化，保障了中医药事业健康发展

东城区成立了由区长任试验区建设委员会领导小组组长的组织领导体系，制订了东城区"十二五"期间"国家中医药发展综合改革试验区"建设及医药产业发展规划，统筹研究和扎实推进"国家中医药发展综合改革试验区"建设。根据国务院、北京市关于促进中医药事业和健康服务业发展的有关意见，结合东城区中长期发展规划及实际情况，在充分调研的基础上，制定了《关于进一步促进东

城区中医药发展的指导意见》，包含三项总体要求、六项重点任务及六项保障政策和措施，从健全中医医疗和预防保健服务、推进中医药学术经验的挖掘与传承、加快发展健康养老服务、支持发展健康养生服务、加强创新发展与文化知识传播，以及推动信息化进程六个方面明确了未来发展的 16 项重点任务。

（二）中医药组织标准化建设、规范化管理工作有效推进

全区七个社区卫生服务中心全部按照统一政策标准设置中医药综合服务区，全部配有相应的中医科和中药房。东城区各社区卫生服务机构积极开展中医药综合服务区建设，近年来积极申报国家级、市级中医示范中心（站）；在东城区预防医学会下成立了东城区中医药养生保健协会，充分发挥社会组织与东城区中医药资源优势，创新关于养生保健服务机构的准入路径、机制，并服务企业、指导企业、吸引企业，逐步规范中医药市场，探索中医药养生保健标准化管理模式，促进行业健康成长。

（三）中医药产业发展资金充足，扶持政策多元化

东城区明确将中医药产业作为东城区新兴三大产业之首，制定《东城区关于培育新兴产业发展的鼓励措施》，设立中医药产业发展基金，积极融资，为中医药企业发展提供投融资服务；确立了一批中医药产业发展示范基地，截至 2016 年底，共有 29 家中医药企业申报的 55 个项目累计获得政策支持 1342.8 万元，有力地提升了企业综合竞争力；给予的扶持政策主要有财力贡献奖励、房租补贴、潜力项目扶持、配套资金扶持等。

第二节　试验区改革探索的主要做法和亮点

启动东城试验区建设工作以来，2010 年 7 月东城区进行划分调整，"国家中医药发展综合改革试验区"建设规划也做出相应变动，进一步升华为"两极多点，三大平台、七位一体"的发展格局。东城区作为全国中医药资源第一区，借力区内医疗、科研、产业、文化优势，强力推动"国家中医药发展综合改革试验区"建设有序开展，取得显著成效。例如，率先建成了北京市第一个中医药主题文化公园，打造地坛中医药健康文化节品牌；开展同仁堂中医药产业统计工作；开展中医药养生保健调研试点；举办了国家中医药发展综合改革试验区论坛，展示了东城中医药文化自信、学术自立、服务自强的示范区品牌意识。

一、实施中医药"文化传承工程"

(一)积极推进国家中医药博物馆建设

东城区是中国首都的文化中心区,是我国城市的窗口,具有天然的地理优势、丰富多样的文化资源、较强的经济支撑能力,不仅具备浓厚的政治文化气氛,更具备悠久的中医药历史文化底蕴。东城区人民政府高度重视国家中医药博物馆建设工作,最终确立博物馆地址为南中轴地块。拟建设天坛中医药养生文化园,与地坛中医药文化养生园南北呼应、天地合一。

(二)创新中医药文化作品和产品

2011 年,东城区召开首届京沪"国家中医药发展综合改革试验区"合作论坛,不断加强与名医故里及著名药材市场、中医药产业园区的交流与合作。东城区以"国家中医药发展综合改革试验区"作为参展单位,连续在两届京交会中医药服务贸易专题板块上组团亮相,并对其中医药文化作品和产品进行展览。2016 年由北京东城区作为"国家中医药发展综合改革试验区"主办方主办中医药发展论坛,深入探讨了中医药如何实现科技发展与主题创新。

(三)打造地坛中医药文化品牌

东城区打造地坛中医药健康文化节品牌。自 2009 年开始,北京市中医管理局、北京市东城区人民政府已连续十一年在地坛公园举办地坛中医药健康文化节活动,打造地坛中医药养生文化主题园品牌,在地坛公园内建设了中国第一个中医药养生文化主题公园;打造"京城名医馆"中医药文化和医疗服务品牌,馆内融合中医与现代医学先进技术,各学科名医齐聚,药材地道,以"医馆 + 药局"的形式为群众提供全方位、高品位、个性化、有特色的医疗服务。

(四)推进中医养生四合院建设

东城区充分利用"国家中医药发展综合改革试验区"效应与资源优势,营造中医药文化传播、中医药健康服务、中医药产业互动发展的良好环境;鼓励引入各类高端品牌的健身养生连锁店,开拓中医药健身市场,培育现代化中医药健康产业集群;加强四合院资源普查,创新四合院保护和利用机制,推进中医养生四合院建设；积极倡导中医养生传统文化，加强中医养生"传承、创新、发展"，培育东城区中医养生保健服务品牌和中医养生四合院品牌。

二、实施中医药"文化普及工程"

东城区全力抓好中医药科普知识普及工作，深入开展中医药科普知识"六进"（进机关、进学校、进社区、进军营、进工地、进企业）活动，提高大众对中医药知识的认知度；拓展中医药博物馆、科研院所图书馆和陈列馆的科普功能，形成中医药知识科普宣传基地，主要表现为将中医药文化推广到校园；设立实验校，带动中医药文化进校园活动的开展；开展"中医启蒙三字经"诵读活动，使中医药文化入心入脑；推广"中华传统健身操"，帮助人们树立健康意识；高校与中学联合办学，开设特色课程，开展中医药文化教育；开展多种主题教育活动，中医药文化渗透全部课程；探索推动中医药文化进幼儿园工作。东城区已创建中医药特色健康管理模式，建立起一套中医药特色的服务体系和中医药文化宣传阵地，并积极培育社区健康志愿者队伍，组建中医传统养生团队。

三、实施中医药"人才兴业工程"

东城区突出特色的中医药学术传承的工作机制，建设燕京医学学术继承平台、社区卫生人才培养平台、燕京医学学术交流平台三大平台；利用北京中医药大学、中国中医科学院等师资力量，相继开展了"薪火传承 3＋3"工程、中医全科医师培训基地建设试点等工作；培育区级中医重点专科，提高中医专科学术水平，强化专科规范建设；评选区级知名中医专家，此项工作每年评选一次，两年为一个考核周期；同时东城区建设有首都名医研修院，并积极完善师承培养制度。

四、优化中医药医疗服务体系

东城区积极推进医疗服务体系建设，完善区域医疗机构设置规划，鼓励社会资本办医，明确区属医疗机构的功能定位；认真做好中医医疗联合体调研，积极构建以政府为统领、以三级医院为指导、二级医院为支撑、社区卫生服务中心中医馆为专科特色的医疗联合体系；东城区社区卫生服务管理中心与北京中医药大学东直门医院实现了预约挂号、双向转诊的信息系统软件对接；中医医联体建设推进了二三级中医院与社区一体化医疗服务模式；加快中西医结合医院、研究所的建设，不断提高中西医结合医疗服务能力和水平，满足区域人群的不同需求；

启动中医健康养老身边工程，充分发挥中医药特色优势，通过中医经络测评、体质辨识评估，结合四诊为老人提供健康体检并建立健康档案。

五、构建中医药现代管理服务体系

积极推进中医管理标准化、信息化建设和中药制剂的扩展使用；开展中药集中煎制与配送试点项目建设工作，基本实现了医院处方传送、煎药场所药品调剂、煎制、包装、配送等一条龙服务；节省了医院的占地、解决了煎药产生大量药渣而带来的环保问题、减轻了患者等待时的痛苦，群众接受服务时更加便捷，是一种利用互联网将医院围墙外推、延展的新型服务模式，将来可以与远程诊疗相结合，实现医院就诊、远程会诊、送药到家的中医服务一体化模式。

六、打造中医药产业发展平台

培育中医药产业的发展环境，充分吸引社会资本进驻；加强国内交流与国际合作，将北京中医药大学东直门医院作为世界卫生组织中医适宜技术项目培训基地，为中医药走出北京，走向全国，走向世界奠定基础；成立中医药产业中介服务机构和组织，解读国家、北京市和东城区最新出台的中医药产业政策；研究中医药领域改革方向，把握中医药未来发展趋势；研究构建中医药产业统计体系，为中医药产业发展奠定基础；设立中医药产业联盟，通过举办研讨活动、推介活动、洽商活动等，为平台成员提供展示实力的舞台，为有意向合作的单位和个人提供对接机会；积极推动搭建中医药产业融资平台，建设中医药科技成果转化平台，培育中医药产业发展的良好环境。

七、形成中医药文化产业链

东城区积极开发特色中医药健康旅游体验产品，推出中医药健康旅游线路，充分利用区域中医药文化资源聚集的特点，借助现有的资金和市场网络优势，使中医药文化与旅游服务业嫁接发展，以文化旅游带动中医药产业，促进产业融合升级，促进区域经济发展，结合东城区发达的旅游业和丰富的旅游资源，共同打造了中医药健康旅游服务聚集区，中医药保健养生和旅游有机结合发展；积极开发特色中医药旅游体验产品，大力宣传推介区域内特色中医药旅游资源；推动中医药服务业、旅游业与养老相结合，成为优势突出、具有示范效应的国家中医药健康旅游示范区，推进中医药产事业协同发展；充分依托地坛公园中医药养生文化园、京城名医馆等中医药文旅示范基地，挖掘东城区中医药旅游的产业优势，进一步挖掘医疗服务与中医文化的资源优势，打造经济发展新常态下旅游业与健康服务业有机结合的健康旅游产品。

第三节　试验区改革可复制推广的经验

一、深入开展中医药科普知识文化宣传和教育

东城区通过深入开展中医药科普知识"六进"（进机关、进学校、进社区、进军营、进工地、进企业）活动，实施中医药"文化普及工程"，提高大众对中医药知识的认知度，通过拓展中医药博物馆、科研院所图书馆和陈列馆的科普功能，形成中医药知识科普宣传基地，其中"中医药文化进校园"可以在全国范围内复制和推广。例如，北京市宏志中学，设立"中医药杏林实验班"，培养有志于从事中医药事业的人才；在北京和平里小学、北京市第一幼儿园等设立实验校和实验园，提升学生的中医药文化素养，引导学生对中国传统文化的了解和兴趣。这种宣传方式和教育方式可以在全国有条件的学校及地区复制和推广。

二、中医药特色健康管理模式具有较强可复制推广性

东城区建立的以"政府主导、部门合作、社会参与、人人行动"为运行机制，以"中医药服务、中医药养生、中医药文化"为三大建设主线，以完善"标准化、信息化、健康管理、人才培养、文化建设"为五大体系的中医药健康管理社区建设模式。全区正式运行的所有社区卫生服务机构均配备了中医执业医师或者中医适宜技术培训合格的医师、常用中医药诊疗设备，均具备提供中医适宜技术服务、开展中医专家巡诊服务的能力与资质。同时，在社区广泛开展养生保健等中医药特色健康教育讲座，建设中医"治未病"中心，对健康危险因素进行全面监测、分析、评估、预测和预防。这些做法在国内各地区可以复制和推广。

三、利用中医药学术交流平台和名师带徒培养人才方式具有较好影响力

东城区通过建设燕京医学学术继承平台、社区卫生人才培养平台、燕京医学学术交流平台三大平台培养中医药名师和学生，可以在全国复制和推广。各地区可以依托所在地区中医药科研机构和中医药名师，开展人才培养工作。

四、中医药养生保健与旅游有机结合的方式可以一定程度上复制推广

东城区通过积极开发特色中医药旅游体验产品，大力宣传和推介区域内特色中医药旅游资源，如利用地坛中医药养生文化园、中国中医科学院医史博物馆、北京中医药大学东直门医院国际部、同仁堂中医医院、正欣堂中医诊所等单位，把中医药养生保健与旅游有机结合起来，这可以在全国有条件的地区复制和推广。

第四节　试验区改革面临的突出问题与挑战

一、未能实现中医药健康服务与旅游业深度融合

中医药健康服务与旅游业的深度融合可以使游客在娱乐放松的过程中获取相关的中医药健康知识，进而达到防治疾患、修身养性、健身康体、延年益寿的目的。目前，东城区中医药健康服务与旅游业只进行部分且表浅的融合，需要推进融合发展的机制创新，共同促进中医药健康服务与旅游业的协同发展。

二、中医药健康旅游业复合型人才匮乏

中医药健康旅游业复合型人才匮乏是影响中医药改革发展的关键问题，当前东城区还是以单一性人才为主，人员综合素质与中医药健康旅游发展所需的复合型人才具有一定的差距，需要研究制定健康文旅养生保健人员的准入标准与从业规范，培养多元化健康旅游人才，建立专业的工作队伍，引领中医药健康旅游的合理发展。

三、中医药旅游产品服务内容雷同、单一

东城区的中医药旅游产品服务内容没有形成特色，旅游产品服务内容单一、雷同，严重影响了其效益的提升，因此需要进一步探索发展以中医药文化传播和体验为主题，将中医药健康旅游与养生养老、食疗保健相结合的中医药健康旅游试点。

四、未能建设中医药健康旅游产业链

从东城区现场评估情况发现，并未形成健全的中医药健康旅游产业链，应当

逐步探索中医诊疗设备、中医健身产品等相关中医药健康产品研发、制造和应用，促进相关中医药健康旅游产业链的发展。

五、中医药信息化不完善

当前中医药信息化还面临很多障碍。例如，由于建设时间较短、投入不足，基础设施整体上十分薄弱；区域之间、中医药各个领域之间发展不平衡；中医药信息化统筹推进、建设和管理的力度不足；中医药信息共享水平有待提升，依然存在比较严重的信息孤岛、条块分割等现象；信息资源开发利用不够，其惠民成效还不明显；中医药大数据建设和"互联网＋"发展相对缓慢，中医药网络和信息安全亟待加强；中医药信息化专业人才匮乏，支撑中医药信息化发展的政策机制需要加快完善。

第五节　进一步完善试验区建设的政策建议

一、加快中医药文物的保护与利用

在中医药几千年发展历程中，其遗存文物数量之巨、科技含量之高，令世界惊叹，因此应当对中医古籍文献进行整理，抢救与保护几近消失的珍稀古籍文献，鼓励促进领域内古籍的数字化，开展构建防御性保护制度研究；实施中医药传承工程，全面且系统地继承历代各家学术理论、流派及学说，全面且系统地继承当代名老中医药专家学术思想和临床诊疗经验，总结中医优势病种临床基本诊疗规律。

二、改革中医药人才培养模式

在从娃娃抓起的同时，要尊重中医药人才的师承教育规律，探索并尝试教育考试制度改革，将更多热爱中医药、立志中医药事业的莘莘学子吸引到中医药教育体系中；试点初中、高中、大学的连读式教育模式，启动贯通教育，认可师承教育；同时要组建一支既精通中医药文化又熟悉青少年教育规律的教师队伍，为人才培养奠定基础。

三、加大中医药知识的普及力度

将中医药理论和中医药文化教育正式纳入中小学文化课程，为加大中医药知识的普及力度奠定基础；同时需要教育部门与卫生和计划生育部门真正形成合力，避免各自为政，将"国家中医药发展综合改革试验区"先试先行的经验推广落地。

四、提升中医药信息共享和互联互通水平

中医药大数据研究需要推进中医药信息化建设，建设国家级中医药数据中心和中医药业务信息系统。应当推动中医药健康服务与大数据技术结合，发展健康大数据产业链，鼓励与支持中医药养生保健、养老、健康管理、健康咨询、健康旅游等产业发展；运用云计算、大数据、物联网、移动互联网等信息技术，开展中医特色诊疗、养生保健、康复技术与产品的研发和推广应用，发展自动化、智能化的中医药健康信息服务，为居民提供融中医健康监测、咨询评估、养生调理、跟踪管理于一体的高水平、个性化、便捷化的中医药健康服务。

五、提升中医药文化国际影响力和竞争力

文化是民族的灵魂，中医药是中华民族传统文化的杰出代表。大医精诚的精神，是中华民族深邃的哲学思想、高尚的道德情操和卓越的文明智慧在中医药中的集中体现，代表着中国传统医药文化的核心价值观，加快设立国家中医药博物馆可以有效展示中医药的文化价值，更好地呈现中华文明的发展轨迹，提升中华文化国际影响力和核心竞争力。

第二十一章　重庆市垫江县中医药综合改革

第一节　重庆市垫江县中医药综合改革第三方评估主要结论

重庆市垫江县是全国农村中医药工作先进单位、全国中医药参与孕产妇及中医健康教育试点单位、国家中医药发展综合改革试验县、全国中医药区域预防保健及康复能力建设项目试点县。为大力促进国家中医药发展综合改革试验县建设，重庆市垫江县努力探索中医药事业持续健康发展路径，巩固"大病不出县"的医改目标，围绕"完善基层中医药服务网络，不断优化和改进中医药服务补偿政策"主题，已经初步形成中医诊疗、保健、制剂、药材全面发展的新格局，探索形成了县域中医药发展的新模式。

一、中医药补偿机制不断完善创新

垫江县自改革以来，不断加大财政投入力度，有效保障中医药服务能力提升。县财政每年投入 2000 万元用于县中医院和县人民医院基础设施及基本服务功能改善，1000 万元用于乡镇基层中医药专业人才建设，1000 万元用于县乡村中医服务网络信息化建设，1000 万元用于中医药科研开发利用；临床医师"县管乡用"补助经费 200 万元，将公立中医医院和综合医院中医科的床位补助提高 50%；同时在用地扶持上，县政府 2018 年已为县中医院提供了 17 亩用地。

县政府出台有关中药材种植、加工及医疗机构使用中药饮片的补贴政策，制定医院环节补贴标准，在中医药服务领域中的利益相关者如企业、农民、医院、患者间形成有效的分类补偿机制；同时对中医药医疗服务进行改革，增加中医诊疗项目，对 85 类中医治疗类服务项目调升 18% 的价格，但尚未根据医院级别分层次提高报销比例；初步探索中医病种付费机制，出台《垫江县中医院便民惠民配套措施实施方案》以降低就医成本，如三甲医院按照二甲医院标准收费；院内 94% 的高级职称医师全部实行普通门诊号，门诊普通号率达到 70% 以上。

二、中医药特色优势建设进一步强化

县级层面出台考核招聘政策，县中医院制定中医人员定岗西医科室制度，畅

通人才准入、管理、运行机制；通过增加中医医疗队伍编制强化中医队伍建设。截至 2017 年，中医院编制由 350 人增加到 950 人，引进博士 2 人，培养博士 2 人，补贴 65 万元/人，且每月工资调增 1500 元/月；中医类别硕士增加 24 人，博士增加 4 人，中医类别的硕、博士人员占执业医师总数的 18%，县医院共引进培养硕士研究生 14 人，周期内全县中医药硕士共 78 名。

鼓励中医学科建设，增强中医辐射能力。2018 年，中医院新建市级中医重点专科四个：肿瘤科、妇科、肾病科、脾胃病科；国家级中医重点专科一个：风湿病科；国家级中医特色专科两个：针灸科、骨伤科；县级中医特色专科四个（在申报中）。县中医院和县人民医院对市级及以上重点中医专科进行 1∶1.5 财政配套补贴。2010 年县医院中医肿瘤科成功创建为国家级特色专科；2017 年 7 月 28 日针灸科参与重庆市重点专科复评。

截至 2018 年底，通过建设中医药现代化科研平台、中医适宜技术开发推广平台，开展中医基线调查，中医药证据支持强化，中医适宜技术进一步得到推广。垫江县卫生健康委员会组建中医科研平台、中医药产品研发平台，周期内承担市级及以上科研项目共计 34 项，国家级科研 1 项；成立民间中医药基线调查队，名中医余孟学进行民间中医药经验方搜集，结合临床经验整理 300 余例病历，出书《疑难杂病一病一议》；在建渝东卫生学校内（2020 年已建成），规范设置中医适宜技术推广基地；中医"治未病"适宜技术每月开展进乡村、进社区、进家庭推广。全县 83 家社会独立养生保健服务机构中有 293 名从业人员每年接受了 20 个学时的中医预防保健调理师培训并取得了培训合格证，累计 25 个乡镇完成 57 600 余人的中医适宜技术推广。已开发中医适宜技术一项申报，其余四项正在进行中医临床效果观察。

强化师徒传承模式，完善继承发扬机制。截至 2017 年，垫江县共成立市级名老中医传承工作室两个，均按照 1∶1 予以补贴。第五批全国师带徒学员 2 人，传承工作室学员共 16 人；垫江县有中医指导老师 22 位，继承人选 38 人，均制定了相应管理制度。建设期内，在住院医师规范化培养项目下，截至 2018 年底，共接收定向培养中医人才 10 人。

"一园一馆一堂"特色格局逐渐形成。依托太平镇丹皮中药材生产基地，建成中华仙草园中药生态园，仙草园内建成中药博物馆，接待游客万余人；依托县中医院，在垫江县中医院新址规划中医博物馆；依托县人民医院中医药阵地，建成综合性医院标准的"中医堂"。县医院中医堂位于 1 号楼 3 楼，约 1200 平方米，中医堂内设置针灸科住院部及门诊部、中西医结合科、中医内科、中医妇科等中医门诊 11 个，能满足广大患者的中医药诊疗服务；全县 269 个行政村卫生室均配备牵引床、中医微波治疗仪、射频治疗仪等医疗设施，建成特色村卫生室 12 个，村卫生室能开展的中医药适宜技术达 8 种，村卫生室的中医服务区域进一步得到规范。

三、中医药城乡统筹管理，实现发展共赢

构建县级中医药医疗集团，实现县中医院对部分乡镇、院对院的对口帮扶，统筹城乡管理。截至 2018 年，垫江县形成医联体"1 + 13"模式，县中医院与新民、沙坪、砚台、太平、鹤游、五洞、大石、三溪、包家、裴兴、普顺、高峰、桂阳社区卫生服务中心共 13 家基层卫生单位组建了垫江县中医医联体，同时进行院对院帮扶、科对科结对帮扶。县中医院与县社会福利院合力建设垫江县医养结合医院，有效推进医养工作，县人民医院养老护理在建中。截至 2018 年，已实现县中医院对 4 个乡镇（村卫生室）的对口帮扶，城乡间中医医疗机构统一技术服务、统一业务管理、统一绩效考核。

基层基础建设进一步强化。截至 2018 年，已建成 25 个标准化中医药综合服务区，4 个（沙坪、坪山、澄溪、高安）中医药特色乡镇卫生院、25 个"治未病"工作室、12 个中医药特色示范村卫生室；建立了人才定向培养机制，连续三年进行中医药培训。全县 269 个行政村卫生室均配备牵引床、中医微波治疗仪、射频治疗仪等医疗设施，建成中医药特色村卫生室 12 个。

中药生态旅游产业初步形成，同时创新发展院企合作模式，中医品牌百花齐放。2017 年，垫江县已连续举办了十八届牡丹文化节，常年接待游客 100 万人次以上；草拟了《垫江县加快中医药产业发展扶持办法（送审稿）》，鼓励天圣制药集团股份有限公司、侨东美实业有限公司与县医院院内制剂室、中医院院内制剂室进行药品研发，侨东美实业有限公司研发铁皮石斛牡蛎糖片、蜂胶、破壁灵芝孢子粉、复合肽、铁皮石斛金条、牡丹精油、玫瑰精油等 15 个中药产品，天圣制药集团股份有限公司成功研发了银参通络胶囊、小儿肺咳颗粒、地贞颗粒、延参健胃胶囊、灵精胶囊、参芪益肺丸等 11 个具有独立知识产权的国家新药；县人民医院院内制剂室及县中医院的院内制剂室有 11 个剂型的生产能力，其中 4 个剂型 27 个品种的中药制剂已全县流通使用。目前初步形成集中药材生产、中药保健产品销售、中药新药保健产品研发为一体的产业结构。

四、中医药改革政策保障更加全面、可持续

2014 年，垫江县已出台了《垫江县中医药产业发展规划（2015—2020）》，起草了《垫江县加快发展中药产业扶持办法》。为了发展社会办中医，出台了《垫江县卫生和计划生育委员会关于落实促进社会办中医医疗机构试点工作实施方案的通知》（垫卫计发〔2017〕103 号），放宽对已进入中医药服务领域的社会办医疗

机构的限制，推动建成社会办中医医疗机构六家、在建两家，社会办医疗机构诊疗量及中医药服务量逐年增长。

五、试验区领导组织形成部门联动机制

垫江县成立了以县长任组长的领导小组，建立了以卫生健康委员会为牵头单位的工作机制。垫江县联合县委常委、常务副县长、分管副县长任副组长，县政府督查室、县政府办公室、县发展和改革委员会、县财政局、县人力资源和社会保障局、县教育委员会、县科学技术委员会、县卫生健康委员会、重庆市食品药品监督管理局垫江县分局、县工商行政管理局、县旅游局、县商务局、垫江日报社等多个部门为成员，负责组织领导和工作协调。领导小组下设办公室在县卫生健康委员会，由县卫生健康委员会主任兼任办公室主任。

六、中医药人才培养建设进一步强化

垫江县中医药文化氛围初步形成。中医药学术继承与创新取得新成果，建成名中医室1个，老中医学术思想和临证经验传承得到加强；保持与各大医学高校开展人才培养、文化交流、学术研究、科研开发合作，为垫江县中医药事业发展蓄积后劲；中医药投入力度不断加大，管理体制建设得到加强，发展环境明显改善；注重中医传承培养，成功申报创建了杨廉方全国名老中医药专家传承工作室和杨德钱全国名老中医药专家传承工作室建设项目，落实县、乡两级师承工作；65名基层医疗人员与县级知名医师结成帮扶对子，不断强化基层医疗人员中医基础理论，开展中医药技术培训，有力地提升了全县诊疗水平。

第二节　试验区改革探索的主要做法和亮点

近年来，垫江县始终坚持"没有全民健康，就没有全面小康"的工作理念，把发展医疗卫生事业和养老服务业作为保障全民健康的重要举措，围绕"完善基层中医药服务网络、制定中医药服务补偿政策"这一主题，不断提升基层中医药服务能力和水平，初步建立了全过程的健康服务链条，人民群众幸福感、获得感不断增强。

一、实施异地就医直接结算，拓展中医药服务网络范围

垫江县认真落实异地就医直接结算政策，不断探索方便群众就医报销的新方

式，结合全县重点群体需求，优化服务、强化保障，基本实现人人享有基本医疗保障，户籍人口参保率达 95%。

（一）畅通服务网络

垫江县加大社保经办机构信息化建设力度，拓展 42 个村（社区）社保网络经办平台，实现部分社保业务下沉，继续扩展增加 52 个村级服务点；打通群众业务办理"最后一公里"，为 26 个乡镇（街道）添置社保查询一体机，推进"网上社保"经办平台办理参保申报业务，已在 2018 年实现参保单位全覆盖；完成社保卡异地卡服务功能开发和三家设备商社保卡读写终端接口改造以支持异地卡读写，并督促各定点医疗机构完成了医院信息系统（hospital information system，HIS）改造。截至 2018 年，已经发放社保卡 91.9 万张，持卡率达到 99%，对急需住院、异地备案人员等特殊情况开通快速发卡绿色通道。

（二）优化工作流程

按照《重庆市社会保险局关于做好基本医疗保险跨省异地安置退休人员备案工作的通知》要求，简化备案流程，市内二级及以下医院凭身份证、社会保障卡在住院出院时直接报销结算，三级医院住院接受电话备案，尽可能为参保人员提供方便快捷的服务；强化政策宣传解读，加大"重庆社保"微信公众号、12333 公开咨询电话、网上查询等推广力度，在县人力资源和社会保障局官网上开辟关于医保结算政策、办理规程、开通结算区域及医院挂网等政策信息专栏，扩大群众知晓面。

（三）探索跨省结算

针对县内劳务输出量大的刚性需求，2015 年主动与福建省晋江市商洽，率先签署城乡居民合作医疗保险异地就医结算服务合作协议，搭建起医疗报销直通车，在晋江市务工的近 3 万名参保人员可就近直接报销就医费用，方便了外出务工人员就近、就地、及时报销医疗费用。截至 2017 年，城乡居民合作医疗保险在晋江市异地结算 14 人次，发生费用 8.8 万元，报销金额 2.7 万元。

（四）落实结算资金

城镇职工医保、城乡居民医保全市统筹联网结算，2016 年 1 月至 2017 年 6 月县外市内就医城镇职工医保统筹支付 3968.7 万元、大额支付 1297.2 万元，同期县外市内就医城乡居民医保统筹支付 10 741.1 万元、直接联网结算人次为 21.6 万。按照全市统一要求，开通与四川等八个省区市 138 家医院的城镇职工医保异地就医联网结算，2016 年 1 月至 2017 年 6 月直接结算 54 人次，占市外就医人次的 21.6%，统筹支付 52.1 万元；城乡居民合作医疗保险参保人员市外异地就医同期内统筹支付 1182.6 万元。

二、创新医联体建设，医疗资源配置更加优化

充分发挥县人民医院和县中医院两个"三甲"医院的技术龙头和城乡纽带作用，以责任共担为核心，以资源流动为手段，以服务提升为目的，连续六年实现 90% 以上患者"看病不出县"。

（一）内引外联抓阵地建设

2017 年，对内强化指导，建立"1 个核心医院 + N 个基层医院 + X 个村卫生室"医联体模式，县人民医院、县中医院分别与 13 家基层医疗机构和 269 个村卫生室构建成县域医共体，在"机构设置、人员调配、技术服务、业务管理、饮片配送、绩效考核"六个方面实行内部协议管理、互帮互认，组建县域专科医师、乡镇全科医生、村医三位一体家庭医生签约团队，目前县人民医院、县中医院正积极探索与澄溪、杠家、桂阳、新民等 4 个乡镇（街道）及健侨、曙康 2 个民营医院试点建设紧密型联合体；医共体"双向转诊"和"绿色通道"保持良好运转。对外合作共建，县人民医院、县中医院和重庆医科大学附属第一医院、新桥医院等市级医院结成技术指导医院，在等级创建、人才培养、学科建设、会诊转诊等方面深度联姻，探索城市大型医院与县级医院的松散型合作模式，建成国家级重点学科 1 个、重庆市博士后工作站 1 个、重庆市区域重点学科 2 个、市级重点（特色）专科 18 个。

（二）"县管乡用"促人才流动

在全国率先出台《垫江县临床医师县管乡用实施方案》，每年预算安排补助经费 200 万元以上，建立"县管乡用"定期轮换长效机制，促进了人才向基层的柔性流动，这项改革经验得到了刘延东副总理的充分肯定，新华社内参《国内动态清样》和《人民日报》也做了深入报道。具体做法是五年内在县人民医院、县中

医院现有编制中单列"县管乡用"医师编制 100 名作为基层服务岗，截至 2018 年，已将 65 名县级医院骨干医师和 200 名晋升职务的专业人员（拥有执业医师证书、在县级医院临床工作三年以上、职称达到中级及以上水平）派送到乡镇卫生院开展坐诊、查房、教学等工作。同时，在"县管乡用"由上派下的基础上，探索由下派上，由基层选派等额人员到县级医疗机构进修学习，有效提升了基层医疗水平。得益于人才的相互流动，2018 年上半年全县乡镇卫生院住院人次数增长 12%，床位使用率增长 7.8 个百分点。

三、突出特色中医品牌，中医药服务能力稳步上升

在医联体建设工作中，针对城乡居民对中医药易用喜用的需求，积极发展中医中药。县医院发挥全国综合医院中医药工作示范单位的作用，指导医共体内医疗机构在中医科室设置、中医人才建设、中医学科发展等方面给予支持。县中医院作为国家三甲中医医院成功创建全国中医住院医师规培基地，发挥中医龙头单位作用，对中医药综合服务区打造、中医适宜技术推广、中医"治未病"普及、中医药健康体质辨识、中医药签约化服务等方面给予扶助。同时，县人民医院建立医学检验平台及医学影像平台，为其他医疗机构提供检验支持及放射影像报告支持；县中医院与五家乡镇卫生院建立远程心电图会诊系统，通过全球影像网络系统与沙坪镇卫生院实施远程影像会诊，提高了基层群众看病的可及性。全县中医药服务能力稳步上升，以县人民医院、县中医院为例。具体见表 21-1、表 21-2。

表 21-1　垫江县人民医院中医药服务能力变化

具体指标	2013 年	2016 年
高级职称/人	23	33
研究生/人	32	70
重点专科数/个	5	9
住院人次/人次	22 152	35 867
门诊人次/人次	248 827	370 535
中药处方数比例	63.72%	70.40%
住院次均费用/元	6 167.90	7 439.10
平均住院日/日	8.70	7.50
中药饮片金额/万元	352.57	1 098.66
业务用房/万平方米	4.16	4.90

资料来源：重庆垫江县第三方评估

表 21-2　垫江县中医院中医药服务能力变化

具体指标	2013 年	2016 年
中医高级职称/人	9	13
中医研究生/人	6	13
中医重点专科数/个	2	4
中医住院人次/人次	6 573	8 005
中医门诊人次/人次	24 224	34 643
中医药处方数/个	139 471	227 196
中医次均费用/元	6 732.11	6 486.54
中医科室住院平均日/日	11.20	7.80
中药饮片金额/万元	173.05	425.30
中医业务用房/万平方米	0.65	1.07

资料来源：重庆垫江县第三方评估

四、推进医养结合试点，医养融合效应逐步显现

垫江县加快建设全国首批医养结合试点县，在放宽准入、加大投入、创新方式、延展服务上下功夫，医养融合发展取得明显进步。截至 2018 年，垫江县能够以不同形式为入住老年人提供医疗卫生服务的养老机构数量达 73%，80%以上老年常住人口能够享受到不同方式的健康养老服务，形成了"居家、社区、机构"的"9073"（居家养老占 90%、社区养老占 7%、机构养老占 3%）养老格局。

（一）放宽医养结合准入

调整医疗机构设置规划，在全县医疗机构床位设置规范总量不变的情况下，医疗机构申办老年病医院、康复医院、护理院和养老机构申请设置医疗机构的，不受规划限制。坚持"非禁即入、依法管理、优化流程"原则，对医疗机构设置养老机构或养老机构设置医疗机构的，在符合有关资质的前提下，民政、卫生等有关部门实行"无障碍"审批，不得将彼此审批事项互为审批前置条件，不得互相推诿；对符合申请条件的机构在 10 个工作日完成许可证办理。

（二）加大医养结合投入

将每年社会福利事业福彩县级分成部分不少于 50%（90 万元）用于医养结合；对符合条件的新建 10 张床位的民办养老机构每张床位给予 5000 元的建设补贴，

租用房屋改建养老机构新增床位 20 张以上的每张床位一次性给予 1000 元建设补贴，对已建成的城镇社区养老服务站由县财政局按每个每年 3 万元的标准给予运行补贴；对养老机构提供的养护服务免征营业税。为开展老年人健康管理和签约化服务，县财政 2017 年预算补助购买公共卫生服务经费 900 余万元。

（三）创新医养结合方式

①政府购买服务，政府以购买服务的方式与垫江县奥芬养老服务有限公司合作，建立 23 个社区养老服务站，由经过专业培训的人员上门为老年人提供照料服务；整合"互联网＋养老服务"信息平台，与县内两所三甲医院、爱心超市、家政服务公司联合开展老人急救医疗服务和送货上门服务；②强强携手共建，县中医院与县社会福利院联合举办长安颐养医院，为入住老人提供日常健康体检、用药指导、膳食调配等服务；③彰显中医特色，县中医院设立"治未病"中心，以老年人群为重点，开展中医药膳食指导、慢性病干预、康复保健等服务，县人民医院组织中医专家研发强身液、药膳鸡、药膳鸭、降脂减肥茶等养生产品，并成功注册"健顺悦"商标；实现"治未病"中心标准化中医药综合服务区全覆盖，均能提供中医健康养老服务，并常态开展中医健康教育。侨东美实业有限公司仙草园建成中医药健康养老养生体验馆，成为重庆市中医药文化宣传教育基地建设单位。

（四）延展医养结合服务

县人民医院、县中医院开设老年病科；乡镇卫生院与辖区敬老院、社区卫生服务中心（站）与社区养老站等签订合作协议，定期、不定期上门为社区、机构老年人提供基本公共卫生和医疗服务，并通过医联体转诊合作机制，让危急重症老年人及时得到三级医院治疗，截至 2018 年，全县 27 家医疗机构已与全部 29家养老机构签订合作协议；以 65 岁以上老年人为重点，大力发展基本公共卫生服务和家庭医生签约服务，组建"乡镇卫生院医师＋乡村医生"的巡诊团队，为居家养老人群提供基本医疗服务和定期体检，并对高血压、糖尿病等慢性病老年患者随访、监督用药和膳食指导。

第三节　试验区可复制可推广的主要经验

综合垫江县中医药改革试验区取得的成效，该地区中医文化氛围浓厚，形成了独具特色的中医药改革试验区。评估组认为垫江县中医诊疗、保健、制剂、药材全面发展的新格局中，至少有以下五个方面可推广、可复制、可实施。

一、逐步完善中医药服务补偿政策值得推广

坚持医保政策向中医倾斜，执行单病种收费政策时，对中医病种先行垫付医保基金；发挥中医控费作用，县级公立医院药占比连续两年逐年递减；两所三甲医院的收费标准仍然按二级医院执行，将县中医院住院报销门槛费降低一档，全县中医药诊疗服务费报账比例提高 10%；中药饮片使用，其中医院使用环节补贴标准与中药饮片价格波动、使用量联动，不低于进价的 10%；县人民医院院内制剂室及县中医院的院内制剂室生产的中药制剂已在全县流通使用。

二、"县管乡用"人才管理方式可以推广

垫江县在全国首开新河，通过"县管乡用"人才管理方式，加大人才流动。垫江县派遣县级骨干医师和专业人员到乡镇卫生院开展坐诊、查房、教学等工作，有效弥补了新招录人员规培期间的空档，促使优质医疗资源下沉，派遣医师原单位身份待遇不变，派遣期满后晋升职称优先、提干优先、评优优先，对派遣医师服务期内实行派遣单位、服务单位双重管理。这种人才流动方式可以尝试在全国增加试点。同时县人民医院中医人员定岗西医科室制度，得到国家中医药管理局的认可。

三、中医传承培养方式具有较好的影响力

成功申报创建有杨廉方全国名老中医药专家传承工作室和杨德钱全国名老中医药传承工作室建设项目，落实县、乡两级师承工作；65 名基层医疗人员与县级知名医师结成帮扶对子，不断强化中医基础理论，开展中医药技术培训，有力提升了全县诊疗水平。

四、旅游与中医药产业紧密结合可以一定程度复制推广

2018 年，垫江县按照"牡丹故里　康养垫江"的功能定位把"牡丹"和"康养"作为垫江县中医药产业发展主旋律，做到旅游与中医药产业紧密结合，并对中医药种植、研发加工、商贸物流、健康旅游服务等方面给予保障，促进中医药产业发展壮大。①锻造中医文化特色种植。建成以新民铁皮石斛、天圣制药集团股份有限公司中药材种植园、长龙半夏种植园为代表的中药材种植基地 25 个，种植丹皮、板蓝根、丹参等 30 个中药材品种，面积达 4 万亩。依托中药材种植基地，

先后建成了牡丹樱花世界、中华仙草园、乐天花谷、金桥荷园、尚禾玫瑰园等中药生态健康旅游基地观光园，并借力垫江县独有的 2 万亩山水牡丹和两千多年的牡丹种植史，连续举办了十八届牡丹文化节，常年接待游客 100 万人次以上。目前，垫江县正着力将太平牡丹园和中华太极养生园打造成国家 4A 级风景旅游区。②研发中药产品。依托天圣制药集团股份有限公司、重庆芝草堂药业股份有限公司和县内两所三甲医院，加强同湖南中医药大学、重庆市中药研究所等科研院校的创新合作并建立研发中心，推进产学研协同创新，研发铁皮石斛金条、牡丹精油、玫瑰精油等 42 个中医药品种，其中 27 个品种的中药制剂已在全县调剂使用。③推进医养结合。将"治未病"理念融入城乡居民健康和养生文化，倡导"中医养生＋健康养老"模式，建成县医养结合医院，引导社会资本举办中医健康养老公寓 15 家、中医健康养老社区 3 个。县卫生健康委员会与县旅游局抓住机遇联合申报创建国家中医药健康旅游示范区。

五、以农业为依托发展中医药产业具有可复制性

垫江县大力引进中药材种植企业，采取"公司＋农户"种植模式，壮大种植基地规模。垫江县计划在 2017 年，结合龙头企业带动产业发展试点项目，支持天圣制药集团建成以牡丹、夏枯草、百合、丹参、板蓝根等数十个品种、占地 1000 亩以上的中药材核心示范区；并开展中药材资源保护，对四大中药材种植基地纳入中药材资源保护区，建立资源监测体系和信息网络平台；开展中药材资源普查，建立垫江县中药材种植资源库，积极开展丹皮原产地申报工作。

第四节　评估中发现的主要问题

一、相关的法律法规内容有待完善、落实

2017 年 6 月，垫江县出台了《垫江县中医药产业发展扶持办法》，但内容有待继续完善；中药材种植已经初具规模，但目前主要依靠一对一的订单交易，没有建成规范的中药材物流交易市场；中药材深加工及产品研发能力较弱，只能对产品进行粗加工，未能开发出以丹皮为主要原料的"拳头"产品，把药材推向更多的药商和客户方面也没有较好经验。

二、中医药信息化建设相对薄弱

垫江县对于中医药信息化的建设正处于起步阶段，在学科建设和中医药科

研项目等国家级学科科研方面能力不强；社会办中医医疗机构管理办法尚未完善。中医服务网底建设还有待进一步加强，村卫生室提供中医服务能力还有待提升。

三、中医药医务人员绩效政策标准较低，缺乏激励机制

目前很多人认为中医岗位职业荣誉感不强，待遇不高，中医药人才对职业认同感较低，纯中医科室难以维持，使用中医药的积极性仍然不是很高；高级中医人才出现相对不足，中医事业存在人才断代、后继乏人的问题；老年乡村（中）医生养老机制尚未建立，中医药人员执业范围受局限，这些影响了国家部分中医药项目的更深入地开展与进行。

四、医保政策有待完善

目前的就医结算仅仅局限于市内结算，县市外异地联网就医实时结算范围还不够广泛，城乡居民医疗保险尚未开通市外异地联网就医实时结算；对失能失智人群的养老没有从医保、商保进行政策突破，老年人护理费和家庭医生签约服务中医药健康护理、保健康复等项目未纳入城乡医保报销范围。县级层面医保政策的优化，有待市级政策的拓宽。

第五节　进一步完善试验区的政策建议

为持续推动中医药卫生事业健康发展，以建设国家中医药发展综合改革试验县为当前至要工作，深度挖掘现行可推广经验。

一、汇聚众智抓规划

将健康融入全县经济社会发展各项政策规划，编制《"健康垫江2030"规划》、《养老服务发展规划》和《旅游业发展规划》，从各个行业角度充分论证，实现医疗、养老、中医、旅游、文化体育等规划内容有机衔接、相互补充、目标一致。

二、立足客观促协调

抓住医疗卫生和养老服务基本形成"一乡两院"的格局优势，大力发展医疗

机构和养老机构协议合作模式。比照区域中心医院模式，加大区域医养结合示范机构建设力度，建立健全医养结合机构规范制度；发展一批有特色、有技术、有医德的社会办医养结合机构，探索多种资本合作模式，形成"示范带动、公私齐鸣"的发展形势，为群众健康养老提供更多优质选择。

三、多层联动成体系

深入实施医联体建设，促进县级资源下沉基层，逐步扩展紧密型合作模式，探索县乡医疗机构人员、设施、经济管理一体化；加强医保政策支撑，发挥利益导向功能；继续加大"县管乡用"实施力度，将"派下去服务"和"派上来再造"相结合；对大数据进行应用拓展，利用信息化手段推进双向转诊，提升基层服务能力。

四、彰显特色亮品牌

用好国家中医药发展综合改革试验县这块牌子，在县乡村中医药服务能力同步发展的前提下，将中医药技术方法融入养老服务；推动中医药产业发展，加强产学研合作，争取中医药健康旅游示范区建设项目落户垫江县；打造一批成熟的高端养老机构，着力把中华太极养生园打造成为养老养生体验区，推进牡丹文化旅游城、约旦河谷国际生态盐浴度假区、迎风湖生态旅游度假区等重点项目建设，促进旅游业与养生养老服务业深度融合发展。

五、便民利民强保障

严格落实中央及全市各项医疗保障政策措施，加强异地就医备案等政策宣传解读，增强医保经办机构能力；不断加大对外协调力度，积极探索跨省异地就医报销新模式、新区域。

六、创新发展模式

全力推进中医药种植基地建设，努力发展订单药业，探索出农民种植得实惠、医院使用有效益、患者受益的长效机制，不断壮大垫江县中医药产业，并努力申报丹皮为全国道地中药材，转变更新"康养"理念，全面落实"健康素养"举措，把中医药产业培育成全县经济社会发展和生态涵养发展新的增长点，把中医药文化塑造为弘扬中国传统文化的典范。

七、推进中医药医疗联合体工作

实行分级诊疗、双向转诊，巩固"县编乡用"模式，创新"乡编村用"机制，畅通乡镇卫生院（社区卫生服务中心）专业技术人员职称晋升通道，促进优质医疗资源向基层流动，探索符合垫江县实际的中医药体制机制改革模式。

第二十二章　甘肃省中医药综合改革

第一节　甘肃省中医药综合改革第三方评估主要结论

　　甘肃省是我国西北地区重要的中药材生产基地，也是我国第一个全省被纳入试点范围的国家中医药发展综合试验区。2011 年 7 月，国家中医药管理局与甘肃省人民政府签署了《国家中医药管理局、甘肃省人民政府共建中医药发展综合改革试点示范省协议》，进一步细化了甘肃省建设国家中医药发展综合改革试验省的具体任务和支持措施。经过六年的建设（2011～2017 年），甘肃省基本完成了试验区建设的任务要求。

　　甘肃省在建设国家中医药发展综合改革试点示范省过程中，创造性地开展了很多有益的推进工作，采取开展"西医学中医、中医学经典"活动、实行医保报销向中医药倾斜、执行乡镇卫生院中医药"三三制"、在全省调剂使用院内中药制剂、兴建国家级中医药原料生产供应保障基地、推进中医工作先进县建设、组织"基层名中医"的评选活动、推广中医适宜技术培训等诸多改革政策和保障措施，有力地促进了中医药事业的发展，也为其他省区市中医药工作提供了宝贵的经验。

　　根据甘肃省试验区建设具体方案（即《国家中医药管理局、甘肃省人民政府共建中医药发展综合改革试点示范省协议》），甘肃省要完成 13 个方面具体任务，实现共建总目标。根据《国家中医药管理局、甘肃省人民政府共建中医药发展综合改革试点示范省协议》，评估组从 13 个方面的具体任务中进一步提炼出容易考核的 24 项具体目标，并且以 23 项具体目标的完成情况为依据评价总体完成情况。《国家中医药管理局、甘肃省人民政府共建中医药发展综合改革试点示范省协议》中甘肃省建设中医药发展综合改革试点示范省的总目标是："充分发挥中医药在欠发达地区深化医药卫生体制改革中的优势作用，探索和总结符合西部地区特点的中医药发展政策措施，促进西部地区中医药事业快速稳步发展。"评估组经过评估认为，甘肃省基本完成总目标。经过建设，甘肃省已经成为我国西部地区重要的中医药发展中心，也成为欠发达地区发展中医药事业的重要示范区，探索和制定了不少符合西部地区特点的中医药发展政策和措施，实现了中医药事业较快发展。

一、甘肃中医临床研究基地建设稳步推进

甘肃省从 2010 年起，共投入 4385 万元以支持建设省中医骨伤科临床医学中心、省脑病临床医学中心、省中医针灸临床医学中心、省中西医结合心血管临床医学中心 4 个中医临床医学中心。

二、甘肃省区域中医药服务中心建设完成，东西发展尚不均衡

经过建设，天水市中医院目前为三甲医院、庆阳市中医院 2012 年晋升为三甲医院、武威市中医院为三乙医院、酒泉市中医院为二甲医院。四所医院分别成为所在区域中医药服务中心。天水市中医院、庆阳市中医院、武威市中医院、酒泉市中医院尚未建立中医药业务协作机制，但是甘肃省东西两翼区域中医药服务中心基本建成，存在东西部发展不均衡问题。东部区域中医药服务中心（天水市中医院、庆阳市中医院）明显比西部区域中医药服务中心（酒泉市中医院、武威市中医院）更为发达。

三、综合医院和公共卫生中医药服务体系进一步完善

根据甘肃省卫生厅副厅长王晓明 2012 年 11 月 5 日在新闻发布会上的介绍，甘肃省在全省绝大多数县级以上公立综合医院设立中医管理科和中医门诊科，住院部不少于总床位数 5% 的中医病房；根据《甘肃省人民政府办公厅关于印发甘肃省"十三五"中医药发展规划的通知》（甘政办发〔2016〕123 号）中介绍，甘肃省"十二五"期间已经在县级以上的综合医院、妇幼保健机构、卫生监督机构、疾控机构成立中医管理科。

四、整体推进基层中医药服务体系建设

截至 2018 年 7 月，甘肃省在全省所有的乡镇卫生院和社区服务中心均设置了标准中医科和中药房。评估组在互联网上随机检索定西市秦安县五营镇卫生院、天水市麦积区新阳中心卫生院、庆阳市西峰区肖金中心卫生院和嘉峪关市峪泉镇卫生院，发现这四家乡镇卫生院均设立了专门的中医科室，有的还有专门的中医馆，有的则以中医藏药科名义设置。同时评估组在调研中与甘肃中医药主管部门

同志了解到，甘肃省已为全省社区卫生服务站和村卫生室配备 1 名中西医结合和以中医为主的乡村医生或中医类别医师。

五、中医药专科（专病）建设进一步加强

根据《甘肃省"十三五"中医药发展规划》，甘肃省"十二五"期间已经建成 146 个省级中医重点专科，省级重点专科建设超额完成。根据《国家中医药发展综合改革试点示范省建设五年（2011—2016 年）工作汇报》，甘肃省有市级重点中医药专科（专病）54 个，县级重点中医药专科（专病）89 个，尚未达到《国家中医药管理局、甘肃省人民政府共建中医药发展综合改革试点示范省协议》中 200 个市级、300 个县级重点中医药专科（专病）和每市州建成 3 个有中医药特色的社区卫生服务机构的要求。

《国家中医药管理局、甘肃省人民政府共建中医药发展综合改革试点示范省协议》中对有中医药特色的乡镇卫生院建设标准规定为全省辖 10 个乡镇以下县市区的所有乡镇建设有中医药特色的卫生院；对辖 10 个乡镇以上的县市区按照乡镇总数一半建设有中医药特色的卫生院。截至 2018 年 7 月，甘肃省至少已经建立 200 个有中医药特色的乡镇卫生院。甘肃乡镇共计 1000 余个，按照《国家中医药管理局、甘肃省人民政府共建中医药发展综合改革试点示范省协议》的标准推算，有中医特色的乡镇卫生院建设基本完成。

六、中医药人才培养工作稳步推进

根据《国家中医药发展综合改革试点示范省建设五年（2011—2016 年）工作汇报》，甘肃省"西医学中医、中医学经典"活动每年至少培训 700 多名医护人员。同时甘肃省每年委托甘肃省中医药大学举办三年制脱产"西医学中医"或"中医学经典"研究生班。

七、中医药特色服务工作进一步落实

2010 年 12 月，甘肃省卫生厅与甘肃省人力资源和社会保障厅又发布《关于加强定点医疗机构运用中药材和中医药适宜技术诊疗疾病工作的通知》（甘卫中发〔2010〕543 号），提出新农合经办部门对符合条件的中药材和中医适宜技术全额报销、对符合条件的院内中药制剂全额报销。同时，评估组通过翻阅甘肃省医保目录，认为甘肃省已经将城镇居民治疗常见病、多发病的中医药服务项目和药品列入医保甲级目录管理。根据《国家中医药发展综合改革试点示范省建设五年

（2011—2016 年）工作汇报》，甘肃省全省每名乡村医生已至少掌握 15 项中医适宜技术和 6 项食疗保健技术。

八、甘肃道地中药材生产加工基地相关支撑政策尚待加强

有关部门先后出台《甘肃省道地药材认定管理办法（试行）》（甘卫发〔2015〕199 号）、《甘肃省人民政府办公厅关于印发甘肃省道地中药材追溯体系建设方案的通知》（甘政办发〔2015〕145 号），对道地药材进行规范化监管，但尚未出台关于人工种植和加工储藏的专门技术规范。甘肃省政府需进一步出台相关政策支撑道地中药材生产加工基地建设。

九、开发和利用甘肃道地大宗中药材

根据《甘肃省人民政府办公厅关于印发〈甘肃省"十三五"陇药产业发展规划〉的通知》（甘政办发〔2016〕153 号），甘肃省出台了很多支持、鼓励和扶持以甘肃道地中药材为原材料的中药产品研究开发的优惠政策和措施，但此项工作开展较晚。

十、敦煌医学和民间方药研究进程缓慢

2016 年甘肃省财政厅投入 600 万元在敦煌博物馆内设医学分馆，2018 年底已建成。同时尚未有资料支撑民间方药研究工作落实与否，针对开展中医古籍和民间单验方收集整理及出版这一工作任务没有找到具体资料。

十一、甘肃中医药文化品牌逐步打响

2015 年 1 月，国家中医药管理局批复甘肃省皇甫谧文化园、岐伯文化园为全国中医药文化宣传教育基地；敦煌博物馆医学分馆、武威汉简医学城（雷台园）于 2018 年建成。同时根据甘肃省中医药管理局提供的上海交通大学所做的《甘肃省在深化医改中发挥中医药作用政策评估研究》，甘肃省规划建设庆阳岐伯文化创意产业园、平凉皇甫谧针灸文化创意园、陇西道地药材文化创意园、敦煌医学文化创意产业园、临夏甘南民族医学文化创意产业园、兰州中医药文化教育创意园等六大区域性特色文化创意产业园区，打造中医药文化资源主题的生态旅游区。中医药文创作品百花齐放，根据《国家中医药发展综合改革试点示范省建设五年（2011—2016 年）工作汇报》，甘肃省排演了秦腔历史剧《皇甫谧》《渭水医魂》、

陇剧《医祖岐伯》等中医药相关的文化作品,《皇甫谧》已经获得中央宣传部"五个一工程奖"[156]。

十二、教育扶持民族地区中藏医药工作落实良好

甘肃省通过培养藏医硕士研究生加强甘肃省中医西医藏医系建设。评估组通过查阅中国研究生招生网上甘肃中医药大学招生目录[157],确认甘肃中医药大学中医临床学院已经在民族医学二级学科下招收研究方向为藏医学的硕士研究生。

十三、中医药对外交流与合作进一步得到加强

甘肃省积极扶持符合条件的中(成)药进行欧盟注册。笔者与兰州佛慈制药股份有限公司相关负责人座谈了解到,甘肃省中医药管理局积极扶持其公司多个中医药品种到欧盟注册。

甘肃省实施中医药人才国际培训项目,支持甘肃医疗机构在国外相关机构开展医疗、教育、科研合作,建立国外中医药服务平台。根据《甘肃省中医药发展综合改革评估报告》《国家中医药发展综合改革试点示范省建设五年(2011—2016 年)工作汇报》,甘肃省积极接收外籍医务人员来甘学习交流。2012 年,甘肃省接收了 79 名国(境)外医务人员来甘肃学习中医诊疗技术、洽谈中医药交流合作业务等;积极以援外医疗等形式开展中医药对外交流。在支援马达加斯加医疗队的组建上,甘肃省注重选派具有深厚理论功底和丰富临床经验的中医专业技术人员,赴国外开展援外医疗,积极宣传、推广中医适宜技术,并加强中药材及中药器械出口工作。此后一系列的中医药文化对外交流活动开展,如 2013 年 5 月甘肃省卫生和计划生育委员会、省教育厅在留学生中开展中医药文化启蒙教育活动;2013 年 12 月 19 日,甘肃-乌克兰首期中医药国际研修班正式开班;2014 年 12 月25 日,甘肃省卫生和计划生育委员会组织开展涉外服务人才俄语培训班。甘肃省先后在乌克兰等八个国家成立岐黄中医学院,在吉尔吉斯斯坦等六个国家设立岐黄中医中心;举办中医药文化和健康产业国际论坛,设立了 15 个中医药展示与体验馆,与埃及、伊朗、阿尔巴尼亚等国签订了中医药合作协议。

第二节　试验区改革探索的主要做法和亮点

为了完成国家中医药发展综合改革试点示范省建设,建设国家中医药发展综合改革试点示范省,甘肃省各级政府及其中医药行政主管部门推出了不少改革措

施，有力地促进了甘肃省国家中医药发展综合改革试点示范省建设、促进了中医药事业的发展。

一、强化顶层设计、完善中医药发展体系

中医药发展体系是中医药事业可持续发展的保障，甘肃省重点强化中医药发展体系建设。一是完善中医药政策体系，出台了《甘肃省人民政府关于扶持和促进中医药事业发展的实施意见》（甘政发〔2010〕32 号），联合相关部门制定了 50 多项扶持中医药事业发展的政策措施，中医药事业发展专项资金从 2011 年的 1000 万元提高到 2015 年的 3200 万元，中医床位补助提高到西医床位补助的 1.5 倍，"三医"（医疗、医保、医药）联动，中医药深度参与公立医院综合改革，探索建立了政府主导、部门联动、全社会参与推进中医药事业发展的新机制。二是加强中医药管理体系建设。2016 年，100%的地级市（州）在卫生和计划生育委员会设立中医处（科），85%的县市区在卫生和计划生育委员会设立了中医科（股），各县级以上的综合医院、妇幼保健机构、卫生监督机构、疾控机构成立中医管理科。三是完善中医药服务体系。建设期间，新建甘肃省中西医结合医院和 11 家市、县级中医医院，改扩建 55 家县级中医医院。截至"十二五"末，全省共有中医医疗机构 136 家（非公立中医医疗机构 41 家），开放中医床位 24 940 张。四是强化中医药教育体系。原甘肃中医学院更名为甘肃中医药大学，并获国家学位办批准增列为博士学位授权单位，设立博士后流动站；甘肃中医学校和甘肃省卫生职业学院联合升格为甘肃卫生职业学院，中医药教育办学的层次显著提升，规模扩大。

二、多措并举，加强中医药人才培养

中医药人才是中医药事业发展的基础。试验区建设期间，甘肃省多措并举，加强中医药人才培养。一是全面开展"西医学中医、中医学经典"活动。设立专项经费，举办各层次的西学中培训班，14 个市州每年举办 1 期 3 个月 50 人的西学中培训班；省级每年举行 3 期 3 个月的西学中普通班，1 期 3 年的全脱产西学中研究生班。试验区建设期间，通过西学中普通班，累计培养实用性人才 3600 多名，通过西学中研究生班，累计培养高层次中医药人才 200 多名。二是大力开展省级、市级、县级、乡级、村级五级中医药师承教育工作。联合省委组织部，设立专项经费，出台政策办法，在全省先后两批共选拔了 2254 名指导老师，5919 名继承人开展为期三年的中医药师承带教，省级财政补助指导老师 2000 元/(年/人)，学生 1000 元/(年/人)。三是开展中医药技术比武大赛。省级每年组织中药炮制、中

医护理、针灸推拿等技术比武大赛，通过层层技能比武，有效提高了各级医疗机构中医药人员的服务能力。四是联合省委组织部，实施高层次中西医结合人才培养项目。每年选拔西医领军人才和国医大师，并与省级相关领域名中医结对，开展中西医联合攻关，提高临床疗效。五是将 2145 名具有一技之长的中医人员纳入乡村医生队伍进行管理。六是完善中医药人才评价体系，开展了省级名中医、基层名中医、中医世家评选活动，和国医大师、全国名中医评选结合，完善了中医药人才的评价考核体系。建设期间，先后累计评出 199 名省级名中医、335 名基层（乡村）名中医和 38 个"中医世家"。

三、政府主导、部门联动，中医药深度参与公立医院改革

一是省政府出台《甘肃省人民政府关于扶持和促进中医药事业发展的实施意见》（甘政发〔2010〕32 号），以政府名义就加强中医药服务体系建设、提升中医药服务能力、强化中医药人才培养、加强中医药继承创新等工作提出了具体要求和目标。二是把中医药贯穿到医改各个环节，出台了在深化医改特别是在县级公立医院综合改革工作中充分发挥中医药作用的"一揽子"配套政策措施，并要求所有县市政府在制定县级公立医院改革实施方案时，必须将县中医院纳入，否则省医改办不予审批。三是在公立医院试点到全面推开的整个过程中，全力推行公立医院改革"315"模式，即完善 3 个机制——监管机制、补偿机制和服务机制；突出 1 个特色——充分发挥中医药特色优势；实现 5 个目标——群众就医费用基本稳定、自费比例下降，服务质量提高、医德医风好转，服务流程合理、群众看病方便，医务人员积极性提高，医疗机构健康可持续发展。四是省政府办公厅印发《甘肃省人民政府办公厅关于印发甘肃省全面推开县级公立医院综合改革实施方案的通知》（甘政办发〔2015〕144 号），将提升中医药服务能力单列一条，鼓励有条件的县级综合医院加挂中西医结合医院，享受中医院同等待遇，对财政补助向中医医院倾斜、加强县级中医院重点中医专科（专病）建设、大力推广中医药适宜技术、注重县级中医医院人才建设等提出了明确要求。五是对县级公立医院实行药品零差率销售减少的收入，从 2015 年起，省财政按当地常住人口每人每年 3 元的标准给予补助，上调了中医 25 项项目的收费，甘肃省名中医挂号费、骨伤、针灸、推拿等中医药传统诊疗服务收费标准大幅提升。六是制定了《甘肃省市县公立医院机构编制标准（试行）》（甘机编办发〔2014〕13 号），按照床位数与人员编制 1：1.4 至 1：1.7 的比例规定了中医医院、中西医结合医院和民族医医院的编制标准。七是落实城镇医保，对中医医院起付线降低一个档次，报销比例提高 10%；新农合对中医医院起付线降低 30%，中医药服务报销比例提高 20% 的政策。八是对群众使用符合条件的中成药、中药饮片、全省统一调剂使用的院内

中药制剂及以治疗为目的的中医适宜技术，新农合全额报销，医保推行甲级目录管理。九是在分级诊疗工作中，将省级 50 个病种、市级 150 个病种、县级 250 个病种、乡级 50 个病种实行中西医治疗同病同价，按病种定额付费。十是将疗效确切、质量稳定的 395 种院内中药制剂在全省范围内调剂使用，增补到全省新农合基本用药目录当中。十一是制定标准，鼓励有条件的综合医院加挂中西医结合医院的牌子，享受中医医院 1.5 倍的床位补助待遇。

四、开拓创新、措施得力，全面加强综合医院中医药工作

①各级财政将综合医院中医床位补助标准提高到西医床位的 1.5 倍。如省级综合医院西医床位补助标准是 1.5 万元/(年/床)，中医床位是 2.25 万元。②将中医药工作纳入综合医院等级评审指标体系，实行一票否决制。③规定西医人员每年必须取得中医药继续教育Ⅰ类学分 5 分，并作为年终考核和高级职称晋升的重要依据。④在西医人员晋升高级职称技能考试中加入 20% 的中医药知识。⑤出台政策，规定系统学习中医两年以上的临床类别执业医师，取得处方权后，可以开具中药处方。⑥要求各级综合医院门诊设置标准化中医科、针灸科、中药房、煎药室和中医综合治疗区，住院部设置中医床位不少于总床位数的 5%，各西医临床科室设置中医综合治疗室。⑦大力开展中医适宜技术培训，每名医护人员至少掌握 15 项中医适宜技术和 6 项食疗保健技术。⑧要求每个科室至少征订一份《中国中医药报》，供医务人员学习，近几年甘肃征订《中国中医药报》数量全国第一。⑨要求实施中西医联合抢救，重症监护室中西医联合抢救率必须达到 100%。⑩要求建立中医师会诊、查房制度，建立临床科室中医药业务考核评价体系、分配政策和促进激励机制。例如，兰州大学第一医院中西医结合生殖中心把中医、针灸与辅助生殖技术有效结合，大大提高了试管婴儿的受孕成功率，降低了副作用，减少了患者费用，2014 年生殖中心负责人还就"中医适宜技术在辅助生殖技术中的应用"到美国做经验交流，在国际相关学术领域反响强烈，相关成果也已推广应用至国内多家生殖中心。⑪建立综合医院中医药工作排名通报制度。各级监督机构中医管理科对各级综合医院的中医药工作每季度进行考核，省卫生健康委员会根据考核情况全省排名通报，对中医药工作开展不力的地方，通报并抄送当地政府。⑫开展床位补助以奖代补考核工作。联合省财政厅，每年拿出 6000 多万元床位补助资金，对省级综合医院的中医药工作进行考核，并将考核结果与床位补助资金挂钩。这项工作自 2012~2016 年开展五年来，两家省级综合医院因中医药工作开展相对滞后分别被扣罚了 800 多万，一家综合医院中医药工作突出被奖励了 700 多万。

五、兴建国家级中医药原料生产供应保障基地

甘肃省虽然经济欠发达，但也有得天独厚的地方，那就是中药材资源丰富，2015 年中药材种植面积位居全国第一。但是，甘肃省虽然中药材资源丰富，但中药产业在全国来看却无法居于领先地位。实际上，甘肃省中药产业发展尚显落后，省内中药上市公司少、著名品牌少，甘肃省中药行业还没有摆脱医药原材料初级加工的局面。甘肃省广大农民依靠重要原材料解决了温饱，但普遍没有因此致富。为摆脱这一困境，提升甘肃省中药原材料生产附加值，甘肃省积极申请将定西市列为国家级中药原料生产基地，2012 年 9 月，根据工业和信息化部批复，甘肃定西市正式成为国家中药原料生产供应保障基地，这也是全国首个国家级中药原料生产供应保障基地。这一定位将对定西打造中国"药都"、做大做强中药产业起到积极促进作用。

六、推进中医工作先进县建设

为全面实现国家中医药发展综合改革试点示范省的目标，甘肃省将全省的目标进行了分解，将发展中医药的任务落实到各县，推动中医工作先进县建设。2011 年5 月，《甘肃省人民政府办公厅关于印发甘肃省中医药工作先进和示范市县建设方案的通知》（甘政办发〔2011〕135 号），正式开展中医工作先进县建设。县市区建设周期从甘肃省卫生健康委员会确定为建设单位开始，一般为三年时间，自查认为符合先进或示范建设标准的，可提前申请验收。这对甘肃省省级中医药工作先进和示范市县建设进行了规范和加强，鼓励开展中医药师范县区建设，有利于甘肃省促进中医药发展。在 2015～2018 年最新建设周期中，陇南市成县、文县、礼县、西和县和甘南州合作市、迭部县、夏河县为甘肃省中医药工作先进县（市）建设单位。甘肃省中医工作先进县建设，有益于调动地方人民政府发展中医药的积极性、利用地方政府各方面的资源促进中医药事业的发展。三年一个周期进行考核轮动，有利于鞭策基层中医药主管部门更好地开展工作。

七、组织"基层名中医"的评选活动

"基层名中医"评选源于 2009 年"乡村名中医"评选活动。2009 年 8 月，甘肃省卫生厅、甘肃省人力资源与社会保障厅向 114 名首批评选的"甘肃省乡村名中医"授予荣誉称号。此后，在 2011 年、2012 年又有 92 名和 44 名乡村中医获得"甘肃省乡村名中医"名誉称号。2012 年 2 月，甘肃省卫生厅、甘肃省人力资

源和社会保障厅印发《甘肃省基层名中医评选管理办法（试行）的通知》（甘卫中发〔2012〕54号），首次评选于2012年12月28日，甘肃省卫生和计划生育委员会、甘肃省人力资源和社会保障厅决定授予韩贵周等85名同志"甘肃省基层名中医"荣誉称号。2015年4月1日，第二次"甘肃省基层名中医"荣誉称号的评选活动又拉开了序幕，有141名基层中医获此荣誉称号。中药发展的一个瓶颈在于基层，由于中医药技术相较于西医经济效益差，基层医疗单位中的中医医师上升渠道少、经济待遇差、留不住人才，在这种情况下，如何激励基层中医积极开展医疗活动，就成为中医药发展的一个重要课题。对此，甘肃省有关部门积极组织"基层名中医"的评选活动，取得了良好的效果。

八、推广中医药适宜技术培训

2012年1月，甘肃省中医药管理局下发了《关于印发基层中医药适宜技术手册的通知》，对基层中医药适宜技术的推广和应用，提供了统一的培训标准和方案，为中医药适宜技术的全面推广提供了重要的技术支持。2012年3月甘肃省卫生和计划生育委员会开展了"联村联户、为民富民"行动，推广中医适宜技术。2013年3月甘肃省卫生和计划生育委员会开办了第一期儿科中医适宜技术培训班。2013年甘肃省卫生和计划生育委员会举办了全省基层医疗卫生机构中医适宜技术大赛。2014年甘肃省卫生和计划生育委员会印发了《关于开展第二轮中医药适宜技术培训推广工作的通知》（甘卫中函〔2014〕508号），将培训的范围扩大，进一步推动中医适宜技术"进农村、进家庭、进社区"，确保每个家庭至少掌握六项食疗保健技术。

第三节　甘肃省试验区建设中存在的问题

一、体制机制不顺、中医药主管部门协调推动能力有待进一步加强

甘肃省中医药管理局目前仅为甘肃省卫生健康委员会下设的正处级行政机构，组织、职责、人事、财务上均隶属于甘肃省卫生健康委员会，两者并没有实现完全分离，因此甘肃省中医药管理局在性质上相当于甘肃省卫生健康委员会下设的财务处、人事处等内设机构。截至2018年7月，甘肃省中医药管理局工作人员仅有11人，全局没有内设业务处室，因此日常工作开展经常受到影响。人员数量较少及独立性较低成为制约甘肃省中医药管理局发挥职能作用的主要原因，其统筹、协调相关部门的能力有待加强。《国家中医药管理局、甘肃省人民政府共建中医药发展综合改革试点示范省协议》是国家中医药管理局与甘肃

省人民政府签订的协议，落实《国家中医药管理局、甘肃省人民政府共建中医药发展综合改革试点示范省协议》是甘肃省人民政府的职责。但是，从调研中发现，甘肃省创建国家中医药综合改革试点示范省主要限于甘肃省中医药管理局完成。而甘肃省中医药管理局由于人员不足与机制设置等原因，在甘肃省建设国家中医药综合改革试点示范省过程中的主导、统筹、协调能力有待进一步加强。

二、财政投入不足、筹资渠道单一

甘肃省地处我国西部地区，经济条件相对落后，政府财政实力有限。根据甘肃省《关于 2016 年全省财政预算执行情况和 2017 年全省及省级财政预算草案的报告（摘要）》，2016 年，甘肃省全省一般公共预算收入为 786.8 亿元，一般公共预算支出为 3152.7 亿元，其中医疗卫生与计划生育支出为 274.1 亿元，所占比例不足 10%。受财政投入不足的影响，甘肃省中医院等一批医疗机构的发展不可避免地受到影响，这无疑制约了甘肃省中医药事业的健康发展。财政投入不足成为限制甘肃省建设中医药发展综合改革试点示范省的一大因素。即便如此，以甘肃省中医院为代表的一批中医药医疗机构仍然获得了较快的发展，说明甘肃省中医药市场需求是旺盛的。不仅如此，基于甘肃省的地理位置，甘肃省天然辐射内蒙古自治区和青海省，这意味着甘肃省中医药投入多元化工作仍有较大提升空间。发展中医药不能仅仅依靠政府，也要多元扩展投资渠道，调动市场、社会各方面积极性，运用市场化方式募集相关投资。在这方面，由于甘肃省在资本运作、民间筹资方面经验和意识都不足，明显落后于东部和中部地区。中医药发展筹资渠道单一，从某种程度上加剧了财政投入不足对中医药事业的阻碍。

三、中医人才缺乏、基层面临问题相对更突出

甘肃省由于地理位置偏僻，加上经济发展水平相对落后，因此省内各级医院长期面临着中医人才缺乏的困境，尤其是基层医疗机构，这一问题尤为突出，严重影响了正常工作的进行。根据上海交通大学中国医院发展研究院课题组研究统计，2011 年《国家中医药管理局、甘肃省人民政府共建中医药发展综合改革试点示范省协议》签订时，甘肃省各县区中医药人员总数为 118 人，中医类别执业（助理）医师数为 65 人，中药师（士）人数为 16 人，系统接受中医基础理论知识和基本技能培训的护理人员数为 55 人，具有硕士及以上学位的中医医生人数为 7 人，中医药高级职称人数为 7 人。虽然协议签订后在有关各方的共同努力下甘肃省中

医人才短缺的局面有了明显好转，但是仍然无法满足人民群众日益增长的对中医治疗的需求，因此相关问题应该引起各方的高度关注。兰州大学附属第一医院某科室主任提到："中医的最精髓的部分是个性化的望、闻、问、切，可是现在中医院的教学却不是这么做的。"

四、医药产业落后，企业利润水平与市场知名度低

根据《甘肃省"十三五"中医药发展规划》披露，截至"十二五"末，甘肃全省中药材种植面积达 388 万亩，产量约 100 万吨，中药材销售收入达到 100 亿元，规模以上陇药企业达 97 家，年销售收入过亿的企业达 19 户。从数字上看甘肃省医药产业发展成果喜人，但是甘肃省部分知名药企主要负责人在与评估组座谈时指出，甘肃省药材产业链过短导致中药材种植业利润率偏低。甘肃省药企生产规模和利润水平较低，市场知名度和影响力不够，医药产品进入国家医保目录品种少，各种不利因素综合在一起导致甘肃省药企的产品销售主要集中在甘肃本省，在国内药品行业竞争中处于不利地位，制约了甘肃省医药产业进一步发展。在甘肃调研期间，评估组专门要求组织有关企业参加座谈会，了解中医药行业发展滞后问题。从座谈会上相关企业负责人反映看，甘肃省中医药产业发展与甘肃省中医药原料地位不符，基础性瓶颈还是甘肃省社会经济发展相对落后，因此相关产业在国内中医药行业激烈竞争中居于不利地位，很难与东南沿海甚至中部地区、陕西地区相关企业竞争。此外，甘肃省相关经济发展促进部门和监管部门，对中医药产业扶持、促进有待加强，相关行政审批程序应当进一步简化，国家级医保目录和药品生产目录中本地药品品种较少，这些都是甘肃省中医药产业发展缓慢的重要原因。

第四节　进一步强化试验区建设的建议

一、理顺体制机制，提高中医药主管机构级别

国家行政学院第三方评估组建议甘肃省有关部门应当理顺甘肃省中医药管理体制机制，理顺甘肃省中医药管理局与甘肃省卫生健康委员会之间的职权关系，确保其在组织、职责、人事、财务上实现两者的分离，同时完善甘肃省中医药管理局自身建设，增加工作人员数量，增设相关业务处室，适当提升甘肃省中医药主管部门的行政地位，增强其统筹、协调各方面资源开展工作的能力。

目前，我国其他省份中医药主管部门主要是三种模式。

第一种就是甘肃当前的做法，省中医药管理局同时为省卫生健康委员会的一个处级机构。这种模式下，省级中医药主管部门独立性有待加强，统筹不同省属部门及其内设机构、直属机构资源推进工作的能力较弱。

第二种是将中医药主管部门确定为省级卫生健康委员会下属的副厅级机构，如广东省中医药局即为广东省卫生健康委员会管理的副厅级行政机构，其局长同时为广东省卫生健康委员会副主任。广东省中医药局下设办公室（与直属机关党委办公室合署）、规划财务处（人事处）、医政处、科技教育处四个内设机构，机关行政编制 25 名。广东省中医药局与广东省卫生健康委员会的职责关系为：①省中医药局相对独立运作，可直接向上级领导机关请示、报告工作，但须同时报告省卫生健康委员会，重大事项要事先报告；②省中医药局正、副局长的任免，按干部管理权限有关规定办理。局机关正副处长及直属单位领导班子成员的任免由省中医药局提出建议和方案，报省卫生健康委员会按干部管理权限和选拔任用程序办理。局机关和直属单位的其他人事工作由省中医药局管理；③省中医药局文件单列户头，独立行文或与有关部门联合发文；省卫生健康委员会收到涉及省中医药局的文电，应当及时送省中医药局办理；④省中医药局的财务、基建和国有资产管理等相对独立，重大事项及时请示、报告省卫生健康委员会。

第三种是省卫生健康委员会加挂省中医药管理局的牌子，省卫生健康委员会主任兼任省中医药管理局局长，安徽省中医药主管部门就是此模式。《安徽省人民政府办公厅关于印发安徽省卫生和计划生育委员会主要职责内设机构和人员编制规定》（皖政办〔2014〕39 号），安徽省卫生和计划生育委员会加挂省中医药管理局牌子，安徽省卫生和计划生育委员会主任兼任省中医药管理局局长，1 名副主任兼任省中医药管理局副局长。在省卫生和计划生育委员会（省中医药管理局）下设两个处级内设机构中医药发展处和中医药服务管理处负责中医药具体工作。

评估组认为，广东模式更有利于中医药工作可持续发展，建议甘肃省参照广东模式进行体制机制改革。

二、加大财政投入力度，拓展多元化筹资渠道

首先，应当增强对医疗卫生的总体投入力度。甘肃省应当在条件允许的情况下在一般公共预算支出上向医疗卫生方向增加财政投入，其中对医疗卫生方向的投入也应当向中医药事业上倾斜。针对医疗卫生的财政总盘子大了，中医药获得的财政支持才会相应增加。其次，要拓展多元化筹资渠道。应当看到，发展中医

药事业，既是党和政府一贯重视的工作，也是人民群众的自身需要，并且具备市场化运营的客观条件。甘肃省是我国中医药原料药材的重要产地，在发展中医药事业方面具有得天独厚的自然条件和农业产业条件。甘肃省应当加大招商引资力度，深入推进简政放权等行政体制改革，努力营造良好的营商环境，将甘肃省中医药相关产业发展起来。在这个基础上，可以实行中药企业与中医药诊疗机构合资合作，进而解决中医药事业财政投入不足的问题。从甘肃省财政状况出发，单纯依靠财政投入是远远不够的、大幅提高财政投入也是不现实的，拓展多元化筹资渠道才是相对可行的路径。

三、重视中医人才培养，鼓励中医人才下基层服务

甘肃省应加快构建支撑中医药发展的人才队伍体系，进一步完善人才培养使用、开发引进、评价激励、服务保障等机制；优化人才成长环境，构建人才交流信息平台，畅通人才流动通道，形成人才高效配置、自由流动的制度环境；基本建成院校教育、毕业后教育、继续教育三阶段有机衔接，师承教育贯穿始终，符合中医药特点的人才培养体系；做好名老中医药专家学术经验继承、优秀中医临床人才培养、中药特色技术传承人才培养和全省五级师承教育工作，实施中医药领军人才培养计划和青年人才培养计划，依托重点学科、名老中医药专家和学术流派传承工作室等资源，培养一批具有影响力的学科团队；深入开展"西医学中医、中医学经典"活动，做好中医住院医师规范化培训、中医类别全科医师转岗培训、县级中医临床技术骨干培训、乡村医生中医药知识和技能培训等专项工作；拓宽中医药健康服务人才岗位设置，逐步健全中医药健康服务领域相关职业（工种），建立职业技能鉴定体系；支持中医药院校培养栽培种植、制药制剂、医药物流与营销、医药电子商务、老年护理、健康管理、养生旅游管理、对外交流等与中医药产业发展相适应的新型复合人才；修订甘肃省名中医及甘肃省基层名中医评选管理办法，继续开展甘肃省名中医、甘肃省基层名中医、甘肃中医世家评选认定工作。做好"国医大师"和全国名中医评选申报推荐工作；创新中医药职称评定聘任条件，同时鼓励中医专业大中专毕业生前往基层医疗卫生服务机构工作，提高基层医疗卫生服务人员工资待遇。

四、大力发展医药产业、提升药企竞争力

甘肃作为全国中药材主产地之一，2014 年中药材种植面积 380 多万亩，位列全国第一，面积约占全国的 20%。针对甘肃省"药材大省、产值小省"的局面，

甘肃省应重视中药材加工业的发展，延长中药材产业链；通过提供资金、税收、土地等优惠政策吸引外地药企前往甘肃建厂，通过引进资金、技术以提升本省医药产业发展水平。此外甘肃省人民政府应当加大宣传力度，利用各类中医药产业博览会、洽谈会等形式向国内外推荐本省知名药企及其产品，同时甘肃省人民政府也应当加强与国家卫生健康委员会、国家中医药管理局，国家药品监督管理局等部门的协调，尽量使甘肃本省知名药企的优质产品更多地进入国家医保目录当中。

参 考 文 献

[1] 希波克拉底. 希波克拉底文集[M]. 赵洪均，武鹏译. 北京：中国中医药出版社，2007.
[2] 杨上善. 黄帝内经太素[M]. 北京：中国医药科技出版社，2018.
[3] 刘冰，张波. 中医学[M]. 3 版. 郑州：郑州大学出版社，2016.
[4] 王宇明. 论系统思想的发展与医学模式的演变[J]. 中国卫生事业管理，2001，（5）：304-306.
[5] 王祖陶，毕桂欣. 化学历史上的科学革命——纪念化学革命 200 周年[J]. 自然辩证法研究，1986，（6）：59-64.
[6] 龚幼龙，严非. 社会医学[M]. 3 版. 上海：复旦大学出版社，2009.
[7] 拉·梅特里. 人是机器[M]. 顾寿观译. 北京：商务印书馆，1959.
[8] 李鲁. 社会医学[M]. 4 版. 北京：人民卫生出版社，2000.
[9] 刘安. 淮南子[M]. 上海：上海古籍出版社，2016.
[10] 徐宗元. 帝王世纪辑存[M]. 北京：中华书局，1964.
[11] 董仲舒. 春秋繁露[M]. 上海：上海古籍出版社，1989.
[12] 傅维康，李经纬，林昭庚. 中国医学通史（文物图谱卷）[M]. 北京：人民卫生出版社，2000.
[13] 姚力. 姚力：卫生工作方针的演进与健康中国战略[EB/OL]. http://hprc.cssn.cn/gsyj/shs/ylwss/201806/t20180619_4567765.html[2019-09-19].
[14] 张珊，姜莹莹，董文兰，等. 2007-2016 年中国居民慢性非传染性疾病死亡水平与变化趋势[J]. 中国慢性病预防与控制，2018，26（11）：801-804，809.
[15] GL 恩格尔，黎风. 需要新的医学模型：对生物医学的挑战[J]. 医学与哲学，1980，（3）：88-90.
[16] 霍清萍. 发挥中医药学优势，构建和完善小康社会卫生服务体系[J]. 医学与哲学，2004，（12）：49-50.
[17] 郭霞珍. 中医基础理论[M]. 上海：上海科学技术出版社，2006.
[18] 高征，张翠月. 中医学[M]. 沈阳：辽宁大学出版社，2013.
[19] 李经纬，林昭庚. 中国医学通史（古代卷）[M]. 北京：人民卫生出版社，2000.
[20] 宋晓溪. 《针灸甲乙经》的文献研究[D]. 中国中医科学院，2016.
[21] 孙思邈. 备急千金要方[M]. 北京：人民卫生出版社，1982.
[22] 中华人民共和国科学技术部. 关于印发《中医药创新发展规划纲要（2006-2020 年）》的通知[EB/OL]. http://www.most.gov.cn/tztg/200703/t20070320_42240.htm[2019-06-10].
[23] 李中梓. 医宗必读[M]. 天津：天津科学技术出版社，2012.
[24] 王冰. 黄帝内经素问[M]. 北京：人民卫生出版社，1963.
[25] 尚力. 浅析朱丹溪的"动静观"与理学之关系[J]. 上海中医药杂志，2002，（6）：37-39.
[26] 许宇鹏，许文勇，陈守鹏. 简析中医医学模式与生物心理社会医学模式的关系[J]. 江苏中医药，2006，（9）：13-14.
[27] 刘慧玲，郑量量，赵莹. 中医"治未病"在亚健康人群健康管理中的应用探讨[C]. 北京：

全国名老中医药专家经方临证学验传承研修班、全国名老中医药专家脾胃病临证学验传承研修班、全国名老中医药专家温病临证学验传承研修班、京津冀豫国医名师专病专科薪火传承工程启动仪式 2018.

[28] 苏宇，郭丹丹，魏威，等. 新医改下发挥基层中医服务优势促进分级诊疗制度构建[J]. 中国医院管理，2016，36（3）：4-7.

[29] 王进博，陈广耀. 基于 SWOT 分析对中医发展的几点思考[J]. 时珍国医国药，2019，30（5）：1187-1189.

[30] 兰青山，付春梅. 中药资源产业发展现状及其投资策略分析[J]. 中国现代中药，2019，21（7）：965-970.

[31] 罗中华，云立新，王志宏，等. 甘肃省中医药文化旅游产业发展策略研究[J]. 中国中医药信息杂志，2016，23（2）：11-14.

[32] 新华社. 刘延东：加快中医药发展 更好服务经济社会发展大局[EB/OL].http://www.gov.cn/guowuyuan/2014-10/30/content_2773206.htm[2019-09-19].

[33] 国家中医药管理局. 中医药局关于印发《中医医院中医药文化建设指南》的通知[EB/OL]. http://www.gov.cn/gongbao/content/2010/content_1574203.htm[2019-09-19].

[34] 曹洪欣. 人民日报建言：中医药是打开中华文明宝库的钥匙[EB/OL]. http://opinion. people.com.cn/n/2015/0325/c1003-26746363.html[2019-07-15].

[35] 新华社. 习近平提出，提高保障和改善民生水平，加强和创新社会治理[EB/OL]. http://www.gov.cn/zhuanti/2017-10/18/content_5232656.htm[2019-06-08].

[36] 胡彬. 中医"治未病"服务将由点及面[J]. 中医药管理杂志，2013，21（9）：1017.

[37] 马亚，王高玲，申俊龙. 有效实施社区中医预防保健服务的新思考[J]. 医学与社会，2014，27（6）：59-61.

[38] 张义宗. 构建中医预防保健服务体系的几点思考[J]. 双足与保健，2017，26（21）：173-174.

[39] 国家中医药管理局. 王国强：中医药"治未病"造福人类健康 中国与世界各国共同推动中医药等传统医学发展[EB/OL]. http:// www.nhc.gov.cn/xcs/s3582/201611/d7a25071520b42 f5a570adce1482106b.shtml[2019-07-15].

[40] 杨永生，肖梦熊，陈珞珈，等. 我国中医类门诊部和诊所的政策沿革、运行现状与尚存问题分析[J]. 中国卫生经济，2019，38（2）：55-58.

[41] 卫陈，徐州，周亮亮. 中医药参与医疗卫生服务的现状及发展策略[J]. 中国卫生管理研究，2018，(0)：93-111，156.

[42] 中华人民共和国卫生部. 2010 年国家卫生统计调查制度[M]. 北京：中国协和医科大学出版社，2010.

[43] 方晓明，王子寿，佘贤武，等. 我国中医药人力资源现状研究[J]. 中国卫生事业管理，2007，(12)：816-817.

[44] 罗飞，姚岚，刘红玉，等. 我国中医院中医服务提供内生动力研究——以宁夏回族自治区为例[J]. 中国医院管理，2014，34（11）：8-11.

[45] 安杰. 中医医院发挥中医药特色优势的思考[J]. 中医药管理杂志，2016，24（15）：23-25.

[46] 毛小华，郑燕娜. 在社区卫生服务中推进中医药创新与发展[J]. 中国中医药信息杂志，2006，(11)：16，57.

[47] 唐东昕. 医改对中医院内部管理的挑战[J]. 中医药管理杂志，2017，25（22）：11-13.

[48] 陆金国."中医服务"存在的问题及对策[J]. 上海中医药大学学报，2009，23（5）：73-74.

[49] 沈鹏悦，耿蕊，寿文静，等. 我国中医类医院医疗卫生资源区域配置分析[J]. 中国卫生统计，2018，35（3）：445-448.

[50] 田振明，宋馨雨. 中医药财政投入与 GDP 关系研究[J]. 医院管理论坛，2016，33（6）：6-9，53.

[51] 中华人民共和国国务院办公厅. 国务院办公厅关于印发中医药健康服务发展规划（2015—2020 年）的通知[EB/OL]. http://www.gov.cn/zhengce/content/2015-05/07/content_9704.htm [2019-07-20].

[52] 国家中医药管理局. 关于印发基层中医药服务能力提升工程"十三五"行动计划的通知. http://www.satcm.gov.cn/yizhengsi/gongzuodongtai/2018-03-24/2665.html[2020-03-26].

[53] 周荣敏，田侃，贺云龙，等. 中药资源法律保护现状与完善研究[J]. 时珍国医国药，2016，27（2）：464-467.

[54] 初正云，陈焕亮，翟延君. 中药资源学[M]. 沈阳：辽宁科学技术出版社，2010.

[55] 易琨. 我国野生药材资源法律保护研究[D]. 昆明理工大学，2008.

[56] 董国锋. 中医药标准化问题的法学研究[D]. 北京中医药大学，2009.

[57] 张伯礼，陈传宏. 中药现代化二十年（1996-2015）[M]. 上海：上海科学技术出版社，2016.

[58] 王鑫. 中药标准化与专利保护的冲突与协调研究[D]. 南京中医药大学，2018.

[59] 国家中医药管理局.《中华人民共和国中医药法》全文[EB/OL]. http://fjs.satcm.gov.cn/zhengcewenjian/2018-03-24/2249.html[2019-09-15].

[60] 魏惠珍，罗小妹，刘文霞，等. 2015 版《中国药典》一部增修订概况[J]. 江西中医药大学学报，2016，28（4）：115-119.

[61] 邹宜谊，陈云，邵蓉，等. 浅谈中药炮制及其辅料的监管现状与完善[J]. 中国新药杂志，2018，27（20）：2346-2350.

[62] 王鑫，王艳翚. 中药标准化问题与对策研究[J]. 中华中医药杂志，2018，33（1）：22-25.

[63] 马宁，杨铸. 中药制剂和饮片质量管理存在的问题与对策[J]. 中国医药指南，2019，17（15）：192.

[64] 王先菊. 基于供应链视角的中药材质量可追溯研究[J]. 时珍国医国药，2015，26（10）：2521-2522.

[65] Golan E，Krissoff B，Kuchler F，et al. Traceability in the US food supply: economic theory and industry studies[R]. US Department of Agriculture，Economic Research Report No. 830，2004.

[66] 施明毅，胡禄，欧瑞婷，等. 中药质量追溯体系研究开发[J]. 亚太传统医药，2018，14（6）：75-77.

[67] 马爱迪. 医疗机构中药制剂的困境与思考[J]. 中国市场，2015，（13）：24，28.

[68] 李桂桂. 中药材质量追溯体系信息化构建概述[J]. 中国现代中药，2017，19（6）：891-894.

[69] 齐耀东，高石曼，刘海涛，等. 中药材质量可追溯体系的建立[J]. 中国中药杂志，2015，40（23）：4711-4714.

[70] 赵岳. 我国 2018 年版国家基本药物目录的初步研究[D]. 郑州大学，2019.

[71] 中华人民共和国中央人民政府. 国家基本药物目录遴选程序[EB/OL]. http:// www.gov.cn/ztzl/ygzt/content_1661328.htm[2019-07-20].

[72] 卞丽. 社区中医药服务评价方法及影响因素研究[D]. 湖北中医药大学，2012.

[73] 林柳兵，苏凯奇，沈艳婷，等. 中西医思维的差异[J]. 中医学报，2018，33（11）：2133-2137.

[74] 胡小勤，黄丽萍. 中药学[M]. 西安：西安交通大学出版社，2014.

[75] 李家伟. 中医服务及医院补偿机制研究[D]. 复旦大学，2013.

[76] 沈怡雯，王永庆，张海涛，等. 2009 年版和 2017 年版《国家基本医疗保险、工伤保险和生育保险药品目录》对比及发展研究[J]. 中国药房，2018，29（9）：1153-1158.

[77] 徐伟，马丽，高楠. 2017 版和 2009 版国家医保药品目录对比研究[J]. 中国卫生经济，2018，37（1）：44-47.

[78] 陈冰. 《中医药法》颁行背景下的中医药教育若干问题浅析[J]. 医学与法学，2017，9（5）：53-56.

[79] 陈少宗. 中医教育与现实需要的矛盾及改革的思考[J]. 医学与哲学（A），2018，39（11）：90-93.

[80] 刘扬，李筱永. 建立中医药师承教育制度法律思考[J]. 中国医院，2018，22（5）：9-12.

[81] 周志彬. 新中国六十年来中医药事业的成就[J]. 中医药管理杂志，2009，17（10）：871-874.

[82] 高梦赟，王树华. 完善我国中医药法制建设的探讨[J]. 医学与法学，2018，10（5）：30-34.

[83] 人民网. 习近平出席皇家墨尔本理工大学中医孔子学院授牌仪式[EB/OL]. http://politics.people.com.cn/GB/1024/11917463.html[2019-07-15].

[84] 国家中医药管理局. 凝聚力量，全力实现中医药文化宣传教育基地建设"十二五"目标[EB/OL]. http://bgs.satcm.gov.cn/gongzuodongtai/2018-03-25/5162.html[2019-07-16].

[85] 吴德珍，申俊龙，徐爱军，等. 中医药文化核心价值传播路径创新[J]. 医学与社会，2015，28（5）：55-57.

[86] 傅文第. 中医药文化传播的现实困境与对策选择[J]. 中国医药导报，2018，15（31）：119-123.

[87] 陈凯先. 把中医药科技创新摆到国家科技战略的高度推动我国科技的原始创新[J]. 中医药文化，2015，10（2）：4-6.

[88] 宋张娟，都乐亦. 科技创新国内外现状及中医药科技创新的发展趋势[J]. 世界最新医学信息文摘，2017，17（95）：80-82，85.

[89] 国家中医药管理局. 国家中医药管理局关于印发《关于加快中医药科技创新体系建设的若干意见》的通知[EB/OL]. http://www.satcm.gov.cn/kejisi/zhengcewenjian/2018-03-24/3523.html[2019-07-15].

[90] 中华人民共和国中央人民政府. 加快研发、加速转化——中医药创新强国路这样走[EB/OL]. http://www.gov.cn/xinwen/2016-12/14/content_5148001.htm[2019-07-20].

[91] 国家中医药管理局. 贵州百灵企业集团董事长姜伟：民族医药将在新时代发挥重要作用[EB/OL]. http://www.satcm.gov.cn/xinxifabu/gedidongtai/2019-03-07/9201.html[2019-07-20].

[92] 国家中医药管理局. 《2018 年度药品审评报告》发布：中药注册申请受理量去年增三成[EB/OL]. http://www.satcm.gov.cn/hudongjiaoliu/guanfangweixin/2019-07-08/10166.html[2019-07-20].

[93] 高军，陈佳印. 中医药原创优势的潜力有待激发 全国政协委员、国家卫生和计划生育委员会副主任、国家中医药管理局局长王国强谈中医药科技创新发展[J]. 首都食品与医药，2016，23（7）：16.

[94] 甘春丽，韩维娜，董乃维，等. 浅谈中药新药研发若干问题[J]. 黑龙江医药，2015，28（4）：

775-778.

[95] 国家中医药管理局. 中医药是中华文化伟大复兴先行者[EB/OL].http://www. satcm.gov.cn/ bangongshi/gongzuodongtai/2018-03-25/5357.html[2019-06-10].

[96] 中华人民共和国中央人民政府. 吴仪与知名中医药专家座谈[EB/OL]. http://www. gov.cn/test/2005-06/28/content_10664.htm[2019-07-20].

[97] 贾莹, 李菁, 尹爱宁, 等. 构建社区中医药服务能力评价指标体系研究[J]. 吉林中医药, 2014, 34 (11): 1093-1095.

[98] 刘艳. 医院中药房在中药饮片质量管理方面存在的相关问题与改进方法[J]. 世界最新医学信息文摘, 2019, 19 (39): 207, 210.

[99] 董玲, 孙裕, 裴纹萱, 等. 基于全程质量控制理念的中药标准化体系研究思路探讨[J]. 中国中药杂志, 2017, 42 (23): 4481-4487.

[100] 司建平, 王先菊. 质量保障视角下中药材追溯机制研究[J]. 世界科学技术-中医药现代化, 2016, 18 (5): 740-743.

[101] 赵润怀, 王瑛, 焦炜. 试论行业协会在推进中药追溯体系建设中的作用[J]. 中国现代中药, 2017, 19 (11): 1511-1514.

[102] 李若兰. 探索建立健全地方中医药管理体系[J]. 行政管理改革, 2018, (5): 33-38.

[103] 王志伟. 试论中医医院特殊性对其医保支付方式选择的影响[J]. 社会保障研究, 2017, (2): 77-81.

[104] 郝梦晴. 宁夏特色中医卫生工作人员激励机制研究[D]. 宁夏医科大学, 2018.

[105] 阚凯, 石悦. 论医师多点执业中医方的法律风险与防控[J]. 医学与哲学 (A), 2016, 37 (9): 12-16.

[106] 方燕君, 郑晓, 原晓红, 等. 医学生基层就业对策研究[J]. 中国卫生事业管理, 2011, 28 (8): 617-619.

[107] 黄仙红, 林禄静, 王小合, 等. 医学生基层就业意向及影响因素分析[J]. 中国卫生政策研究, 2014, 7 (8): 46-50.

[108] 张锦平, 周梅, 吴林雄, 等. 医学本科毕业生基层就业意愿及其影响因素的调查分析[J]. 中国卫生事业管理, 2013, 30 (3): 206-207, 226.

[109] 刘彩玲, 张丽芳, 张艳春, 等. 社区卫生服务机构医务人员积极性影响因素调查研究[J]. 中国全科医学, 2014, 17 (3): 314-316.

[110] 韦晓瑜, 陈广耀. 浅议中药品种保护制度对中药材资源可持续利用的促进作用[J]. 中国医药科学, 2011, 1 (21): 162-163, 169.

[111] 张小波, 李大宁, 郭兰萍, 等. 关于建立中药资源动态监测机制的探讨[J]. 中国中药杂志, 2013, 38 (19): 3223-3225.

[112] 国家中医药管理局. 关于加强新时代少数民族医药工作的若干意见[EB/OL]. http://yzs. satcm.gov.cn/zhengcewenjian/2018-08-23/7669.html[2019-07-15].

[113] 张博源. 中医药地方立法的实践困境与制度建设[J]. 地方立法研究, 2018, 3 (02): 114-127.

[114] 郝欣欣, 于信波, 张闻闻. 2017 年天津市中医医疗机构依法执业监督情况分析[J]. 中医药管理杂志, 2018, 26 (15): 8-9.

[115] 张志文. 改革开放以来我国普法教育的历程回顾与对策展望——一种知识社会学的分析视角[J]. 学术论坛, 2018, 41 (5): 10-19.

[116] 洪蕾，陈建萍. 中医药文化学[M]. 北京：科学出版社，2016.

[117] 孙峰，苏刚强，余景亮. 中医药科研的现状分析及决策创新要略思考[J]. 中国医药导报，2014，11（6）：81-83，86.

[118] 罗李娜，陈更新. 关于中药新药开发现代化的几点思考[J]. 中华中医药杂志，2017，32（11）：4798-4800.

[119] 谢雁鸣，王连心. 中医药研究的临床与社会价值——谈中医药科技成果转化[J]. 中医杂志，2015，56（24）：2079-2082.

[120] 王志勇. 加快科技创新 推动中医药高质量发展[N]. 学习时报，2019-01-04（7）.

[121] 朱宏，李晓东，李永强，等. 国外补充与替代医学推广对中国中医药发展的启示[J]. 江西中医药大学学报，2018，30（5）：7-10.

[122] 朱茜，张翔. 国外补充和替代医学的发展对我国中医药事业发展的借鉴[J]. 医学与社会，2009，22（9）：36-37，43.

[123] 杨忠光，尹玉林，叶燕妮. 论中医学现代法律体系的建立与循证医学的关系[J]. 中国中医药现代远程教育，2014，12（2）：5-7.

[124] 田林，魏纪湖，蓝崇. "一带一路"战略背景下中国传统医学的传承与创新[J]. 大众科技，2016，18（4）：150-152，157.

[125] 世界卫生组织. 世卫组织 2014-2023 年传统医学战略 [EB/OL]. https://www.who.int/publications/list/traditional_medicine_strategy/zh/[2020-03-27].

[126] World Health Organization. WHO Global Report on Traditional and Complementary Medicine2019 [EB/OL]. https://apps.who.int/iris/bitstream/handle/10665/312342/9789241515436-eng[2019-06-10].

[127] Ferraz S M T，Udry M C. 传统医学/补充医学作为促进卫生政策平等的策略——巴西-中国案例对比研究[C]. 北京：世界卫生组织传统医学大会卫星研讨会. 2008.

[128] Silvanathan S，Low B S. Current public awareness on the safety of traditional and complementary medicines（T&CM）in Malaysia[J]. European Journal of Integrative Medicine，2015，7（2）：184-189.

[129] 世界卫生组织. 世界卫生组织 2002-2005 年传统医学战略[R]. 2005.

[130] 郑淑洁，任定成，罗栋. 美国补充与替代医疗体系的变迁及公众影响力[J]. 医学与哲学（A），2014，35（7）：82-85.

[131] 胡艳敏. 中印传统医学现代发展对比研究[D]. 中国中医科学院，2014.

[132] 杨书生. 中国整脊与美式脊柱矫正术的比较研究[C]. 温州：第四届中国整脊学学术交流大会. 2008.

[133] 郑毓新. 玛雅医学及其与中医学的初步比较[D]. 中国中医科学院，2006.

[134] 唐纲，Hui L. 重庆刘氏刺熨疗法传承人与墨西哥玛雅医的对话[J]. 重庆与世界，2017，（23）：72-75.

[135] 左言富. 美国白宫补充替代医学政策委员会最终报告评介[J]. 南京中医药大学学报，2005，（3）：195-198.

[136] 海外华人中医药群集体. 国际中医药发展和立法情况概览[J]. 中医药导报，2016，22（9）：1-5.

[137] 范为宇. 中医药学在国外发展现状研究[J]. 中国中医药信息杂志，2002，（1）：73-75.

[138] 黄建银. 中医药国际化处于战略机遇期[N]. 中国医药报，2015-07-07（4）.

[139] 曹宝琪. Current status and future prospects of acupuncture and traditional Chinese medicine in Canada[J]. Chinese Journal of Integrative Medicine，2015，21（3）：166-172.

[140] 曹瀚文. 国外传统医学的发展以及对中医学国际化影响的研究[D]. 广州中医药大学，2017.

[141] 李红. 中医药在国外发展的特点和启示[J]. 中华中医药杂志，2006，（6）：359-361.

[142] 曹洪欣. 中医现代化发展研究报告[M]. 北京：科学出版社，2007.

[143] 王国强对推动中医药走向世界提出六点建议[J]. 环球中医药，2010，3（5）：381.

[144] 国家中医药管理局. 郭玫代表：推动我国中医药海外立法[EB/OL]. http://www.satcm. gov.cn/xinxifabu/gedidongtai/2019-03-07/9205.html[2019-07-15].

[145] 国家中医药管理局. 中医药之花怒放"一带一路"沿线[EB/OL]. http://www. satcm.gov.cn/ hudongjiaoliu/guanfangweixin/2018-03-24/4568.html[2019-07-15].

[146] 于文明. 于文明：发挥中医药独特资源优势为"一带一路"战略服务[J]. 前进论坛，2015，（4）：51.

[147] 赵永旺，柏莹，刘峥嵘，等. 日本汉方医药学发展历程对我国中医药学发展的启示[J]. 湖南中医药大学学报，2018，38（5）：601-604.

[148] 黄欣. 日本对汉方药副作用的分析与对策[J]. 国外医学（中医中药分册），1998，（4）：7-10.

[149] 杨瑾，加茂智嗣，能濑爱加. 汉方药在日本的发展现状[J]. 中草药，2016，47（15）：2771-2774.

[150] 龙堃. 传统医学在印度[J]. 中医药文化，2015，10（6）：51.

[151] 曾德荣，严亮亮，曾咏梅. 美国替代医学管理模式对我国中医药改革的启示[J]. 中国卫生法制，2015，23（1）：11-14.

[152] 高雅培，高金柱，苗青. 中医药在美国的发展现状[J]. 世界中医药，2013，8（8）：966-967.

[153] 科技部国际合作司中药国际化办公室. 美国的补充与替代医学概况[J]. 亚太传统医药，2006，（5）：28-38.

[154] 赵英凯，崔蒙，范为宇，等. 补充替代医学发展现状与趋势分析[J]. 中国中医药信息杂志，2007，（10）：1-3.

[155] 梁润英，刘晓峰，薛敏. 中医教育方法的探索——引入中西医比较、中医思维学课程[J]. 中医教育，2007，（1）：8-10.

[156] 甘肃日报. 以舞台艺术彰显行业正能量——我省卫生计生系统全方位推进行业文化建设纪实[EB/OL]. http://www.gansu.gov.cn/art/2014/11/4/art_36_211854.html[2019-12-05].

[157] 中国研招网. 甘肃中医药大学[EB/OL]. https://yz.chsi.com.cn/sch/schoolInfo--schId-368592. dhtml[2019-07-10].

致　谢

　　本书编写过程中得到了有关各方的积极参与和大力支持，在此深表感谢。感谢国家中医药管理局为本书前期研究工作的开展提供了经费支持与组织协调工作，为本书撰写提供中医药事业发展相关的资料信息；感谢中共中央党校（国家行政学院）为本书提供北京市东城区、重庆市垫江县、甘肃省中医药综合改革试验区第三方评估的详细资料，丰富了本书的研究内容；感谢石家庄市、上海市、江苏省泰州市、河南省许昌市、北京市东城区、重庆市垫江县、甘肃省的各级卫生健康委员会、中医药管理局、中医药管理处（办公室）等相关部门的现场支持；感谢华中科技大学同济医学院医药卫生管理学院研究团队为本书所做的资料收集、文字校正等工作；感谢前人在中医药事业管理方面的研究与贡献。这些均为本书的最后成稿与出版做出了卓有成效的贡献，向他们的辛勤付出表示诚挚感谢。

　　由于编者的水平有限，加之编写时间仓促，著作中难免有不足之处，恳请各位读者谅解，也敬请广大读者提出宝贵意见，以便不断完善和提高。